中国家庭

营养指南

国家卫生计生委家庭司 编

中国人口出版社
China Population Publishing House
全国百佳出版单位

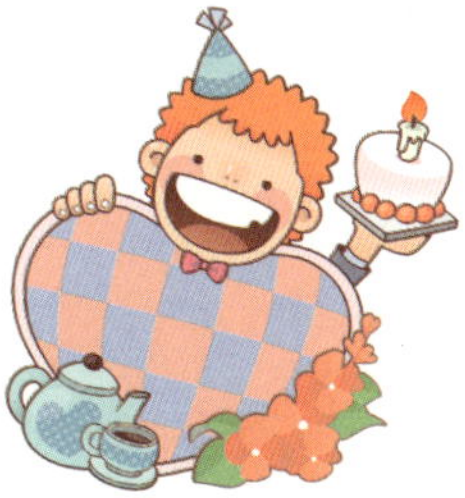

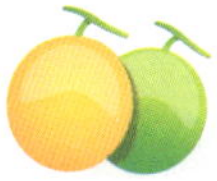

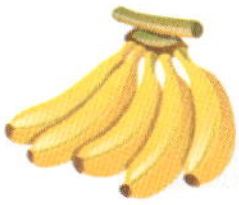

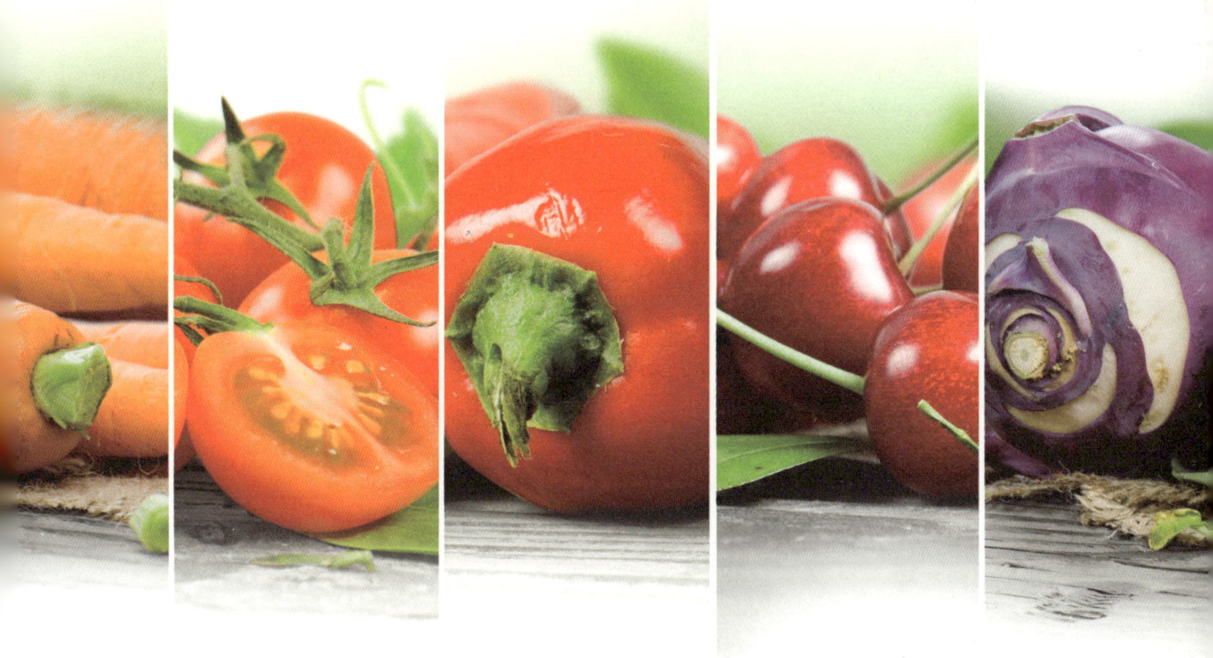

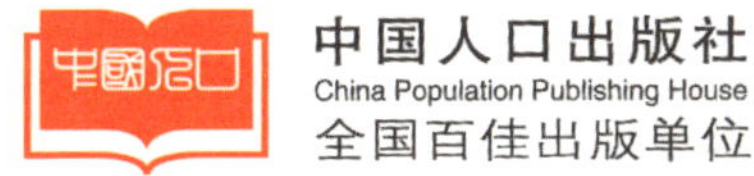

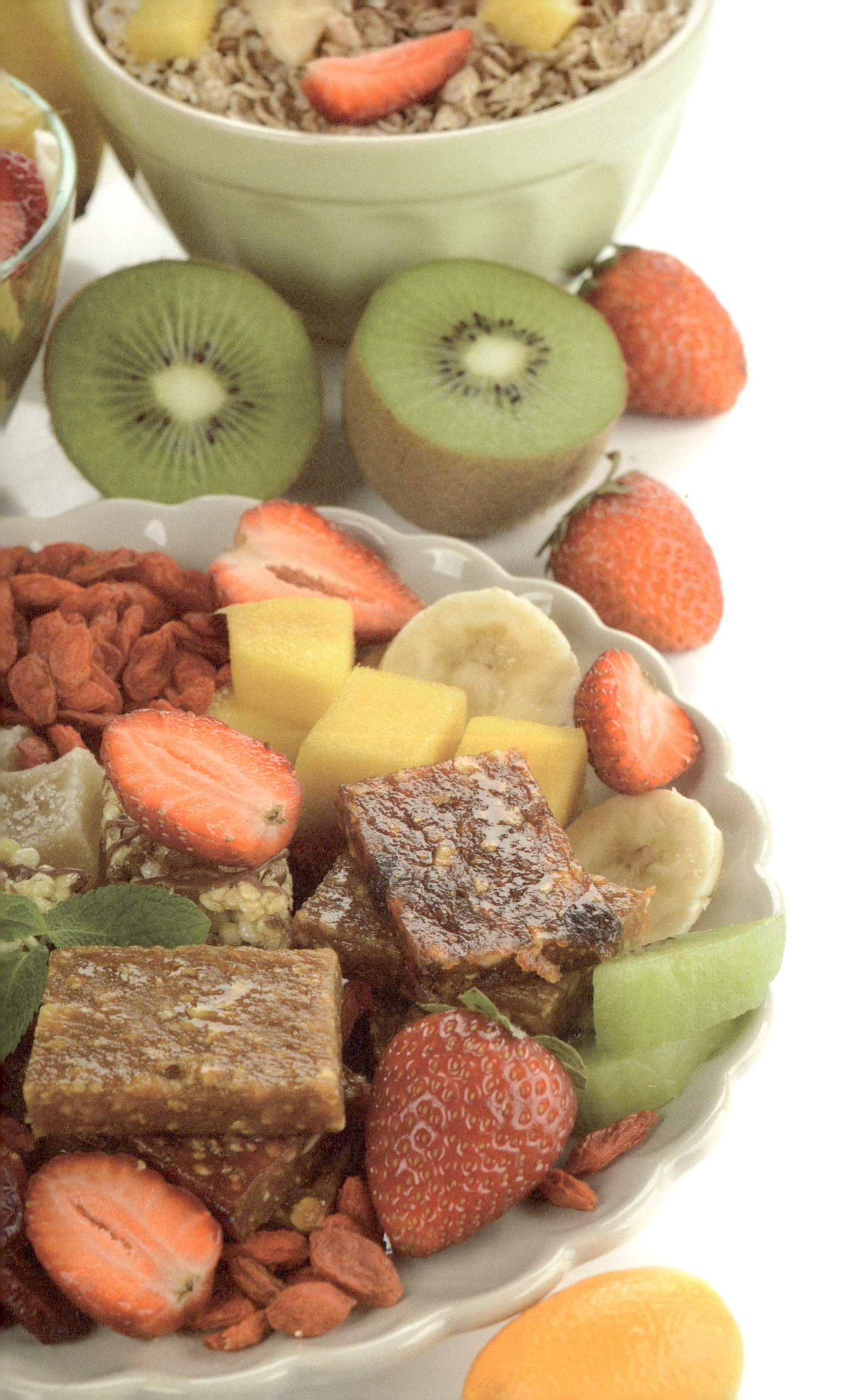

编委会

主　　编：王培安

副 主 编：王海东　莫丽霞　何炤华　刘爱玲　马冠生

编委会成员：蔡　菲　张　兵　张　坚　杨振宇　张　倩
丁彩翠　张　妍　付　萍　宋鹏坤　王　杰
宫伟彦　袁　帆　姚业成　段一凡　郭海军
宋　超　陈　征

专家组成员（按姓氏笔画排序）：
王东阳　王　宜　王　璐　李淑媛　李晓辉
赵　耀　钟　凯　陶芳标

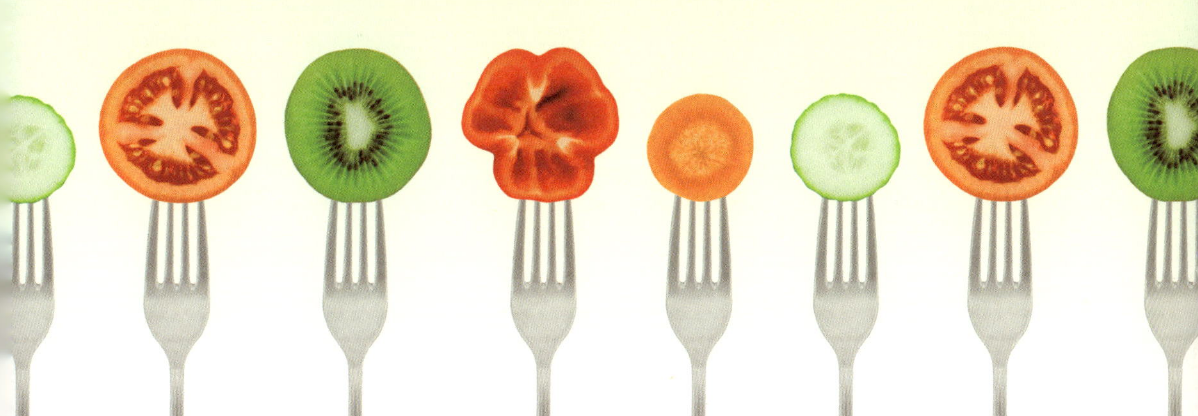

中 国 家 庭 营 养 指 南

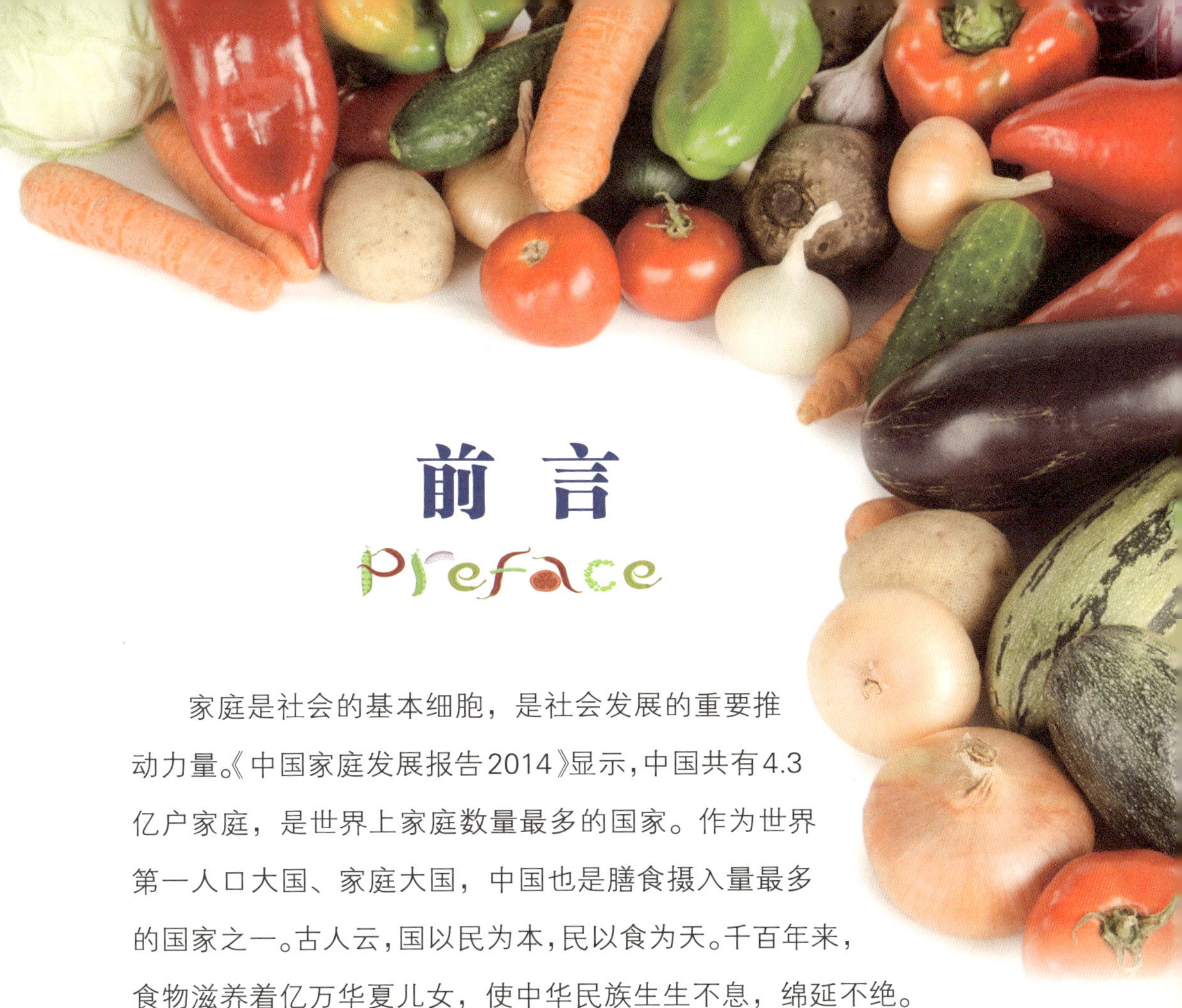

前言

Preface

家庭是社会的基本细胞，是社会发展的重要推动力量。《中国家庭发展报告2014》显示，中国共有4.3亿户家庭，是世界上家庭数量最多的国家。作为世界第一人口大国、家庭大国，中国也是膳食摄入量最多的国家之一。古人云，国以民为本，民以食为天。千百年来，食物滋养着亿万华夏儿女，使中华民族生生不息，绵延不绝。营养健康的饮食不仅是个体成长的基础，同时也是家庭发展的保障。

党中央和国务院高度重视家庭发展工作。习近平总书记在2015年的新春团拜会上指出，不论时代发生多大变化，不论生活格局发生多大变化，我们都要重视家庭建设，使千千万万个家庭成为国家发展、民族进步、社会和谐的重要基点。家庭发展的重要性不言而喻，要实现家庭的全面发展，提高家庭成员的健康水平是基础，而饮食的营养和健康更是关键环节。

近年来，随着我国经济的快速发展，居民收入水平的不断提高，食物供给不断丰富，城乡家庭的营养状况得到不断改善。但同时也存在一些问题，如营养不良的挑战依然存在，儿童、孕妇和老年人营养缺乏，家庭中肥胖人群比重不断攀升；与营养相关的慢性疾病严重威胁着城乡家庭成员的健康。

为改善城乡居民的营养健康状况，提高城乡家庭的健康水平，国家卫生计生委家庭司组织编写了《中国家庭营养指南》，这是我国首部面向家庭的具有普遍指导意义的营养指南。本书立足家庭，在科学研究的基础上，参考国内外最新研究成果，广泛吸取国内相关领域权威专家的意见和建议，从营养和家庭的关系入手，深入阐述了家庭膳食营养指导及备制要点、营养相关疾病防治、家庭食育等方面的内容，为广大城乡家庭成员和家庭保健工作者提供指导。

我们相信，本书的出版对于改善城乡家庭的营养状况，提升城乡家庭成员的营养意识和健康素养，促进城乡家庭的可持续发展，将发挥重要的作用。本书难免有不当之处，使用过程中敬请提出宝贵意见。

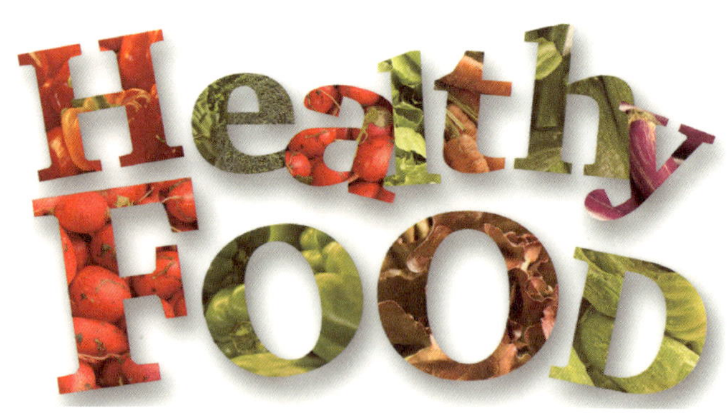

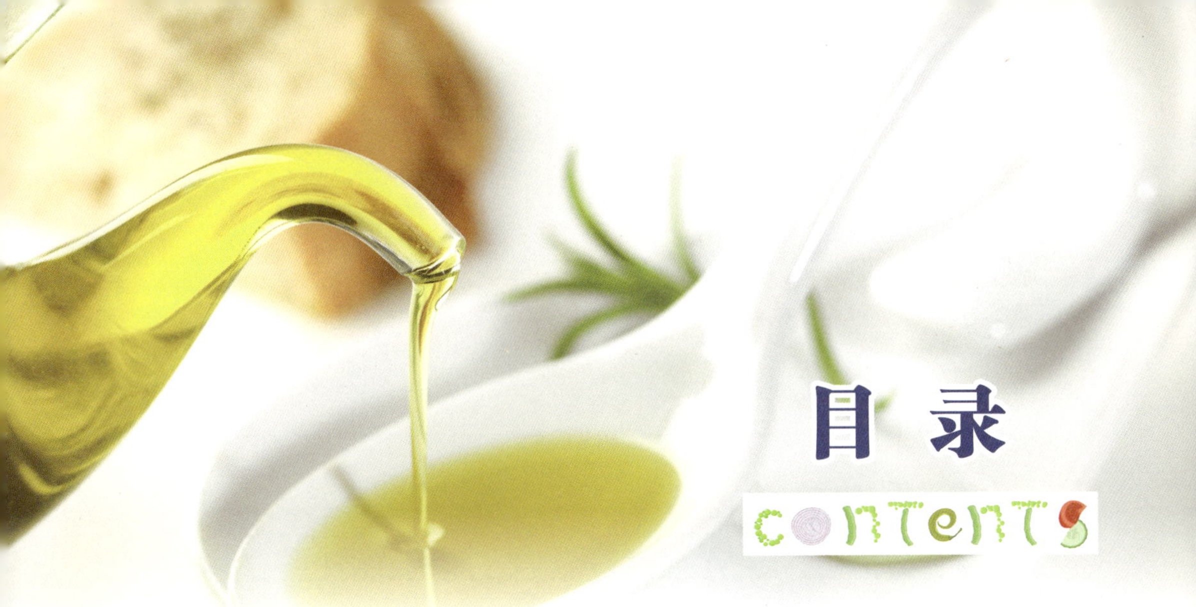

目录

CONTENTS

第一章 营养与家庭发展

第二章 家庭膳食营养原则

第三章 家庭膳食备制要点

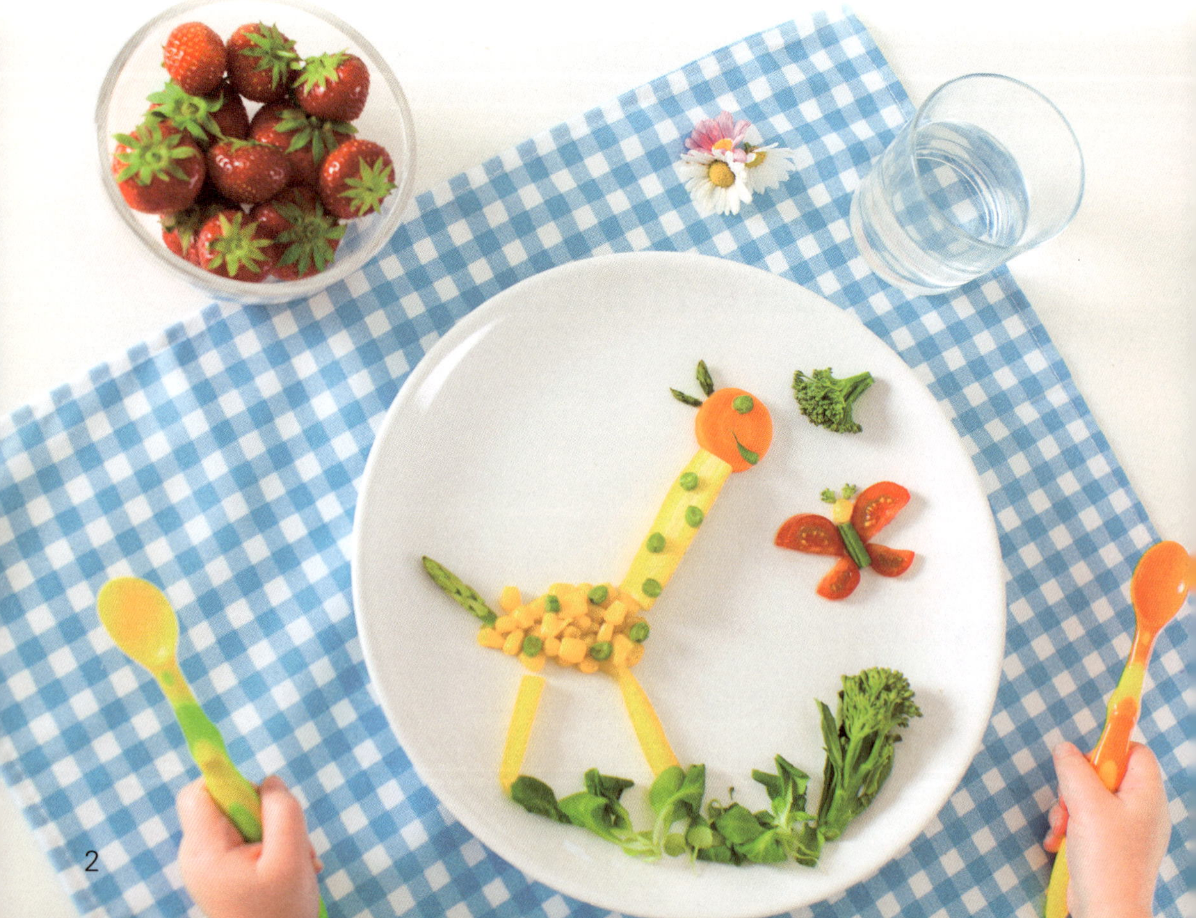

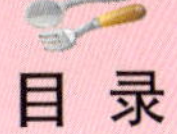

第四章 常见营养相关疾病的家庭防治

第五章 家庭食育

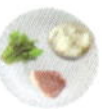

附　录

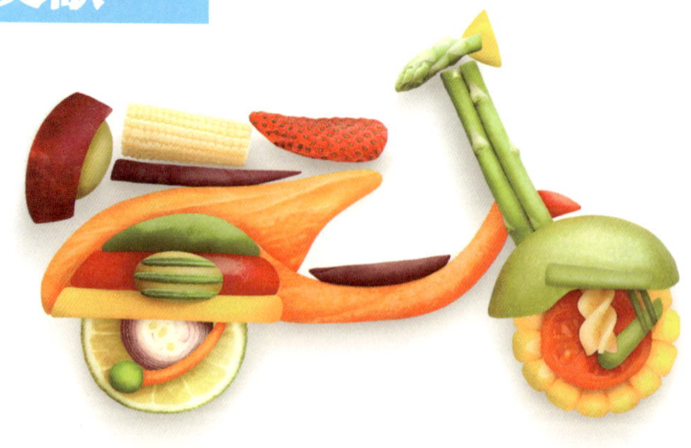

第一章

营养与家庭发展

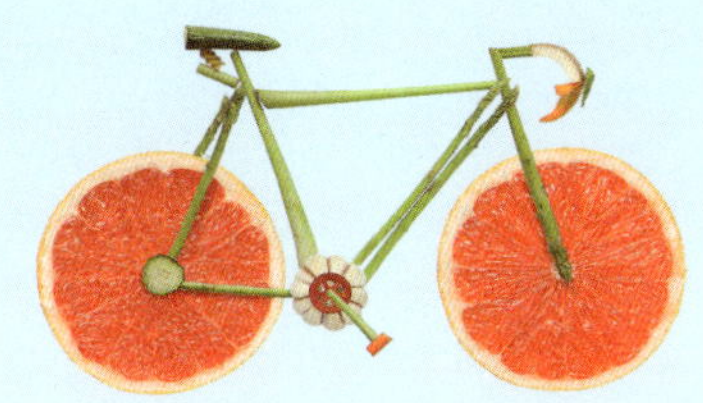

家庭是社会的最基本单位，也是社会发展的重要推动力。家庭的发展既促进每个家庭成员身心发展和自我实现，又对实现经济、社会和人口的长期均衡可持续发展起着重要的基础性作用。我国政府高度重视家庭发展工作，围绕推动家庭经济发展、维护家庭成员健康、健全家庭功能以及促进家庭和谐幸福，进行了一系列的探索和实践。

健康，不仅对个人而言是第一位的，对于家庭发展同样也是第一位的，只有健康的家庭，才能实现家庭的和谐发展。而营养是保障和增进家庭每一位成员健康的基础，也是影响劳动生产力以及生活质量的重要因素。因此，营养是提升家庭发展能力必不可少的要素之一。

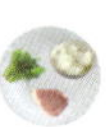

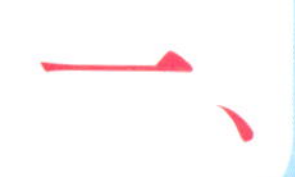

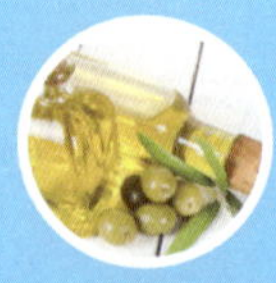

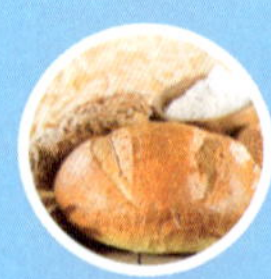

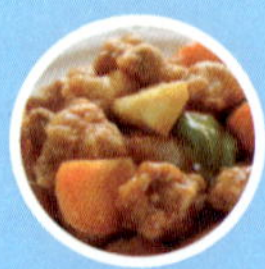

一、中国家庭营养健康状况概述

社会经济的快速发展，使我国人民的物质和文化生活水平得到了快速提高，家庭成员的膳食状况明显改善。但仍存在着一些营养问题，同时，由于家庭收入的提高以及食物的不断丰富，人们的消费行为随之发生变化，开始出现膳食不平衡带来的健康危害。

（一）中国家庭营养健康状况明显改善

我国政府一直将居民的营养改善作为国家的发展战略。20 世纪 80 年代开始，我国的粮食生产大幅增加，食品加工业发展迅速，食品市场逐步繁荣，自产的粮食和加工食品已经能够满足国民的食物需要。进入21世纪以后，我国家庭从“温饱”走向“小康”，绝大多数家庭有能力购买充足的食物。随着食物购买力的上升，家庭成员的营养健康状况明显改善。

营养缺乏病得以逐步解决

20 世纪 60 年代我国居民的营养问题普遍表现在蛋白质—能量营养不良、微量营养素缺乏，有蛋白质缺乏性水肿出现，绿叶蔬菜供应受季节性限制导致维生素 B_2 供给不足，口角炎、舌炎、唇炎等缺乏症状常见，男孩子阴囊炎患病率也很高，儿童的佝偻病常见。随着国家的发展和进步，我国营养工作不断取得成果，营养不良问题逐步改善。营养学家找到了克山病的病因，通过补硒大大降低了克山病的发病率；一些地方不合理饮食习惯引起的疾病，例如江西抚州居民食用机碾米捞米饭发生的维生素 B_1 缺乏病、新疆南疆农村地区以玉米面为主要粮食来源而发生的烟酸缺乏癞皮病等，得到有效解决。20 世纪 80 年代，我国着手开展食盐加碘防治碘缺乏工作，2000 年大部分地区实现了消除碘缺乏病的目标，2011 年在全国范围实现。20 世纪 90 年代，妇女补充叶酸预防新生儿神经管畸形在全国范围内开始推广，使我国先天畸形防治和优生优育工作迈入一个新台阶。

儿童营养健康状况明显改善

儿童营养健康状况是衡量人群健康状况的最敏感指标，也是反映一个家庭发展能力的重要指标。首先，我国婴幼儿死亡率不断下降。根据全国妇幼卫生监测数据，1991 ~ 2013 年，新生儿死亡率从 33.1‰降至 6.3‰，婴儿死亡率从 50.2‰降至 9.5‰，5 岁以下儿童死亡率从 61.0‰降至 12‰，其中农村

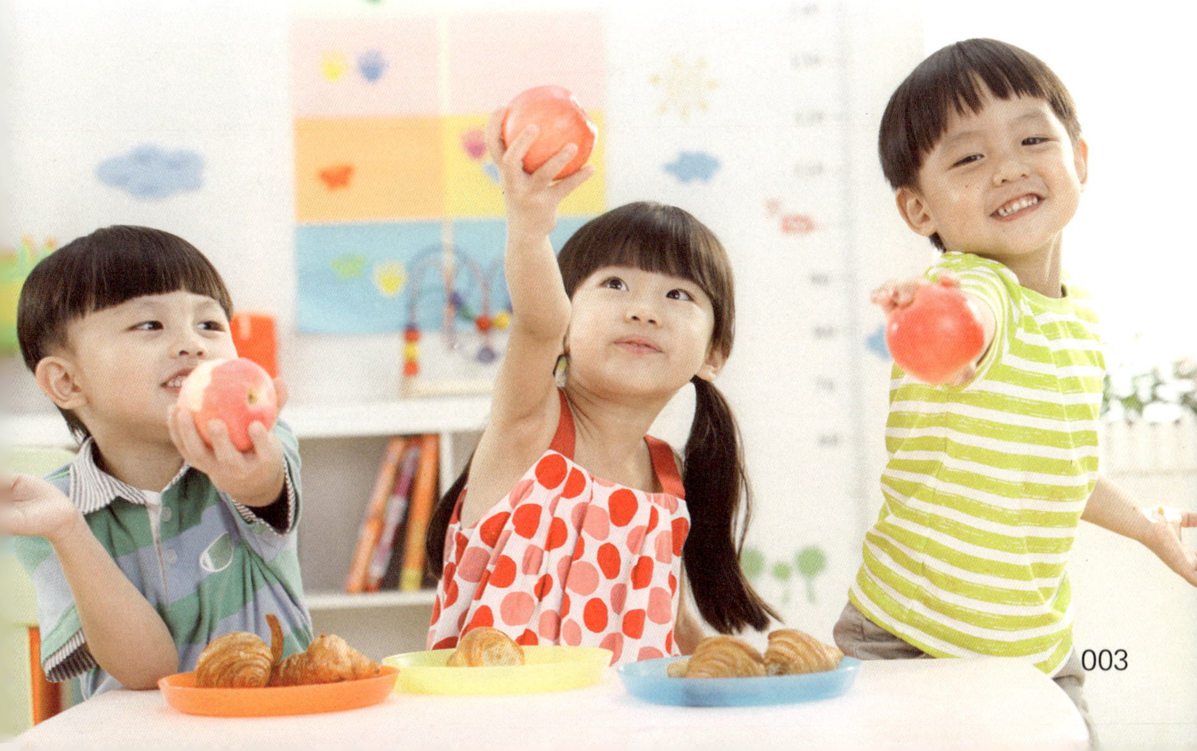

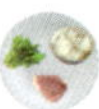

地区婴幼儿死亡率下降幅度更大。其次，儿童蛋白质－能量营养不良情况也有较大改善，城乡儿童少年的平均身高明显增加、体重合理增加、营养不良等营养缺乏状况持续减少。1990 ～ 2010 年，我国 5 岁以下儿童低体重率从 13.8% 降至 3.6%，下降了 74%，已提前实现联合国千年发展目标；生长迟缓率从 33.0% 降至 9.9%，下降了 70%（见图 1-1）。另外，儿童常见微量营养素缺乏状况也有所改善。5 岁以下儿童贫血患病率开始持续下降，从 2005 年的 19.3% 下降到 2010 年的 12.6%，临床上维生素 D 缺乏性佝偻病已不多见。《中国居民营养与慢性病状况报告（2015 年）》最新数据显示：2002 ～ 2012 年，儿童青少年生长迟缓率和消瘦率分别为 3.2% 和 9.0%，比 2002 年降低 31 和 44 个百分点。6 ～ 11 岁儿童贫血率为 5.0%，比 2002 年下降了 7.1 个百分点。

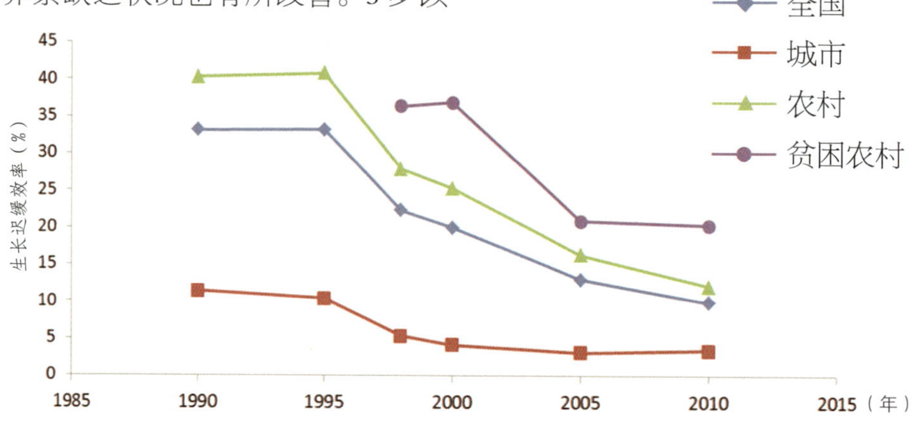

图 1-1 中国 5 岁以下儿童 1990~2010 年生长迟缓率变化趋势

资料来源：中国 0~6 岁儿童营养发展报告（2012）

（二）中国家庭主要营养健康问题

中国家庭存在的营养健康问题呈现多样化的特点，表现为营养不足与营养过剩并存。

儿童、孕妇、老年人仍是营养缺乏的易感人群。尽管蛋白质－能量营养不良有了很大的降低，2012 年居民每人每天平均能量摄入量为 2 172 千卡，蛋白质摄入量为 65 克，脂肪摄入量为80克，碳水化合物摄入量为301克，三大营养素供能充足，能量需要得到满足。但维生素、钙、铁等微量营养素缺乏问题在我国城乡儿童、孕妇、老年人中仍较为普遍：

★ 缺铁性贫血依然是我国孕妇和儿童最常见的营养缺乏性疾病，在老年人群中发生率也较高。2010年，有12.6%的5岁以下儿童患缺铁性贫血；仍有相当比例的学生被检出低血红蛋白，其中城市中7岁男生、女生的低血红蛋白检出率与2005年相比反而有上升趋势。2012年，6～11岁儿童和孕妇贫血率分别为5.0%和17.2%。

★ 我国人群钙的摄入量普遍不足，不到推荐摄入量的一半。

★ 维生素A摄入量也较低，在儿童和老年人中较严重。2006年的一项调查发现，儿童维生素A缺乏率为9%。我国居民维生素A摄入量仅达到推荐摄入量的一半。

家中胖人比例不断攀升。2014年的《营养问题罗马宣言》将超重肥胖定为营养不良的一种，超重肥胖是所有家庭成员面临的一个主要的营养不良问题。《中国居民营养与慢性病状况报告（2015年）》显示：2012年全国18岁及以上成人超重率为30.1%，肥胖率为11.9%，比2002年上升了7.3和4.8个百分点，6～17岁儿童青少年超重率为9.6%，肥胖率为6.4%，比2002年上升了5.1和4.3个百分点。

《营养问题罗马宣言》（节选）（2014年11月）

4. 认识到各种形式的营养不良问题，包括营养不足、微营养素缺乏症、超重和肥胖，不仅会对人们身体发育和认知发展造成负面影响，损害免疫系统，增加对传染性和非传染性疾病的易感性，限制人类实现潜能，降低生产力，以至威胁健康和福祉，而且还会给个人、家庭、社区和国家带来负面社会经济后果，造成沉重负担。

12. 深为关切地注意到，尽管许多国家取得了巨大成就，但近几十年在减少营养不良方面进展缓慢且不均衡，相关估算数据表明：

a）食物不足发生率略有下降，但绝对数字仍居高不下，2012~2014 年遭受长期饥饿的人数估计达 8.05 亿；

b）慢性营养不良人数（依照发育迟缓衡量）有所减少，但 2013 年仍有 1.61 亿 5 岁以下儿童受到影响，遭受急性营养不良（消瘦）影响的 5 岁以下儿童为 5 100 万；

c）营养不足是造成 5 岁以下儿童死亡的主要原因，占 2013 年全球儿童死亡总数的 45%；

d）超过 20 亿人患有微营养素缺乏症，尤其缺乏维生素 A、碘、铁和锌等；

e）儿童和成年人超重和肥胖率在所有区域均快速增长，2013 年有 4 200 万 5 岁以下儿童超重，2010 年有 5 亿多成年人患有肥胖症；

f）膳食风险因素，加上运动量不足，其影响约占全球疾病和残疾负担的 10%。

（三）中国家庭营养问题的原因解析

我国家庭的营养健康问题与家庭的膳食结构和饮食习惯密切相关。而我国有相当一部分家庭存在膳食结构不合理和饮食行为不健康的问题，并存在地区差异。主要表现在：

能量过剩

近些年来，超重肥胖在我国居民中越来越普遍，其中主要问题就是吃得过多，活动得过少，造成能量过剩，体重不断增加，发生各种慢性病的风险也在大大上升。对此，在家庭食物购买和制作时，需要做好计划，摒弃每种食物都留出富余的想法，不要为了不浪费而养成每次都多吃几口的习惯。

脂肪摄入过多

2012 年，我国城乡居民人均每

日脂肪摄入量为 80 克，脂肪供能比达 32.9%，超过中国居民膳食指南推荐的 25% ~ 30% 的上限，城市居民脂肪供能比高于农村居民。

蔬菜水果摄入不足

与 2002 年相比，2012 年我国居民蔬菜、水果摄入量略有下降，均低于中国居民膳食指南推荐量。

奶豆制品消费少

我国居民人均每日消费牛奶不足 30 克，豆制品约 10 克，远远低于推荐量。农村居民每天的奶豆制品摄入更少。

盐用量均超标

2012 年我国居民家庭人均每日烹调盐摄入量为 10.5 克，农村高于城市，远超过中国居民膳食指南推荐的 6 克。

三餐搭配不科学

很多家庭早餐吃得单调、品种少，还有些年轻人和学生根本不吃早餐。许多上班族的午餐就是买快餐、吃盒饭，在家的老年人或者在家干活的农民，中餐也是简单对付。而晚上时候家里人比较齐全，晚餐就往往做得比较丰盛。还有不少人有吃夜宵的习惯。

加工食品摄入逐渐增加

加工食品因为好吃、方便、在家比较难做出相同的口味而很受广大家庭的偏爱，但加工食品的含盐量、含油量普遍比较高。

酒和饮料消费普遍

酒文化在我国源远流长，宴席上有把酒言欢的习俗。2012 年全国 18 岁及以上成人的人均年酒精摄入量为 3 升，饮酒者中有害饮酒率为 9.3%，其中男性为 11.1%。饮料的消费也逐年增高。

膳食结构和饮食习惯的影响因素是复杂和多方面的。一方面，贫困、发展水平不足和社会经济地位低下是造成农村和城市地区营养不良问题的主要因素；另一方面，营养知识缺乏、营养健康自我

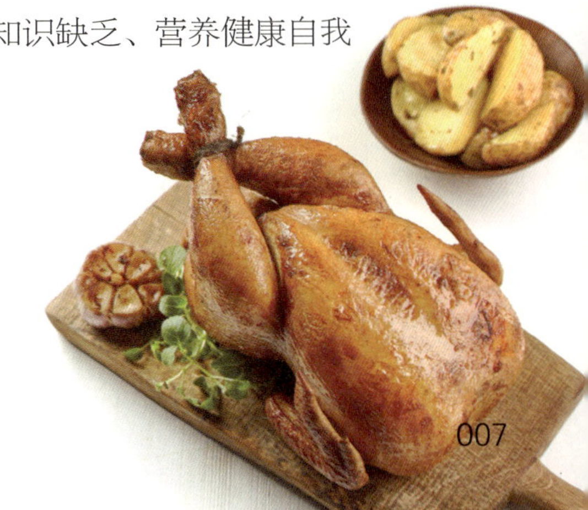

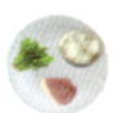

管理能力低下、社会上营养信息混乱以及各级机构营养宣教工作不到位等，也是家庭营养问题的一些重要原因，而这些原因，却是可以通过家庭成员的主观努力和基层工作者的工作来改变的。

家庭成员营养素养较低

我国居民营养知识普遍缺乏，大多数居民对营养重要性的认识不足，只有在出现疾病时才会重视营养。一项对中小学生及教师的调查研究显示，仅有接近 10% 的儿童、40% 的教师知道《中国居民膳食指南》或中国居民平衡膳食宝塔，很多人挑选食物仅凭喜好；同时家长不知道什么真正有营养，例如，许多农村家长不知道自家的鸡蛋有营养，把鸡蛋卖了换方便面；许多人买菜是家人爱吃什么就买什么；还有一些人偏爱保健品，造成家庭的保健食品滥用，甚至将疾病的治疗和康复寄希望于保健品而延误疾病治疗。营养素养除了营养知识外，还包括营养技能。掌握相关营养技能的居民更是少之甚少，许多人不知道控油、少盐、食物搭配、控制体重等相关技能。

营养专业人员少，营养宣教不到位

我国营养专业队伍仍不健全，营养专业人员少，营养宣教的普及程度低。在社会层面，专业机构等开展的针对性宣传少，不能及时满足大众对营养知识的需求；在中小学校、大专院校，营养问题未得到足够重视；在企事业单位，开展营养健康宣传的更是凤毛麟角；在社区，营养宣教缺乏针对性，营养健康宣传尚未进入家庭。

营养信息混乱

社会上营养信息鱼龙混杂。“绿豆治百病”、“牛奶致癌”这些五花八门的错误信息曾扰乱人们的视听，导致人们盲目追风。一些善于迎合公众和媒体的“伪专家”，依靠夸张的语言说辞吸引受众，导致公众对健康饮食的认知偏差。同时，不健康的食品广告左右家庭的食物购买。国外的研究结果显示，儿童经常观看的电视频道中播放的食品广告中高能量低营养素的食品占 53% ~ 87%。国内尽管还没有电视食品广告内容的全面研究，但现状也并不乐观。

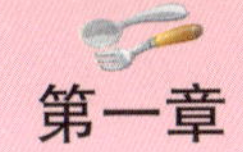

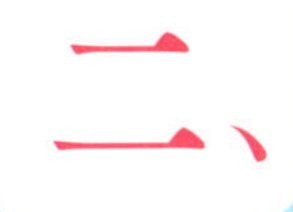

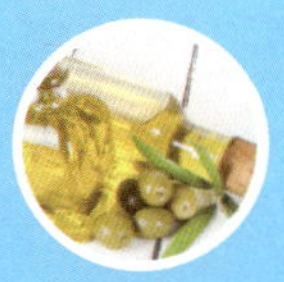
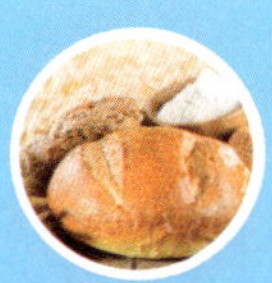
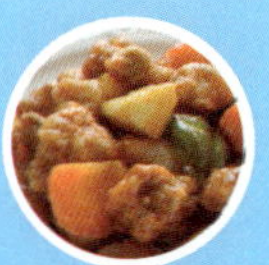

二、营养对家庭发展能力的影响

营养是生命的物质基础，是劳动生产能力和效率以及生活质量的保障，关系着个人的成长和家庭的发展。合理营养是健康的基础，健康是家庭发展的动力。

（一）营养对家庭健康的影响

健康四大基石

★ 合理膳食　★ 适量运动

★ 戒烟限酒　★ 心理平衡

20 世纪 90 年代世界卫生组织的全球调查表明，对于人的健康和寿命来说，主要影响因素有：生活方式和行为，占 60%；环境因素，占 17%；遗传因素，占 15%；医疗服务条件，占 8%。世界卫生组织还指出，通过生活方式的调整可预防 80% 的心脑血管病和 2 型糖尿病、55% 的高血压以及 40% 的肿瘤。慢性病最重要的、可纠正的危险因素是：不健康饮食和能量摄入过量、缺乏体育锻炼和烟草滥用。（世界卫生组织《预防慢性病：一项至关重要的投资》2005 年）。

什么是营养、均衡营养

从字义上讲“营”的含义是经营、谋求，“养”的含义是养生，营养就是谋求养生。因此，营养是指机体从外界摄取食物，经过体内的消化、吸收和（或）代谢后，或参与构建组织器官，或满足生理功能和体力活动必需的生物学过程。

合理营养是指人体每天从食物中摄入的能量和各种营养素的量及其相互间的比例能满足在不同生理阶段、不同劳动环境及不同劳动强度下的需要，并使机体处于良好的健康状态。

油 25~30 克
盐 6 克
奶类及奶制品 300 克
大豆类及坚果 30~50 克
畜禽肉类 50~75 克
鱼虾类 50~100 克
蛋类 25~50 克
蔬菜类 300~500 克
水果类 200~400 克
谷类薯类及杂豆
250~400 克
水 1200 毫升
身体活动6000步

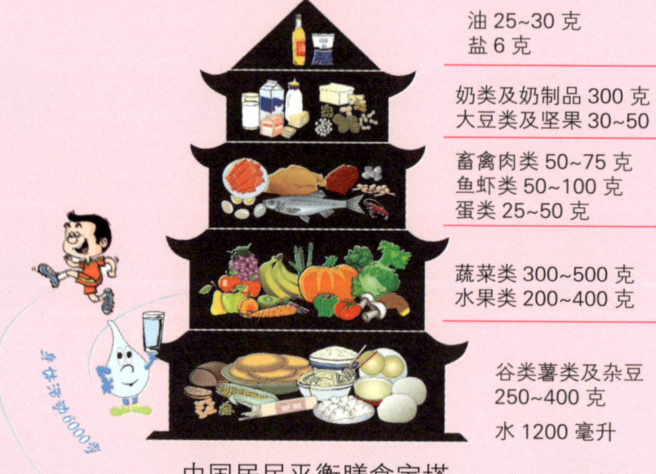

中国居民平衡膳食宝塔

合理膳食作为健康生活方式和行为中的一个内容，不仅是体格发育、智力发育的物质基础，也是健康的物质基础。为此，世界卫生组织在著名的《维多利亚宣言》中将合理膳食列为健康四大基石之首。

营养是儿童生长发育和健康成长的基础

儿童不但是祖国的未来，也是一个家庭的未来。儿童的营养状况是评价整个人群营养状况，也是评价一个家庭营养状况最敏感指标。生命最初的 1 000 天，即从怀孕到两岁期间的母婴营养，乃至儿童少年时期的营养，影响人一生的健康。这一时期良好的营养，可以保障和促进儿童体格和脑发育，而营养不良给儿童带来的近期和远期危害是不可逆转的，也是不可弥补的。近期危害表现为体格和智力发育迟缓，患病率和死亡率增加；远期危害表现为智力发育滞后，学习和工作能力下降，患心血管疾病、糖尿病、高血压等慢性病的风险增加。因此，改善儿童营养和健康状况关系，不仅关系到家庭的发展，更是关系到我国未来人口素质、经济社会发展进程和国际竞争实力。

营养是成年人维持健康、预防疾病的重要因素

均衡营养、合理膳食，不仅可防治成年人营养不良，也是预防高血压、糖尿病、心血管疾病、癌症等慢性病的一个重要手段，也是治疗疾病的一个主要手段。例如，饮食治疗是糖尿病治疗的一项最重要的基本措施，不论病情严重与否，不论服用何种药物，都应长期坚持饮食调整。

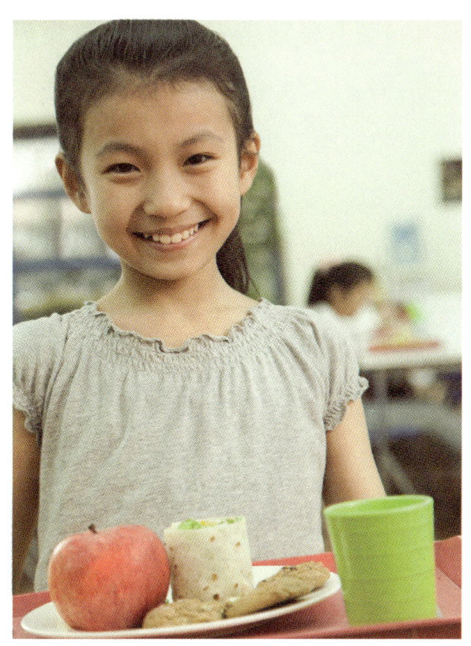

（二）营养对家庭经济的影响

营养和健康是家庭发展的基本动力，也是影响家庭经济状况的一个重要因素。

营养不良对家庭和社会的影响

营养不良将导致人力资本的巨大损失，直接影响家庭的整体素质，继而制约家庭经济的发展。我国贫困地区，或者是贫困家庭，是营养不良的高发地区／人群，其主要原因是家庭经济条件较差，“吃不饱、吃不好”，而改善居民营养不良的

状况，是防止贫困代际传递、从根本上消除贫困的措施。

（1）导致智商降低。有研究显示，生长迟缓儿童可损失智商 5 ～ 11 分；儿童时期营养不良可使智商降低 15 分；儿童铁缺乏可使智商降低 5 ～ 8 分。

（2）导致劳动生产力损失。胚胎至 2 岁期间的营养不良可增加成年高血压、糖尿病和冠心病的危险；儿童早期生长迟缓使成年身高矮 1%，劳动生产率降低 14%；儿童时期中度生长迟缓会造成成年劳动生产力降低 2% ～ 6%，重度者降低 2% ～ 9%；铁缺乏可导致 5% ～ 17% 劳动生产力损失。

（3）带来沉重经济负担。2000 年，我国 5 岁以下儿童死亡人数的 22% 与营养不良有关，2010 年估计为 13%；营养不良与 5 岁以下儿童中 35% 的疾病负担相关；据估算，每年由于营养不良带来的经济损失达到 4%GDP。微量营养素缺乏使一些国家在生命、残疾和生产力方面的损失相当于 5 % 以上 GDP。

营养过剩对家庭经济的影响

营养过剩导致的慢性病，对家庭带来极大的经济负担。资料表明，慢性病导致的疾病负担占总疾病负担的 70%。家庭成员患慢性病对家庭发展影响巨大，许多家庭尤其在广大农村的家庭，因病致贫、因病返贫的现象并不少见。

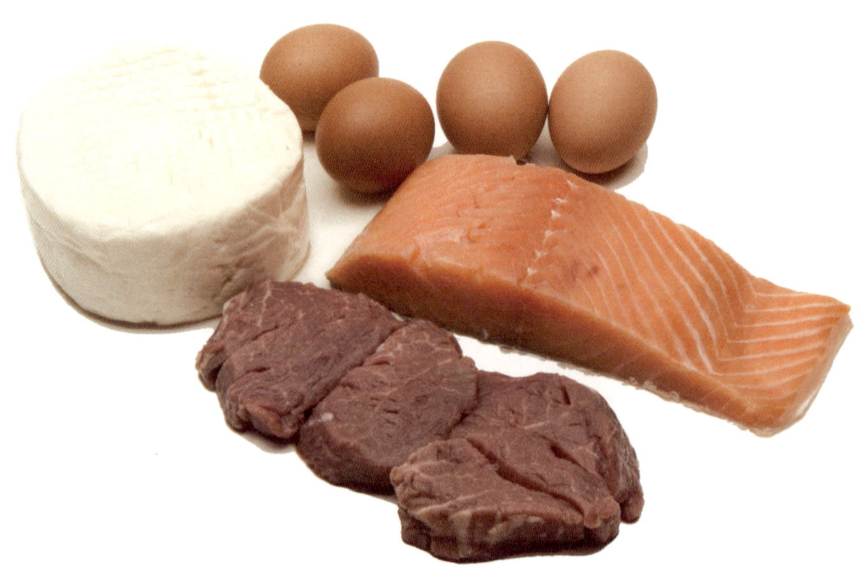

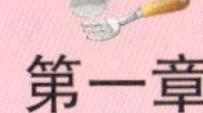

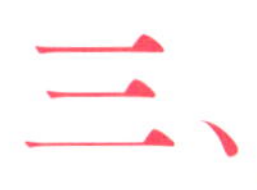

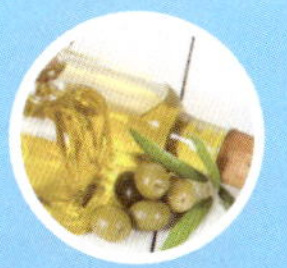

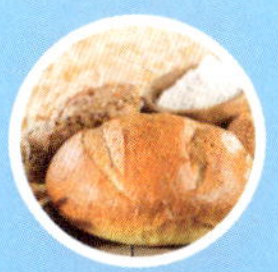

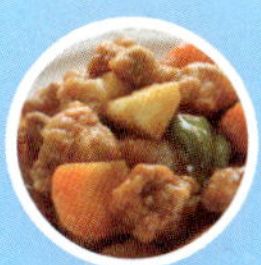

三、家庭对改善全民营养健康的作用

家庭不仅为家庭成员提供经济、照料、心理和情感支持，也是家庭成员健康的重要保障。家庭的生活习惯、居住环境、收入水平、婚姻状况、家庭关系、家庭功能等方面的因素都会影响家庭成员的心理和生理健康状况。因此，在改善营养、保障健康、预防疾病方面，家庭的作用更是不容忽视。

（一）家庭对营养和健康状况的影响

家庭对其每一位成员健康及疾病的影响远远超过其他任何社会关系的影响。家庭主要从以下四个方面影响每一位成员的营养和健康状况：

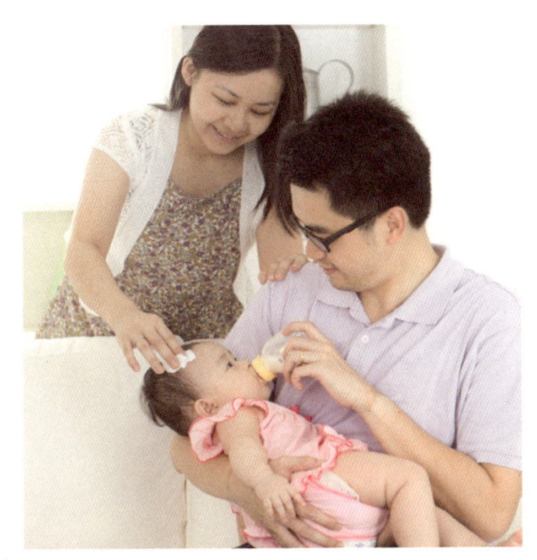

遗传是影响人类健康状况的重要因素之一

人的体格、性格、心理状态等

均受遗传因素的影响。一些疾病，如高血压、糖尿病、乳腺癌等，也与遗传因素有密切的关系。

家庭作为儿童生长发育的基本环境，通过喂养、教育、行为培养等方式直接或间接地影响着儿童生理、心理的生长发育

从营养上讲，家庭是孩子饮食习惯形成的第一站。孩子的健康状况，除了受遗传因素影响之外，最直接的就与家庭环境尤其是饮食相关。孩子，特别是年幼的孩子，他们的食物选择和消费往往都是由家长决定的，而孩子们的饮食行为，不论好坏，也往往是由家长有意或无意中培养出来的。一个人的口味、饮食习惯形成之后很难改正，往往会持续终生，因此，家庭膳食结构和饮食行为，不仅影响孩子当前的健康，也影响孩子将来的健康，甚至几代人的健康。

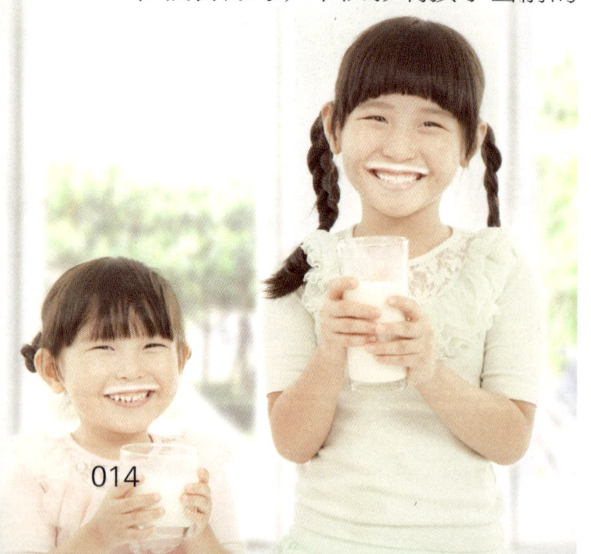

家庭的营养健康意识和素养、保持平衡膳食的能力、健康的饮食行为和生活习惯直接影响疾病在家庭中的发生、发展及传播

某些疾病在家庭中呈聚集现象，除了遗传因素外，整个家庭的营养健康文化是造成这种现状的另一主要原因。因此，家庭是改善每个家庭成员健康状况的重要场所。

家庭成员患病后的康复，受到其他成员对其重视、关心、照顾及经济支持的程度的影响

不论是营养不良，还是营养相关慢性病的康复，都是一个长期的过程，而家庭是康复的主要场所。特别是，我国目前已进入老年社会，提出了“提高居家养老照护能力，促进健康老龄化”。因此，家庭的膳食模式及饮食行为，对老年人营养健康状况的改善至关重要，是治疗老年性疾病、提高生活质量的重要保障，是实现健康老龄化的基础。

（二）膳食模式、饮食观念和行为的家族聚集性

膳食模式是对整体膳食进行分析，更全面实际地反映食物和营养素的综合效应。近年来，已被广泛地运用在营养流行病学研究中，分析其与肥胖、高血压、心血管疾病等慢性病的关系。

调查分析显示，目前我国存在两种主要的膳食模式，一种是以大米、蔬菜和猪肉为主要食物的“南方模式”，另一种是以面粉、其他谷类和薯类为主要食物的“北方模式”。另外，还存在以动物性食物、酒类和坚果为主要食物、主要是在喝酒环境下的“酒类模式”，以畜禽肉和鱼虾类为主要食物的“肉类模式”，以奶类、水果和蛋类为主要食物的“零食模式”，以速食食品、奶类和小吃甜点为主要食物的“速食模式”以及以薯类和其他谷类为主要食物的“粗粮模式”等。研究发现，“南方模式”可以降低高血压发生的危险性，和脑卒中的发生呈负相关；“北方模式”与高血压呈正相关性，并可以增加发生脑卒中危险性；“酒类模式”和“肉类模式”可能会增加患肥胖、高血压

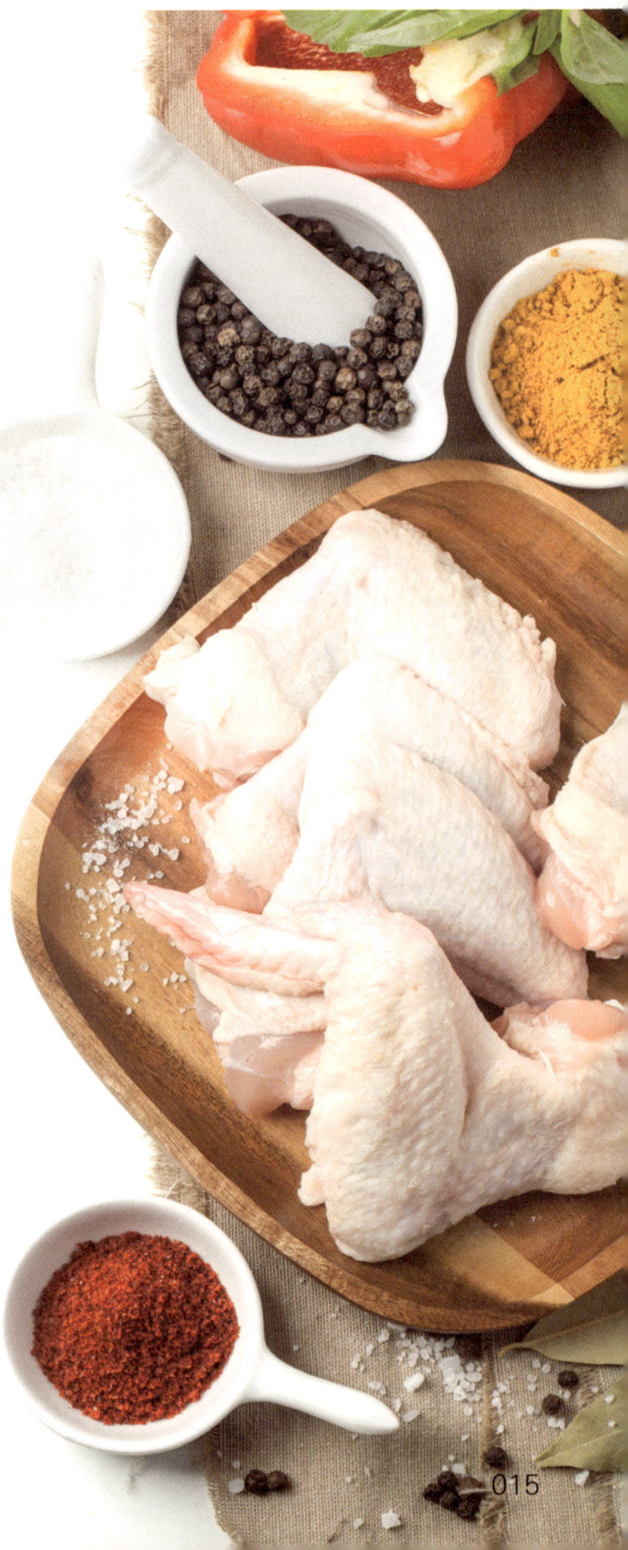

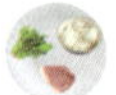

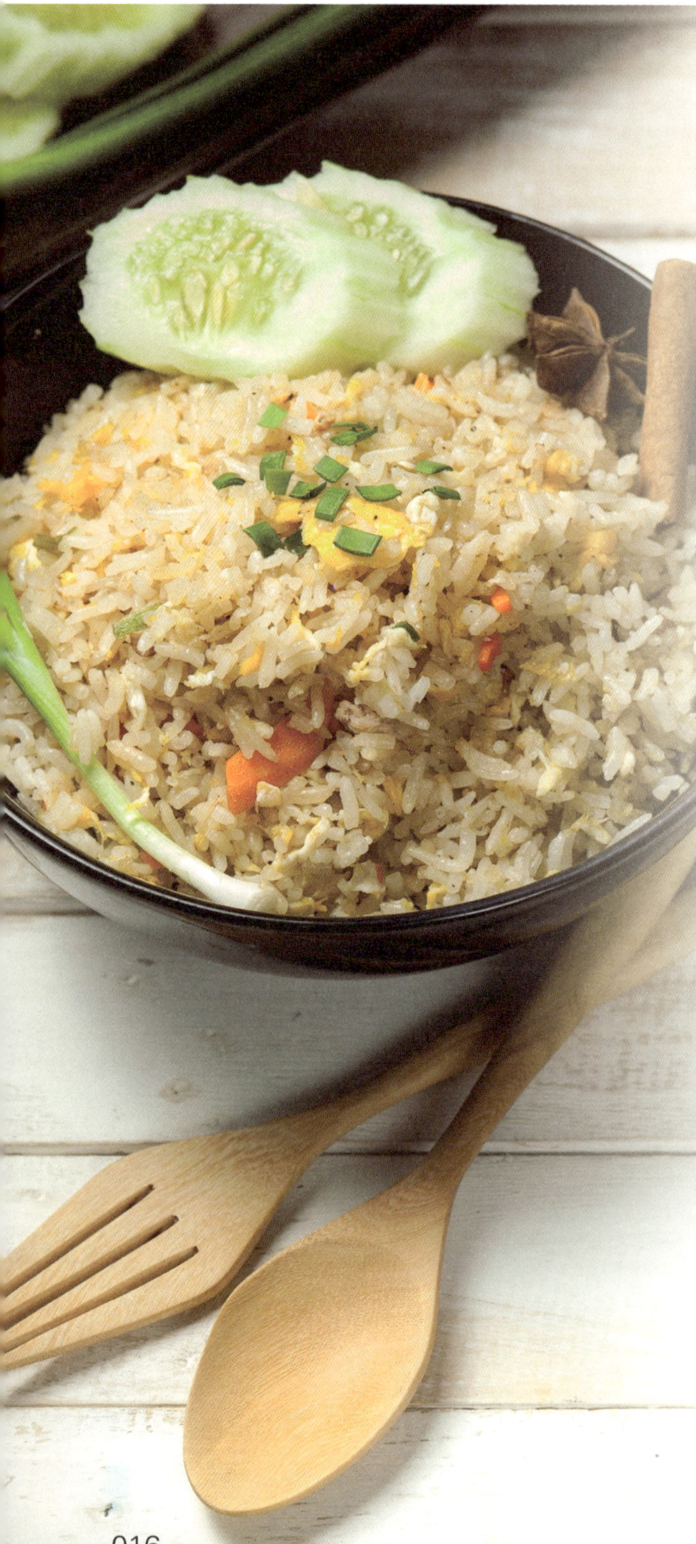

和糖尿病等慢性病的危险性。“零食模式”与各营养素的摄入均呈正相关性，教育程度高、收入高和城市化指数高的社区居民更倾向于选择此类模式；收入高的居民更有能力购买水果和奶类，同时教育程度越高，其健康意识往往更强，国内有研究发现此类模式与高血压的发生呈负相关。“速食模式”提供的膳食纤维、维生素 C 和维生素 B_1 等营养素均较低，而与脂肪和蛋白质的摄入量呈正相关，随着经济发展，以此类模式为主的人数持续上升。

膳食模式具有家族聚集性，“南方模式”家庭中的成员，即使到了北方也很可能继续保留着原来的膳食模式，反之亦然。例如，一个从小生活在四川，习惯吃辣的年轻人，因上学来到北京，仍然会保留着喜欢吃辣的习惯；而一个在山西长大、习惯了菜都加点醋的人，来到北京，也会保留着这个习惯。

饮食观念具有家族聚集性。中国的饮食文化源远流长，很多人的饮食观念是从祖辈父辈沿袭传承下来的，虽然现在环境已经发生了改变，但观念一旦形成很难变通。首先，是备宴观念。传统观念在备宴中首先考虑的是饮食的“色、香、味”，极力推崇“民以食为天，食以味为先”。为达到“色、香、味”，中华民族发明了很多烹调做法、诸多菜系和流派，在美食美味的诱惑下难免发生暴饮暴食。我们并不排斥中华传统美食的博大精深，但备宴也应该遵循“健康第一”的原则，考虑需要摄取的营养成分和搭配，重视理性饮食。其次，是节俭观念。以前物资短缺，人们好客的方式之一就是用好菜好饭好好地招待客人，菜的数量越多、种类越珍贵越能体现出主人的热情。随着物质的丰富和政府的倡导，这种讲究排场、餐桌浪费的现象得到了一定的控制。但在许多地区受传统观念影响，仍存在铺张浪费的现象。再次，是饮酒观念。酒水是中国传统餐桌上的必备之物，为了制造欢畅愉悦的气氛，人们往往借酒助兴，主宾相互敬酒，觥筹交错，气氛热烈，家里来了客人，更是要让客人喝得尽兴才算招待好了。但随着人们健康意识的逐渐增加，我国禁止酒驾交规的出台，劝酒的习俗也应该顺应时代潮流而发生改变。

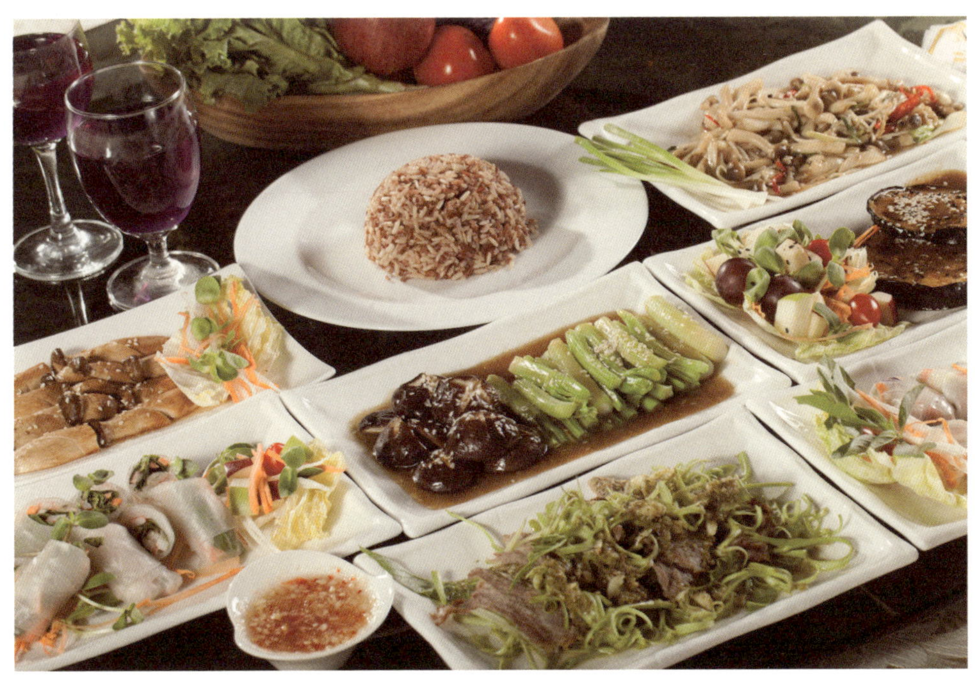

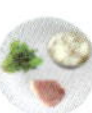

健康的饮食行为是保证充足、均衡营养摄入的前提。健康的饮食行为主要包括以下几个方面：

- 一日三餐，定时定量。
- 每天吃营养充足的早餐。
- 细嚼慢咽，不狼吞虎咽。
- 不挑食不偏食。
- 不暴饮暴食。
- 不盲目节食。
- 坚持每天喝奶。
- 每天喝足量白开水，少喝或不喝饮料。
- 饮食清淡，少油少盐。
- 适时适量吃营养价值高的零食。
- 适量饮酒。
- 不边看电视边吃饭。
- 少吃街边小摊上的食物。
- 少吃腌制熏制食物。

……

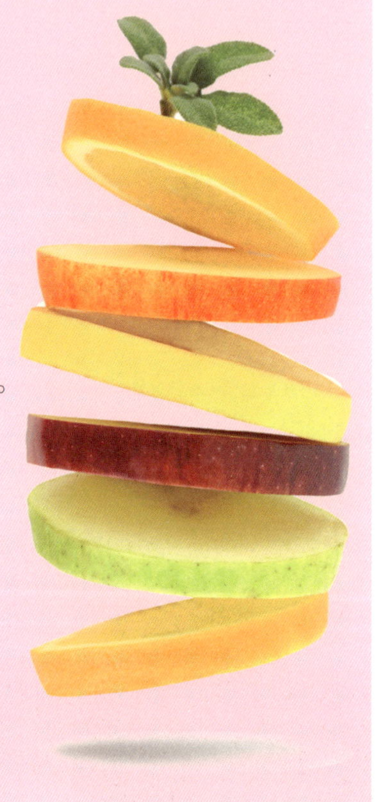

饮食具有传承性，父母的口味会影响到孩子的口味，父母口味重，孩子的口味一般也会很重，这也是许多疾病具有家族聚集性的一个根本诱因。饮食习惯一旦形成了就很难改变，如果不主动改变或加以干预，就会一直延续下去。现在生活节奏越来越快，各种快餐食品随手可得，加上许多母亲工作比较忙，很多家长不愿在家做饭。其实，做一顿健康营养的饭菜并不一定就花很多时间，而且在家做饭还兼顾教育的任务。如果能够成功地教育子女吃健康的食品、传承健康的观念，他们就会把这些传给下一代人，健康的饮食理念就会一代一代传下去。

第二章

家庭膳食营养原则

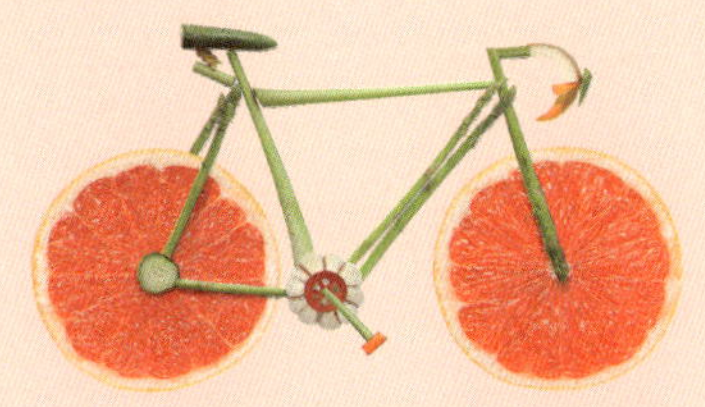

“没有不好的食物，只有不好的膳食结构。”进行家庭的膳食营养安排，既要考虑食物的选择搭配，又要考虑家人的营养需求。对于家庭中的一般健康成员，我们可以按照家庭一般膳食营养指导原则进行膳食安排；而处于特殊年龄段或特殊环境下的家庭成员，则应根据相应成员的营养需求进行膳食调整。

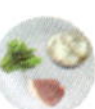

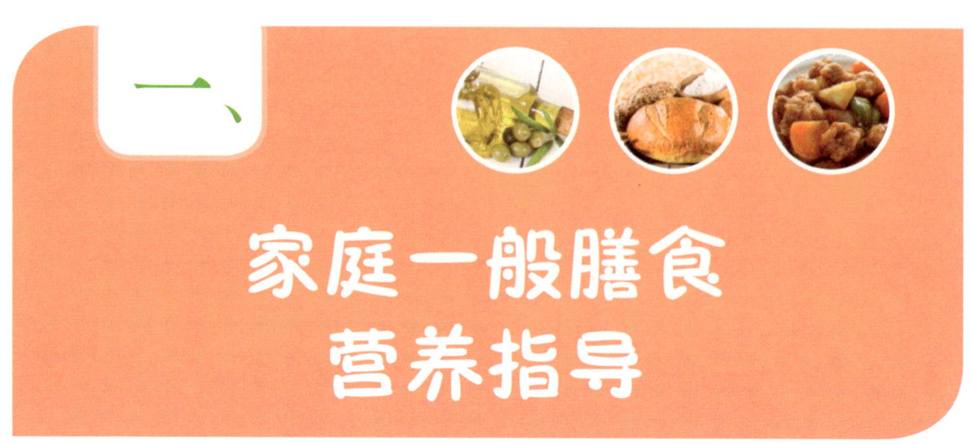

尽管家庭成员在年龄、生理特点和营养需求上有所差异，但一些基本的膳食营养指导均适用。而对于特殊职业家庭成员或家庭成员处于特定环境下时，也有特别要注意的膳食营养问题。

（一）膳食营养指导原则

中国营养学会根据我国居民的具体情况制定的《中国居民膳食指南》中的一般人群膳食指南，适用于6岁以上正常状况下的人群，可以作为家庭一般膳食营养指导原则。

食物多样，谷类为主，粗细搭配

人类的食物多种多样。各种食物所含的营养成分不完全相同，每种食物都至少可提供一种营养物质。除母乳对0～6月龄婴儿外，任何一种天然食物都不能提供人体所需的全部的、充足的营养素。平衡膳食必须由多种食物组成，才能满足人体各种营养需求，达到合理营养、促进健康的目的，因而提倡食物多样。

食物分类：可分为五大类：

第一类：包括米、面、杂粮的谷类和包括马铃薯、甘薯、木薯等的薯类，主要提供碳水化合物、蛋白质、膳食纤维和B族维生素。

第二类：动物性食物，包括肉、禽、鱼、奶、蛋等，主要提供蛋白质、脂肪、矿物质、维生素A、B族维生素和维生素D。

第三类：豆类和坚果，包括大豆、其他干豆类及花生、核桃等坚果类，主要提供蛋白质、脂肪、膳食纤维、矿物质、B族维生素和维生素E。

第四类：蔬菜、水果和菌藻类，主要提供膳食纤维、矿物质、维生素C、胡萝卜素、维生素K和有益健康的植物化学物质。

第五类：纯能量食物，包括动物油或植物油、淀粉、食用糖和酒，主要提供能量。

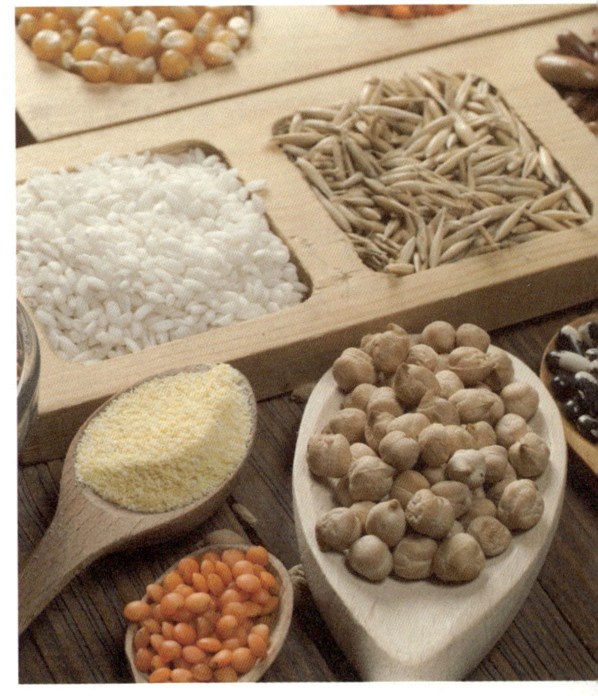

食物多样，说的并不是用面粉做成馒头、花卷、面条等不同的样式来吃，而是说一天中所吃的食物种类越多越好，包括谷类（主食）、薯类、豆类、蔬菜、水果、肉蛋奶等，都应适量选择。也就是在一天之内，早、中、晚三餐要分别吃不同种类的食物，或一餐之中也要包括较多种类的食物。不仅如此，每一大类食物也包括很多种类，比如：蔬菜包括根茎类、叶类、瓜类、茄果类等，肉类包括禽肉、畜肉、鱼类等，豆类包括黄豆、绿豆、红豆等，多种多样的食物换着吃。这样不仅可以调节口味，增加食欲，也更有利于它们所含的各种营养成分实现互相补充。例如，谷类食物和大豆制品的混合，就能大大提高食物蛋白质的利用率。

其实，食物多样在日常家庭饮食中并不难做到，一天吃二三十种食物很容易实现，比如我们把常吃的馒头在传统的白面中掺着紫米面或者玉米面，粥里面同时放几种杂粮，一个菜放入多种食料，这样一顿看似简单的家常饭已经满足食物多样的要求了。

谷类食物是碳水化合物的主要来源，是最好的基础食物，也是最便宜的能量来源。除此之外，谷类含有蛋白质和少量的脂肪、矿物质、B 族维生素和膳食纤维。我国居民以谷类食物的膳食为主，要注意粗细搭配，纠正以往“细粮比粗粮营养价值高”的错误认识。粗粮含有较多的膳食纤维、B 族维生素和矿物质，适当多吃粗粮有利于避免肥胖和糖尿病等慢性病。

建议：每人每天谷类食物摄入 250 ~ 400 克，粗粮最好在 50 克以上。

多吃蔬菜水果和薯类

蔬菜水果是维生素、矿物质、膳食纤维和植物化学物质的重要来源，水分多、能量低。薯类含有丰富的淀粉、膳食纤维以及多种维生素和矿物质。多吃蔬菜水果和薯类，对保持肠道正常功能，提高免疫力，降低患肥胖、糖尿病、高血压等慢性病风险具有重要作用。

建议：每人每天摄入蔬菜300～500克，其中深色蔬菜最好占一半以上；水果200～400克；薯类每周吃5次左右，每次50～100克。

每天吃奶类、大豆或其制品

奶类营养成分齐全，组成比例适宜，易消化吸收。奶类含有丰富的优质蛋白质和维生素，除此之外，含较高的钙，利用率高，是膳食钙质的重要来源。饮奶有利于骨健康，我国居民钙摄入量普遍不足，主要原因是奶制品摄入不足。大豆含丰富的优质蛋白质、必需脂肪酸、B族维生素、维生素E和膳食纤维等营养素，且含有磷脂、低聚糖以及多种植物化学物质。大豆是我国居民重要的优质蛋白质来源，物美价廉，对于保证居民优质蛋白质的摄入，并降低因食用过多动物性食物而带来的慢性病风险有积极意义。《中国食物与营养发展纲要》（2014～2020年）将奶类和大豆食品作为发展的重点产品。

建议：每人每天摄入300克或相当量的奶制品，40克大豆或相当量的豆制品（以提供的蛋白质量计，相当于200克豆腐，或100克豆腐干、30克腐竹、700克豆腐脑、800克豆浆）。

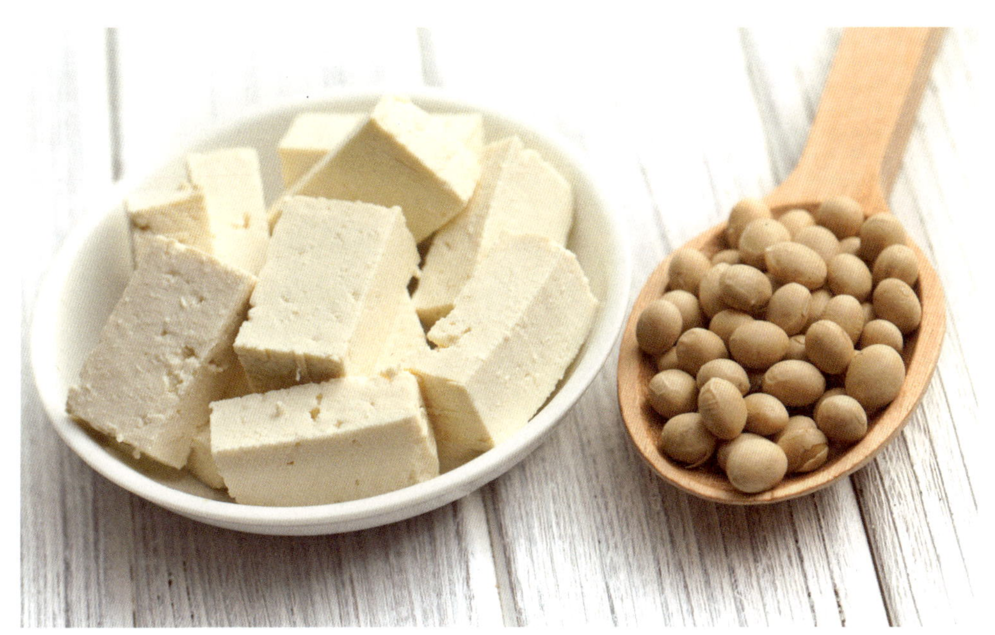

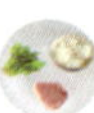

常吃适量的鱼、禽、蛋和瘦肉

鱼、禽、蛋和瘦肉均属于动物性食物，是优质蛋白、脂类、脂溶性维生素、B 族维生素和矿物质的良好来源，是平衡膳食的重要组成部分。但动物性食物一般都含有一定量的饱和脂肪酸，摄入过多可能增加患心血管病的危险性。

鱼虾类脂肪含量一般较低，且含有较多的多不饱和脂肪酸，对预防血脂异常和心脑血管疾病等有一定作用。禽类脂肪含量较低，且不饱和脂肪酸含量较高，其脂肪酸组成也优于畜类脂肪。畜肉类一般含脂肪较多，能量高，但瘦肉脂肪含量较低，铁含量高且利用率好。肥肉和荤油为高能量和高脂肪食物，摄入过多往往会引起肥胖，并且是某些慢性病的危险因素，应当少吃。蛋类富含优质蛋白质，各种营养成分比较齐全，是经济的优质蛋白质来源。

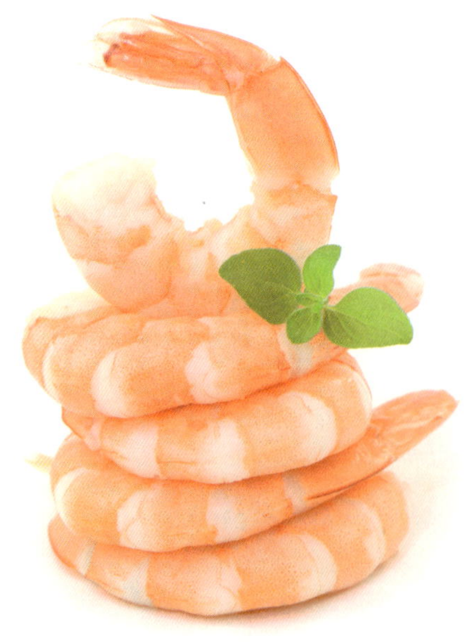

建议：每人每天摄入鱼虾类 75 ~ 100 克，禽畜肉类 50 ~ 75 克，蛋类 25 ~ 50 克。

减少烹调油用量，吃清淡少盐膳食

脂肪是人体能量的重要来源之一，有利于脂溶性维生素的消化吸收，但脂肪摄入过多会增加肥胖、高血脂、动脉粥样硬化等多种慢性疾病的风险。烹调油是提供人们所需脂肪的重要来源，是提供能量的主要来源之一。盐是重要的膳食调味品，但盐摄入过多会增加高血压患病风险。为此，应养成清淡少盐的膳食习惯。

建议：对于健康轻体力劳动强度的成年人群，每人每天油脂摄入不超过 25 克，高体力劳动者每人每天不超过 30 克（一汤匙烹调油约 10 克），并要吃多种烹调油。

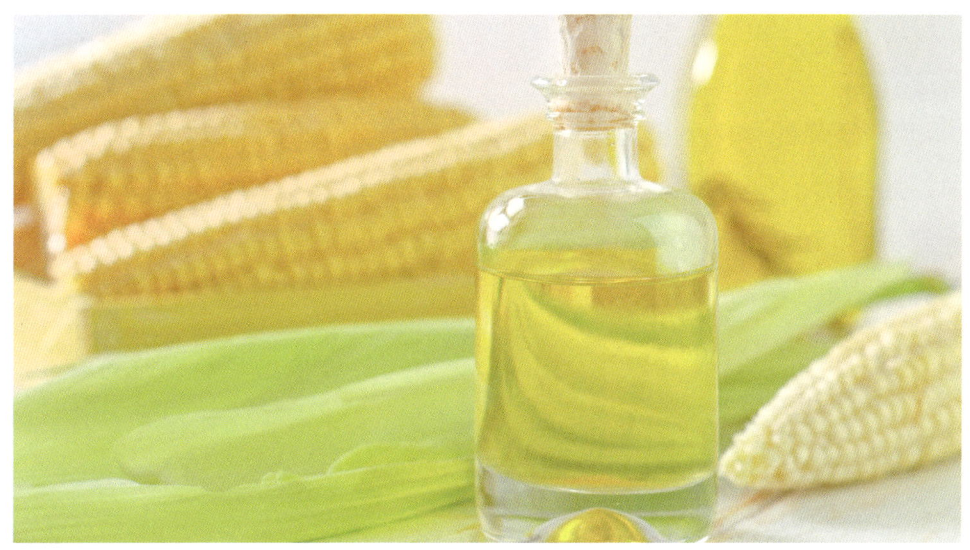

食盐每人每天摄入量为不超过5克（包括酱油、酱菜、酱中的食盐量）。

食不过量，天天运动，保持健康体重

健康体重是身体健康的重要指标，不论体重过低，还是超重肥胖，都属于广义的营养不良。进食量和运动是保障健康体重的两个主要因素。如果进食量过大而运动量不足，无法消耗的多余能量就在体内以脂肪形式积存下来，导致体重增加、超重或肥胖；如果进食量不足而运动量不减，则可能由于能量不足引起体重过低或消瘦。所以，保持进食量和运动量相对平衡，使体重维持在适宜的正常范围。通常采用体质指数（BMI）来衡量一个人的体重是否健康，BMI= 体重（千克）/ 身高^2（米^2）。我国健康成年人正常BMI范围是在18.5 ~ 23.9千克 / 米^2，<18.5千克 / 米^{2}为消瘦，24 ~ 27.9千克 / 米^{2}者为超重，≥ 28千克 / 米^{2}者为肥胖。

三餐分配要合理，零食要适当

我国多数地区居民习惯于一天吃三顿饭。三餐食物量的分配及间隔时间应与作息时间和劳动状况相匹配。

要天天吃早餐并保证其营养充足：早餐提供的能量应占全天总能量的25% ~ 30%，安排在

6：30～8：30；成年人早餐能量应在700千卡左右，谷类约为100克，适量的含优质蛋白质的食物，如牛奶、鸡蛋或大豆制品，新鲜蔬菜100克，水果100克。午餐要吃好：午餐提供的能量应占全天总能量的30%～40%，安排在11：30～13：30；以每日能量摄入2 200千卡的人为例，主食从米饭、面食中选择，应在125克左右，副食从肉、禽、豆类及其制品、水产品、蔬菜中选几种进行搭配，选择动物性食品75克，20克大豆或相当量的制品，150克蔬菜，100克水果。晚餐要适量：晚餐提供的能量应占全天总能量的30%～40%，安排在18：00～20：00为宜，晚餐谷类食物应在125克左右，可多选择富含膳食纤维的食物如糙米、全麦食物，动物性食物50克，其他副食量与午餐相似。

可根据早餐食物的种类多少来快速评价早餐是否营养充足：

★ 营养充足：包括谷类、动物性食物、奶及奶制品、蔬菜和水果4类食物；

★ 营养较充足：只包括了其中3类；

★ 营养不充足：只包括了其中2类或以下。

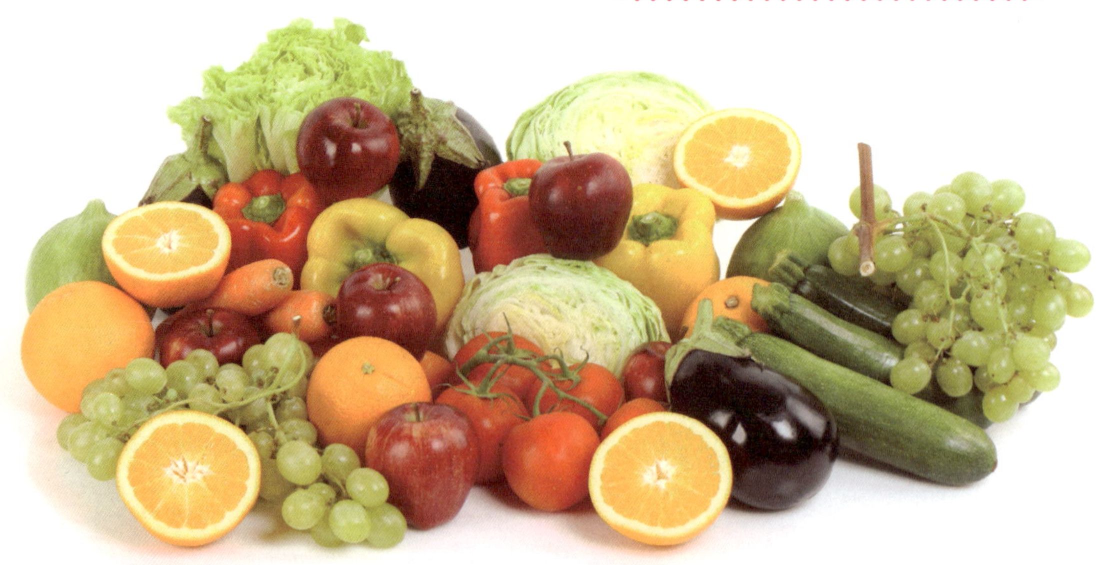

零食作为三餐之外的食物，可以补充人体所需的能量和营养素。但是零食所提供的能量和营养素不如正餐全面、均衡，所以零食不宜过多，而且要合理选择，选择营养价值高的零食，如水果、奶制品、坚果等，选择两餐之间合适的时间吃零食。

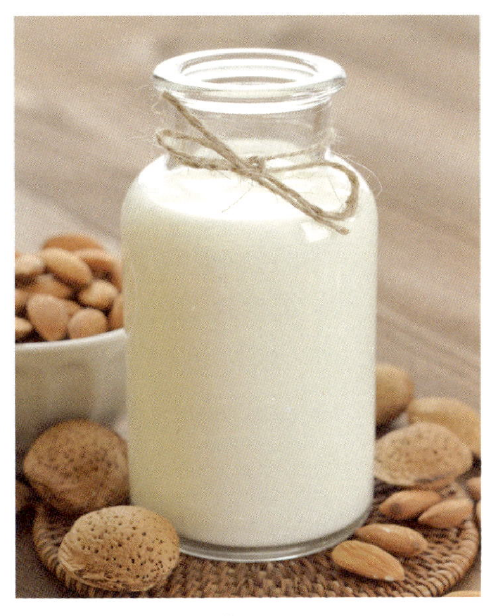

每天足量饮水，合理选择饮料

水是膳食的重要组成部分，在生命活动中发挥着重要功能。饮水不足或过多都会危害人体健康。水的需要量受年龄、环境温度、身体活动等因素影响，在高温或强体力劳动的条件下，饮水量应适当增加。正确的饮水应是少量多次，要主动，不要感到口渴时再喝水，而且最好选择白开水。

市面上饮料多种多样，若饮用则需合理选择。乳饮料和纯果汁饮料含有一定量营养素和有益膳食成分，可以作为膳食补充适量饮用；有些饮料添加了一定的矿物质和维生素，适合热天户外活动和运动后饮用；有的饮料只含糖和香精香料，营养价值不高，尽量不要饮用。多数饮料都含有一定量糖，长期大量饮用则会增加龋齿、肥胖、糖尿病、血脂异常等风险，建议少喝含糖饮料。

建议：在温和气候条件下生活的轻身体活动成年人每日最少需饮水1 500～1 700毫升（7～8杯）。

如饮酒，应限量

高度酒含能量高，白酒是纯能量食物，不含有其他营养素。如果无节制地饮酒，会使食欲下降、食物摄入量减少、意识反应能力降低等，以致造成多种营养素缺乏、急慢性酒精中毒、酒精性脂肪肝等，更严重的造成酒精性肝硬化，甚至危及生命。过量饮酒对个人健康、家庭稳定和社会安定都是有害的，应该严禁酗酒。如需饮酒，尽可能饮用低度酒，并控制在适当的限量以下。应注意：孕妇和儿童青少年应忌酒。

建议：一天饮用酒的酒精量成年男性不超过25克（相当于啤酒750毫升，或葡萄酒250毫升，或38°白酒75克，或高度白酒（40°以上的白酒）50克；成年女性不超过15克（相当于啤酒450毫升，或葡萄酒150毫升，或38°白酒50克）。

吃新鲜卫生的食物

食物放置时间过长就会引起变质腐败，产生对人体有害的物质或营养素流失。食物本身有可能含有各种各样的有害物质，比如致病微生物、寄生虫、有毒化学物等，如果选择或处理不当，会对人体产生危害。只有吃新鲜卫生的食物，才是防止食源性疾病、实现食品安全的根本措施。要保证食物的新鲜卫生，需要从食物采购、储存、制作等各环节加以注意。

营养素

营养素为维持机体繁殖、生长发育和生存等一切生命活动和过程，需要从外界环境中摄取的物质。

特点：

1. 必须从外界环境中摄取；

2. 能够满足机体的最低需求，即生存。

来自食物的营养素种类根据其化学性质和生理作用分为五大类，即蛋白质、脂类、碳水化合物、矿物质和维生素。

根据人体对各种营养素需要量或体内含量多少，可将营养素分为：宏量营养素和微量营养素。宏量营养素包括碳水化合物、脂类和蛋白质，微量营养素包括矿物质和维生素。

蛋白质是机体细胞、组织和器官的重要组成结构，是功能因子和调控因子的重要组成成分，是一切生命的物质基础。

脂类包括脂肪和类脂，脂肪是体内重要的储能和供能物质，类脂是细胞膜、机体组织器官、尤其是神经组织的重要组成成分。脂类也是膳食中重要的营养素，烹调时赋予食物特殊的色、香、味，增进食欲，适量摄入对满足机体生理需要，促进维生素A、维生素E等脂溶性维生素的吸收和利用。

碳水化合物是由碳、氢、氧三种元素组成的有机化合物，广泛存在于动植物中，包括构成动物体结构的骨架物质以及为能量代谢提供原料的物质，是人类膳食能量的主要来源。

矿物质是指人体组织中含有的除碳、氢、氧、氮外，其余的自然界的各种元素，凡体内含量大于体重0.01%的矿物质称为常量元素或宏量元素，包括钙、磷、钠、钾、硫、氯、镁；凡体内含量小于体重0.01%的矿物质称为微量元素。

维生素是维持机体生命活动过程所必需的一类微量的低分子有机化合物。根据其溶解性分为：脂溶性维生素和水溶性维生素。脂溶性维生素包括维生素A、维生素D、维生素E、维生素K，在食物中它们常与脂类共存；水溶性维生素包括B族维生素和维生素C，在体内仅有少量贮存，较易自尿中排出，但维生素B_{12}例外，较易贮存于体内。

表 2-1 能量及三大产能营养素的作用、缺乏和过量危害以及食物来源

	作用	缺乏危害	过量危害	食物来源
能量	维持基础代谢、体力活动和食物热效应	儿童生长发育停滞、成人消瘦和工作能力下降	肥胖、心血管疾病、某些癌症、糖尿病等退行性疾病	粮谷类、薯类、动物性食物
蛋白质	构成和修复组织；调节生理功能；供给能量	腹部水肿、虚弱、表情淡漠、生长滞缓、头发变色、变脆和易脱落、消瘦无力、易感染其他疾病等	增加肾脏负荷、骨质疏松、心脏疾病等	主要来源：谷类、豆类、蛋类、奶类、肉类等。 优质蛋白质来源：动物性食物（如奶类等）和大豆类食物
脂类	供给能量；构成生物膜；供给必需脂肪酸；维持正常体温、保护内部器官、内分泌作用；机体重要组成部分、增加饱腹感、促进脂溶性维生素吸收等	细胞膜结构受损、脂肪肝、动脉粥样硬化等；生长迟缓、生殖障碍、皮肤损伤等多种疾病	肥胖、心血管疾病、高血压和某些癌症等	含磷脂较多的食物：蛋黄、肝脏、大豆、麦胚和花生等； 含饱和脂肪酸：动物脂肪； 含多不饱和脂肪酸：植物脂肪（除：黄油、椰子油、棕榈油） 含胆固醇高：动物脑、肝、肾等内脏和蛋类，肉类和奶类
碳水化合物	储存和提供能量；构成组织及重要生命物质；节约蛋白质作用；抗生酮作用；提供膳食纤维，增强肠道功能；控制体重和减肥；降低血糖和血胆固醇；预防结肠癌等	便秘、肥胖、低血糖、疲乏、脑功能障碍等	一般不容易产生过量危害	淀粉类来源：粮谷类和薯类； 单糖和双糖来源：蔗糖、糖果、甜食、糕点、甜味水果、含糖饮料喝蜂蜜等

表 2-2 常见矿物质的作用、缺乏和过量危害以及食物来源

	作用	缺乏危害	过量危害	食物来源
钙	构成机体的骨骼和牙齿；维持多种正常生理功能；保护心脏和血管；保护神经系统；参与血液凝固等	骨骼和牙齿发育迟缓、佝偻病、骨质疏松、抽筋	肾结石、奶碱综合征、高血钙症等	奶和奶制品；豆制品（豆腐、豆浆等）；坚果类；可以连骨吃的小鱼、小虾及一些绿色蔬菜
磷	构成骨骼和牙齿；参与代谢过程、激活多种酶的活性；组成生命的重要物质；参与代谢过程；参与酸碱平衡的调节	佝偻病样骨骼异常、低磷血症、肌无力、骨痛、骨软化、精神错乱等	高磷血、低血钙、骨骼多孔性病变、肝组织坏死、脂肪等	瘦肉、蛋、奶、动物肝、海带、紫菜、芝麻酱、花生、干豆类、坚果、粗粮
镁	激活多种酶的活性；抑制钾、钠通道；维持骨骼生长和神经肌肉兴奋；维护胃肠道和激素功能	影响钙代谢、神经性疾病、心血管相关疾病、骨骼性疾病、代谢性疾病	腹泻、胃肠痉挛、嗜睡、肌无力、膝腱反射弱、肌麻痹、随意肌或呼吸肌麻痹、低血压、低血钙、心脏完全传导阻滞或心搏停止等	绿叶蔬菜、糙粮（大黄米、大麦、麸皮等）、坚果等
钾	维持糖、蛋白质的正常代谢；细胞内正常渗透压；维持心肌的正常功能；降低血压等	肌肉无力及瘫痪；心率失常、横纹肌肉裂解症及肾功能障碍等	高钾血症、行走困难、心率缓慢、心音减低等	蔬菜和水果是钾最好来源
钠	调节体内水分和渗透压；维持酸碱平衡；维持血压正常、增强神经肌肉兴奋性等	倦怠、淡漠、无神、恶心、呕吐、血压降低、痛性肌肉痉挛等；视力模糊、心率加速、脉搏细弱、血压下降	高血压、胃癌、急性毒性	食盐、酱油、酱类（豆瓣酱、黄酱等）、加工肉制品（火腿、腊肉等）、腌菜（韭菜花、咸菜等）、面包、薯片等

续表

	作用	缺乏危害	过量危害	食物来源
氯	维持细胞外液的容量与渗透压、体液酸碱平衡；参与血液 CO_2 运输；促进胃酸形成；促进消化等	肌肉收缩不良、消化道受损、易掉发和牙齿等	不常见，肾衰竭等疾病时会出现高氯血症	食盐、酱油、酱类（豆瓣酱、黄酱等）、加工肉制品（火腿、腊肉等）、腌菜（韭菜花、咸菜等）等
铁	参与体内氧的运送和组织呼吸过程、维持正常的造血功能、维持正常的免疫功能等	缺铁性贫血、体力下降、注意力与记忆力调节过程障碍等、抵抗力下降等	肝硬化、糖尿病、皮肤高度色素沉着、房性心律不齐为前导的心力衰竭、呕吐、血性腹泻等	动物肝脏、动物全血、畜禽肉类、鱼类等
碘	促进物质代谢；促进代谢和体格的生长发育；促进神经系统、大脑发育等；维持垂体中的生理功能	胎儿期：流产、死胎、畸形、地方性克汀病、神经运动功能发育落后、胎儿甲状腺功能减退等； 新生儿期：甲状腺功能减退、甲状腺肿； 儿童期和青春期：甲状腺肿、青春期甲状腺功能减退、亚临床型克汀病、智力发育障碍、体格发育障碍、单纯聋哑； 成人期：甲状腺肿及其并发症、甲状腺功能减退、智力障碍、碘致性甲状腺功能亢进等	高碘性甲状腺肿	海产品（海带、紫菜、鲜海鱼、干贝、蚶干、蛤干、淡菜、海参、海蜇、龙虾等）、蛋、奶类等

续表

	作用	缺乏危害	过量危害	食物来源
锌	金属酶的组成成分或酶的激活性；促进机体免疫功能、促进生长发育、维持细胞膜结构等	食欲减退、异食癖、生长发育停滞等症状、侏儒症、皮肤粗糙、免疫力降低、胎儿畸形等	干扰铜、铁和其他微量元素吸收利用；损害免疫功能；急性腹泻、腹痛等锌中毒临床症状	贝壳类海产品、红色肉类、动物内脏、干果、谷类胚芽和麦麸等
硒	抗氧化、保护心血管和心肌的健康、增强免疫功能、有毒重金属的解毒作用、存进生长、抗肿瘤	克山病、大骨节病、抗氧化系统功能降低等	脱发、指甲脱落、皮肤损伤及神经系统异常、肢端麻木、抽搐等	动物内脏、海产品等
铜	维持正常造血功能；维护中枢神经系统的完整性；促进骨骼、血管和皮肤健康；抗氧化等	缺铜性贫血、白细胞减少、血浆铜蓝蛋白和红细胞Cu-SOD下降、心率不齐、骨质疏松、厌食、肝脾肿大等	恶心呕吐、上腹部疼痛、腹泻、头痛、眩晕等；严重者可出现黄疸、溶血性贫血、血尿、尿毒症等	牡蛎、贝类、动物肝、肾及坚果类、谷类胚芽、豆类等
铬	加强胰岛素的作用；促进葡萄糖的利用及使葡萄糖转化为脂肪；促进蛋白质代谢和生长发育等	生长发育停滞、血脂增高、葡萄糖耐受异常并伴随有高血糖及尿糖等症状等	过敏性鼻炎、鼻中隔损伤、肺癌发生率上升等	肉类、海产品（牡蛎、海参、鱿鱼、鳗鱼等）、谷类、豆类、坚果类、黑木耳、紫菜等

表 2–3 常见维生素的作用、缺乏和过量危害以及食物来源

	作用	缺乏危害	过量危害	食物来源
维生素A	维持正常视觉功能、参与调节机体多种组织细胞的生长和分化、调节细胞免疫和体液免疫、细胞膜表面糖蛋白合成、抗氧化、抑制肿瘤生长	干眼病、夜盲症、暗适应能力下降、皮肤干燥、免疫力低下等	恶心、呕吐、头痛、眩晕、视觉模糊、肌肉失调、嗜睡、厌食等	动物肝脏、鱼肝油、鱼卵、全奶、蛋类、深绿色或红黄色蔬菜水果（如胡萝卜、番茄等）
维生素D	促进钙、磷吸收；促进细胞分化、增殖和生长、调节血钙平衡等	佝偻病、骨质疏松、骨质软化症、手足痉挛症等	厌食、呕吐、头痛、腹泻、心肌等软组织钙化和肾结石等	1. 阳光照射；2. 食物来源：深海鱼、肝、蛋黄等动物性食品及鱼肝油制剂
维生素E	抗氧化、预防衰老、调节血小板的粘附力和凝聚作用、抗动脉粥样硬化、维持正常的免疫功能、促进胚胎发育、保护神经系统和骨骼肌	视网膜退变、蜡样质色素积聚、溶血性贫血、肌无力、神经退行性病变、小脑共济失调等	肌无力、视觉模糊、复视、恶心、腹泻等	植物油、麦胚、硬果、种子类、豆类及其他谷类

续表

	作用	缺乏危害	过量危害	食物来源
维生素K	调节凝血蛋白合成	低凝血酶原血症、婴儿会出现皮肤、胃肠道、胸腔内出血等	婴儿溶血性贫血、高胆红素血症、核黄疸症	叶菜类、甘蓝、花椰菜、芦笋、花椰菜等
维生素B_1（硫胺素）	构成辅酶，维持体内正常代谢；抑制胆碱酯酶的活性，促进胃肠蠕动等	脚气病、精神错乱、共济失调、眼肌麻痹、假记忆等	头痛、抽搐、衰弱、麻痹、心律失常和过敏反应	坚果（如葵花子仁、花生仁等）；瘦猪肉和猪肝等；豆类和谷类食物（如大豆、面粉、玉米、大米等）
维生素B_2（核黄素）	参与体内生物氧化与能量代谢；参与维生素B_6和烟酸的代谢；参与体内的抗氧化防御系统等	口腔生殖系综合征（唇炎、口角炎、舌炎、脂溢性皮炎、阴囊皮炎、角膜血管增生等）；引发缺铁性贫血	一般不容易过量或中毒	奶类、蛋类、各种肉类、动物内脏、谷类（谷皮和胚芽）、绿色蔬菜、豆类等
维生素B_6	参与氨基酸代谢；参与脂肪代谢；促进体内烟酸合成；参与机体造血功能；维持人体正常的免疫功能；维持脑细胞核神经的代谢等	眼、鼻与口腔周围皮肤脂溢性皮炎；小细胞性贫血；癫痫样惊厥；抑郁和神经错乱等	一般不会过量，若直接服用维生素B_6增补剂会出现毒副作用，致感觉神经病变和光敏感性反应等	鸡肉、鱼、动物肝、蛋黄、马铃薯、麦胚芽、燕麦、大豆、核桃、香蕉、花生、甘蓝菜、葡萄干、菜花、白菜、菠菜等

续表

	作用	缺乏危害	过量危害	食物来源
烟酸（尼克酸）	参与体内物质代谢和能量代谢；参与核酸合成；保护心血管；降低胆固醇；葡萄糖耐量因子组成成分等	癞皮病（糙皮病）、口角炎、舌炎、腹泻、烦躁、健忘、失眠等	皮肤发红、眼部不适、视觉模糊、恶心、呕吐、高尿酸血症、痛风等	动物肝、肾、瘦肉、鱼、坚果类等
泛酸（维生素B_3）	构成辅酶A和酰基载体蛋白；参与体内碳水化合物代谢、脂肪酸合成等	一般不会，食物摄入单一容易泛酸缺乏，表现为易怒、头痛、抑郁、坐立不安、疲劳、冷淡、睡眠不良、恶心呕吐、腹部痉挛、低血糖等	一般不会过量，若长期单独服用过量泛酸会引起腹泻和水潴留	最丰富的是：动物的肝、肾、鸡蛋黄、坚果类、蘑菇等，其次是：大豆粉、小麦粉、菜花、鸡肉等
叶酸	影响核酸合成及氨基酸代谢、参与细胞分裂、增殖和组织生长	巨幼红细胞性贫血、胎儿神经管畸形、高同型半胱氨酸血症等	胎儿发育迟缓、低体重、神经系统受损、诱发病人惊厥发作等	动物肝、肾、鸡蛋、豆类、酵母、绿叶蔬菜、水果及坚果类
维生素B_{12}（钴胺素）	参与体内多种代谢，促进生长发育、维持神经核精神功能	巨幼红细胞性贫血、神经系统损坏（精神抑郁、记忆力下降、等）、高同型半胱氨酸血症等疾病	尚未确定	肉类、动物内脏、鱼、禽、贝壳类及蛋类

续表

	作用	缺乏危害	过量危害	食物来源
生物素（辅酶R、维生素H、维生素B_7）	脱羧－羧化反应和脱氨反应中起辅酶作用，在碳水化合物、脂类、蛋白质和核酸的代谢过程中发挥重要作用；参与胰淀粉酶和其他消化酶的合成	皮肤症状（毛发变细、皮肤干燥、鳞片状皮炎、红色皮疹）、食欲减退、恶心、呕吐、精神沮丧、肌痛、高胆固醇血症和脑电图异常等	尚未见毒副反应	干酪、肝、肾、大豆、蛋类、菜花、菠菜、全麦粉等
胆碱	促进大脑生长发育和提高记忆能力、传递信息、调控细胞凋亡、构成生物细胞膜的重要组成部分、促进脂肪代谢、促进体内转甲基代谢、降低血清胆固醇等	肝功能异常、肾脏损坏、诱发癌症、身体生长迟缓、骨和关节畸变	头昏、恶心、腹泻	肝脏、花生、麦胚、大豆、莴苣、花菜等
维生素C（抗坏血酸）	促进胶原蛋白、神经递质合成；促进有机物或毒物羟化解毒；促进抗体形成；促进铁吸收等	坏血病、出血（鸡肉、皮下组织、关节、牙龈等）、牙龈炎、骨质疏松、抵抗力低下等	渗透性腹泻、尿结石等	新鲜蔬菜和水果，含量丰富的有：辣椒、茼蒿、苦瓜、白菜、豆角、菠菜、土豆、韭菜、酸枣、红枣、草莓、柑橘、柠檬等

（二）特殊情况的膳食营养指导

高温环境下人群的膳食营养指导

高温环境是指在35℃以上的生活环境和32℃以上或气温在30℃以上、相对湿度超过80%的生产劳动工作环境，包括夏季野外作业（如集训和行军）、高温车间或场所作业（如炼钢、炼铁、炼焦和铸造）等。

高温会对人们健康带来不利的影响。高温环境下，胃肠运动减弱，同时唾液、胃液、胰液、胆汁、肠液等消化液分泌减少，胃液酸度降低，消化功能减退，并常常出现食欲减退。另外，机体代谢率增加，大量出汗，钠、钾、钙、镁等矿物质丢失较多，使机体对蛋白质、钠、钾、钙、镁、铁、维生素C、硫胺素、核黄素、维生素A和水等需要量增加，尤其是高温作业的人群，更要注意能量和营养素的摄入。

为保障高温环境下身体的营养需要，应做到以下几点：

（1）适当增加蛋白质的摄入。膳食中蛋白质提供的能量应占总能量的12%左右，其中优质蛋白质应占一半以上。含优质蛋白质丰富的食物包括瘦肉、鱼、蛋、牛奶、黄豆及豆制品等。

（2）多吃含钾、钙、镁、铁等丰富的食物。由于缺钾是引起中

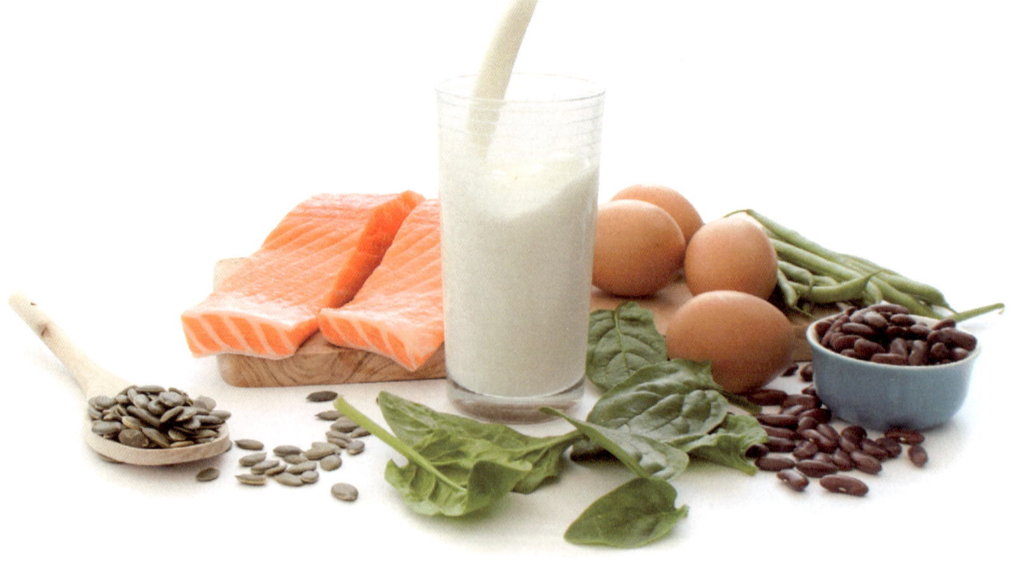

暑的原因之一，因此膳食中可以多配一些含钾丰富的食品，如蔬菜和水果、豆类等。绿色蔬菜、坚果、粗粮含有丰富的镁。奶及奶制品、大豆及其制品都含有丰富的钙。动物肝脏、瘦肉、动物血是铁的良好来源，含量丰富吸收好。动物性食物含锌丰富且吸收率高，如牡蛎、瘦肉、动物内脏等。

（3）及时补充水分和盐分。 按出汗量多少饮水，出汗量多，饮水量就应适当增多。另外，不能等口渴才喝水，要定时喝水，少量多次。可选用白开水、茶水、柠檬水、绿豆汤等。如果出汗较多，应补充盐分，可选择一些运动功能饮料，或者在白开水和茶水中适量加点盐（0.1% 含盐量）。除此之外，还可通过膳食给予水盐，例如每餐做点菜汤、鱼汤、鸡汤等，既补充水分和盐，又可增进食欲。需要注意的是，不论是白开水还是各种饮料、汤，都不宜太热，过热会增加出汗，也不宜太冷，否则对正在受热的机体是一种强烈的不良刺激。

（4）多吃富含维生素 B_1、维生素 B_2、维生素 C 和维生素 A 等的食物。 含维生素 B_1 较多的食物有花生、瘦猪肉、豆类、小麦粉、小米等；含维生素 B_2 和维生素 A 较多的食物有动物肝脏、蛋类以及奶类等；含维生素 C 和胡萝卜素较多的食物为各种新鲜的水果和绿叶蔬菜。也可根据具体情况适当补充维生素制剂，或食用强化食品进行补充。

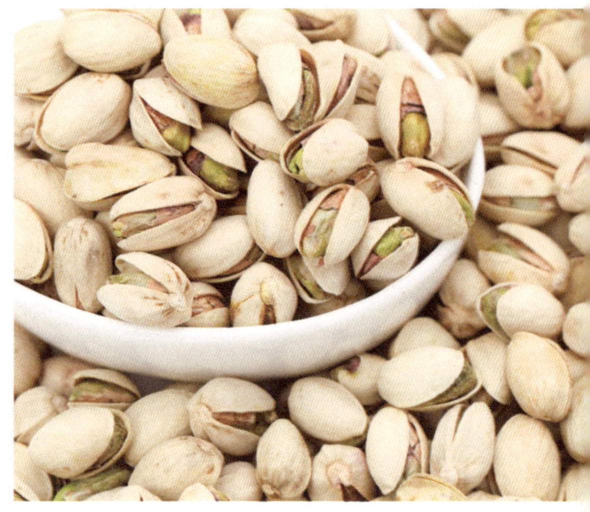

（5）精心烹调，促进食欲。 食物清淡，多采用蒸煮炖等方式，少煎炸。使用葱、姜、蒜、食醋等调味品，既可促进食欲又可促进消化。多吃蔬菜水果，不同品种、不同颜色搭配。保持就餐场所凉爽。

（6）注意饮食卫生。 在夏季高温、高湿环境中，各种致病微生物繁殖加速，食物易腐败变质，在食物的购买、加工和储存等各环节都要注意。尽量不去卫生条件差的路边摊点、大排档等就餐。

低温环境下人群的膳食营养指导

低温环境是指环境温度在 10℃以下的外界环境。一般可以分为低温生活环境和低温作业环境（如冬季野外作业、冷库和冰库作业以及南极考察等）。在寒冷的环境中，人体的营养需求因生理状况的变化而有所改变，表现为能量、蛋白质、维生素和矿物质等需要量增高。为保障高温环境下身体的营养需要，应做到以下几点：

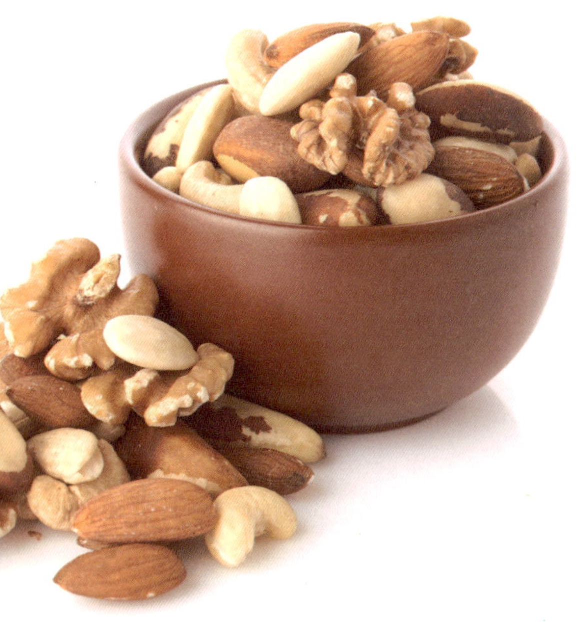

（1）保证充足的能量供应。低温环境下人体的能量需求增高，代谢加快，一般情况下总能量增加 5% ~ 25%，一天总能量需求量根据户外活动量多少、居住条件、服装保暖好坏等也有不同。能量推荐摄入量提高 10% ~ 15%，可通过增加碳水化合物和脂肪的供应量来提供，在调配膳食时适当增加主食和食用油的供应量。

（2）适当增加蛋白质和脂肪摄入。低温环境下蛋白质、脂肪、碳水化合物三者的供给应占一日总能量的 13% ~ 15%、35% ~ 40%、50% 为宜。保证蛋白质的需要量，在制备膳食时，应注意肉类、蛋类、鱼类、豆类及其制品的供应。同时还要选择含高蛋白、高脂肪的食物，比如核桃仁、花生仁等坚果类。

（3）注意维生素的供给。应特别注意增加维生素 C 的摄入，其他维生素如维生素 B_1、维生素 B_2、维生素 A 和烟酸等的摄入推荐量建议增加 30% ~ 50%。多摄入富含维生素 C、胡萝卜素等的新鲜蔬菜和水果，同时还适当增加动物肝脏、蛋类、瘦肉的摄入量。

（4）保证充足的钠、钙、钾

和镁等矿物质。适当多吃动物内脏、瘦肉、蛋、奶以及蔬菜和水果等。

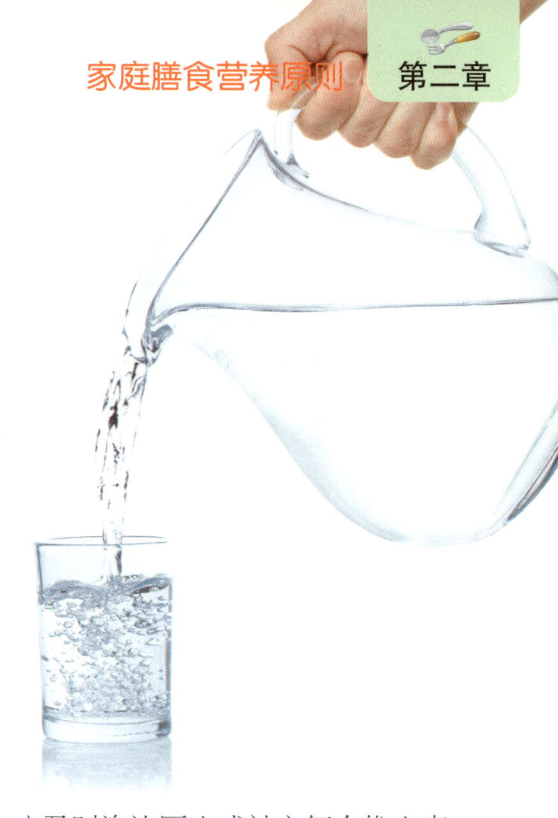

受灾情况下人群的膳食营养指导

（1）救灾人员。基本原则：保障基本营养需要，保持体能。重点关注饮水、能量、水溶性维生素、矿物质供应。

★ 高劳动强度一线救灾人员（现场搜救人员）：

❶ 保证水及饮料的充足供应，注意补充盐分。每人每日至少 2 500 毫升水（4 ～ 5 瓶），其中最好有运动饮料或果汁 2 瓶；必要时可以吃一些咸菜。

❷ 保证能量供应，注意吃含油多的食品。每人每日进食方便面（3 桶）、饼干 3 包（100 克 / 包）、火腿肠 4 根（40 克 / 根）、榨菜 2 包（80 克 / 包）、熟花生米 2 把（50 克）可满足基本需要。

❸ 保证水溶性维生素及矿物质供应。建议每日给予复合营养素补充剂 2 片。

❹ 出现牙龈出血（维生素 C 缺乏）、口角炎（维生素 B_2 缺乏）、阴囊炎（维生素 B_2 缺乏）等症状，应及时咨询医生或补充复合维生素。

★ 其他救灾人员：

❶ 保证足量的饮水。每人每日至少 1 500 毫升水（2 ～ 3 瓶），其中最好果汁饮料 1 瓶。

❷ 保证能量供应。每人每日吃米饭或方便面（3 桶）、饼干 2 包（100 克 / 包）、火腿肠 2 根（40 克 / 根）、榨菜 1 包（80 克 / 包）。

❸ 注意水溶性维生素及矿物质供应。建议每日补充复合营养素补充剂 1 片。

（2）受灾人群。基本原则：保障基本营养需要，保持抵抗疾病能力。重点关注饮水、能量、水溶性维生素、矿物质和蛋白质供应。

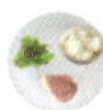

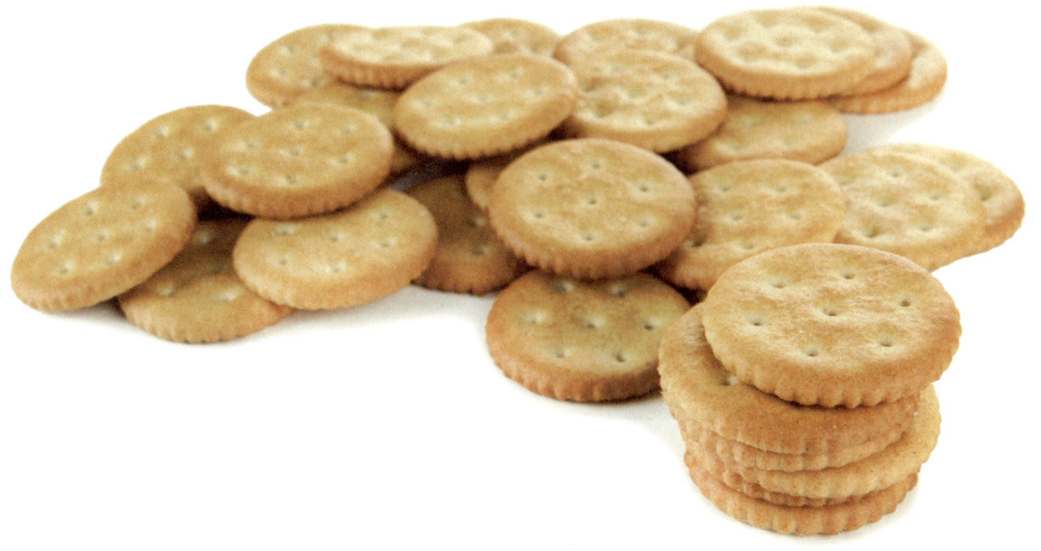

★ 一般受灾群众：

❶ 保证水等饮料的供应，每人每日饮水推荐 1 700 毫升（男）、1 500 毫升（女）。

❷ 多吃米饭、饼干、方便面等谷类食品，保证能量供应。

❸ 建议每周补充复合营养素补充剂 2 片，补充水溶性维生素及矿物质。

❹ 出现牙龈出血（维生素 C 缺乏）、口角炎（维生素 B_2 缺乏）、阴囊炎（维生素 B_2 缺乏）等症状，应及时咨询医生或补充复合维生素。

★ 婴幼儿的营养保障：在灾难来临时，婴幼儿作为弱势群体，对于食物的缺乏更为敏感。由于灾区断水、断电、交通中断、亲人离散，往往会造成无法哺乳或食物暂时短缺，婴幼儿灾后的营养不良发生率要明显高于其他人群，严重威胁他们的健康。因此，应特别重视灾后婴幼儿营养需求和喂养。

❶ 坚持母乳喂养。对于 0 ~ 6 月龄婴儿，保护、支持和促进纯母乳喂养。6 ~ 12 月龄婴儿，母乳仍是首选食物。

❷ 优选婴儿配方食品，每天提供适龄的婴儿配方食品，同时，对于 6 个月以上的婴儿，应及时合理添加营养丰富的辅食。

❸ 可提供婴幼儿辅食营养补充品（营养包）。

★ 儿童青少年的营养保障：

❶ 每日饮水推荐：4 ~ 6 岁 800 毫升 / 天，7 ~ 10 岁 1 000 毫升 / 天 ,11 ~ 13 岁男孩 1 300 毫升 / 天、女孩 1 100 毫升 / 天，14 ~ 17 岁男孩 1 400 毫升 / 天、女孩 1 200 毫升 / 天。

❷ 保证足够的能量和蛋白质摄入，满足生长发育的基本需要。

❸ 优先提供营养密度高的食物，如动物性食物等。

★ 孕妇和乳母的营养保障：

❶ 在基本营养需要的基础上，孕妇每日额外需要能量 840 千焦 (200 千卡)，乳母每日额外需要能量 2 092 千焦 (500 千卡)。

❷ 提供强化食品和复合营养素补充剂，保证足够微量营养素的摄入。

❸ 在一般成人供给的基础上适量增加饮水，孕妇推荐每日饮水 1 700 毫升，乳母推荐 2 100 毫升，保证身体基本需要。

★ 老年人的营养保障：

❶ 男性每人每日饮水推荐 1 700 毫升、女性 1 500 毫升。饮用的水一定要是烧开过的水或正规厂家生产的瓶装水。

❷ 保证主食供应。每天至少食用半斤（即 250 克，指折合成生重）大米或面粉等制成的粮谷类食物。由于老年人咀嚼和消化能力减弱，米饭、粥和各种面食要尽量做得松软，易于消化。

❸ 保证优质蛋白质摄入量，每人每日一个鸡蛋，一杯豆浆；有条件的老年人也可以饮用牛奶或酸奶。

❹ 食用未受污染的蔬菜、水果。蔬菜一定要洗净煮熟，如条件允许，每天最好吃到半斤以上的蔬菜。

❺ 建议每天补充复合营养素补充剂 1 ~ 2 片，以保证维生素及矿物质的需要。

（3）灾后重建初期应注意的营养问题。这一阶段食物供给主要保障受灾居民和安置灾区居民的官兵、卫生医疗防疫人员能够维持体力，需要供给能够快速补充能量的食物，如饼干、火腿肠、方便面、豆腐干、牛奶、巧克力等。人们在灾难惊恐过后逐渐冷静，在安置点生活中，会出现疲惫、免疫力低下等情况，最好补充果汁饮料、营养素补充剂、富含高蛋白的食物等。膳食营养安排需注意以下几点：

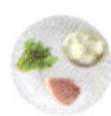

❶ 男性每人每日饮水推荐 1 700 毫升、女性 1 500 毫升。

❷ 提供食物应至少满足最低能量需要 1 000 千卡 /(人・日)。(具体食物提供能量值见附录)

❸ 确保提供足够谷类食物，优先提供容易保存、易于食用、能量密度高的方便食品和强化食品。

❹ 满足最低能量需要的食物供应最长不应超过 7 日，尽快提供种类多样、营养丰富的食物。

(4)灾后重建中期应注意的营养问题。在恢复重建过程中，受灾群众逐渐搬到简易板房，恢复自主做饭能力。应尽快恢复食物多样丰富的市场，保证供给，使受灾群众的生活逐步恢复到灾前水平，每天按量补充维生素、充足的水果蔬菜和富含蛋白质、矿物质的食物等，由吃饱到吃好，帮助群众提高身体素质。膳食营养安排需注意以下几点：

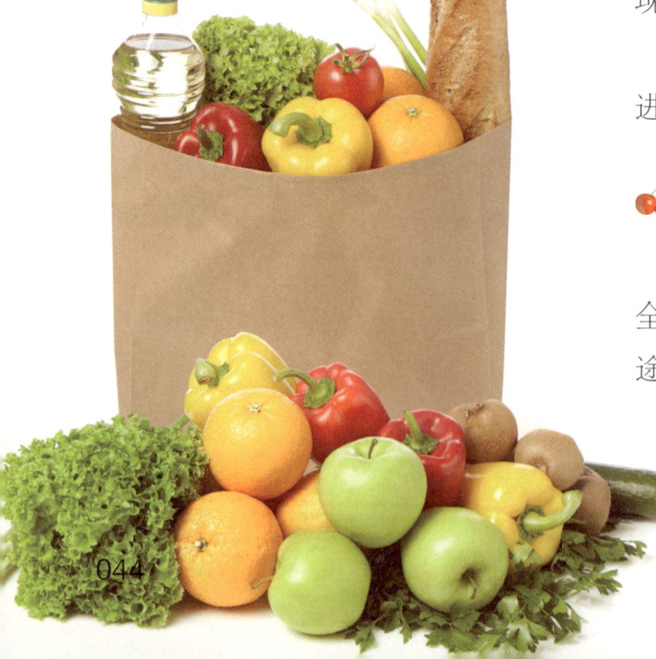

❶ 男性最低能量需要为 2 000 千卡 /(人・日)，女性最低能量需要为 1800 千卡 /(人・日)；最低蛋白质需要量为 50 克 /(人・日)。(具体食物提供能量值见附录)

❷ 基本分配食物包括谷类食物、豆类食物和食用油，并尽快提供新鲜蔬菜水果、肉类和蛋类等。

❸ 保证饮用水供应，优先提供强化食品。在食物种类单一的情况下，可提供复合营养素补充剂。

❹ 开展营养调查和评估，当发现营养缺乏时，要及时给予干预。

❺ 参照《中国居民膳食指南》进行营养指导。

旅途中的膳食营养指导

旅途中存在多种营养和饮食安全问题，为了旅行的安全顺利，旅途中的饮食应做相应的调整：

(1)注意饮食安全。

❶ 吃东西前、上厕所后要用肥

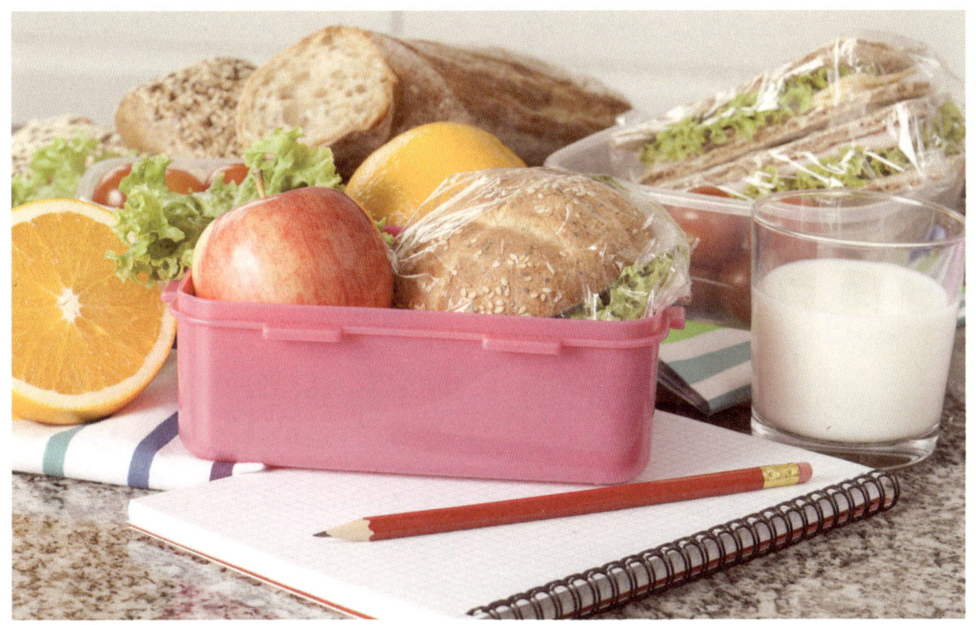

皂洗手。另外，最好准备一些消毒湿纸巾，在太拥挤不易通行或者断水等情况发生时，用湿纸巾把手擦净。

❷ 旅途中自备的食物最好是包装食物，尽量不要带散卖、不易保存或需要冷藏保存的食物，包括散装熟肉制品（如猪耳朵、鸡翅、鸡脖子等）、拌菜、咸菜、豆制品（素鸡、豆腐皮等）等。

❸ 包装食物打开后要尽快吃完，吃剩下的食物最好扔掉。建议买小包装食物，安全又不浪费。

❹ 水果和生吃的蔬菜要新鲜，要洗净再吃。

❺ 在购买火车上或者停靠点销售的食物时，要注意看保质期和包装是否完整，不要购买超过保质期、包装有破损的食物。

（2）注重合理营养搭配。尽管在旅途中吃饭不能像在家里那样丰富，但也应尽量做到食物种类多样，营养均衡。从营养角度讲，车上购买盒饭是个不错的选择，热乎而且食物种类比较多，有荤有素。中午可以挑选肉多一点的盒饭，晚上选肉少菜多的盒饭。如果自备食物，应注意：

❶ 如果旅途较短，可只准备些零食，如苹果、橘子、梨等水果、低糖点心等，少吃膨化食品、糖果、瓜子等。

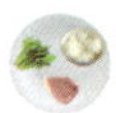

❷ 如果旅程较长，不能只吃零食，要根据自己在车上的时间段进行准备：早餐：面包 1 个、牛奶 1 袋 / 盒、袋装卤蛋 1 个；午餐：方便面 1 袋 / 碗、包装的熟肉制品 100 克（如火腿肠、真空包装牛肉等）、榨菜 1 小包、洗净的黄瓜 1 根；晚餐：方便面 1 袋 / 碗、真空包装豆腐干 1 袋、洗净的西红柿 1 个。

（3）多喝水。旅途中应多喝水，每小时喝 200 毫升左右。最好喝车上供应的开水，或者自备些瓶装水。不喝或少喝饮料，饮料含糖量高，不但不解渴，还会影响食欲。

（4）进食适量。旅途中进食要适量。不吃东西，能量不足，影响旅行，还有可能出现低血糖休克。大吃大喝，高盐高脂，再加上酒精的刺激，会使胃肠道不适，可引起胃肠炎。另外，如果喝酒太多，还可能出现醉酒，容易发生丢失东西或暴力冲突事件，造成人身伤害。

素食人群的膳食营养指导

广义的素食者，是指不吃肉、家禽和鱼的膳食。素食者和非素食者之间存在着许多膳食方面的差异。比如：素食者膳食中摄入的饱和脂肪较低，纤维摄入量较高，高出非素食者 50% ~ 100%。以碳水化合物的形式摄入的能量，高于非素食者中该比例。为了让素食者达

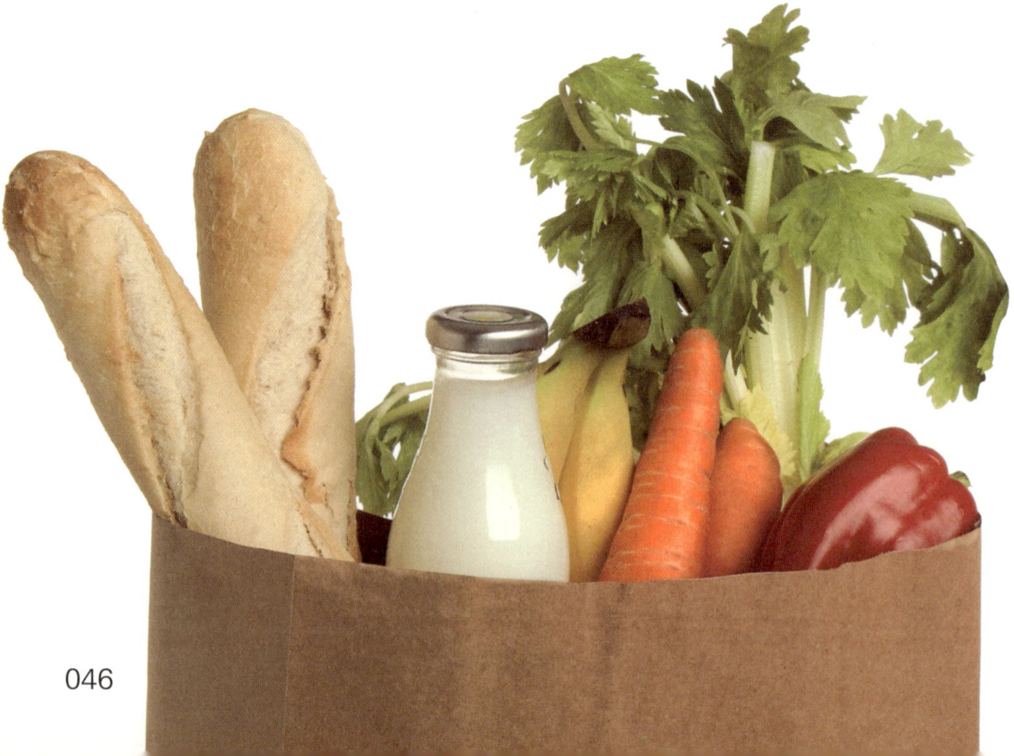

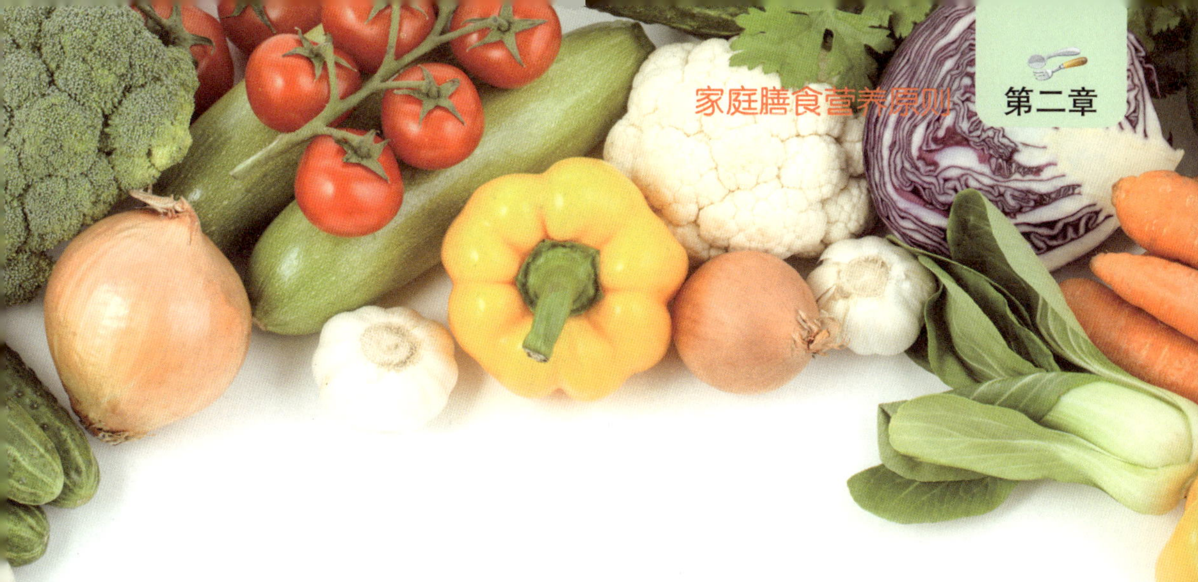

到营养平衡，需要从不同的素食食物中获取相当量的营养素，来满足机体需要。

（1）尽量增加食物的种类，种类越多，营养越完善。尽量选择谷类、豆类、根茎类、菌藻类、蔬菜、水果等各种食物，同时要注意以新鲜的食物为主，少吃腌菜、泡菜。

（2）植物蛋白营养完备，它们能够提供健康所需的所有必需氨基酸。素食者食用组合植物食品有助于提高这些食物整体的蛋白质质量，但无须每餐吃特定组合的食物。蛋白质组合意味着一天吃各种蛋白质丰富的食物，例如每天吃几份谷物、豆类、蔬菜、坚果等，这些食物中的蛋白质组合在一起可提供足够的高质量蛋白质。注意增加餐次以保证摄入充足的能量。

（3）素食者特别是严格素食者对钙的供需可能与非素食者不同。素食者应注意经常参加体育锻炼，保证充足的日晒或食用维生素D强化食物，选择适宜的烹调方式，避免过量摄入钠，限制加工食品的食用，辨别富含钙的植物食品并经常食用，比如豆类、坚果、干无花果、橘子汁、玉米面包等。

（4）适当多吃坚果、干果类食物以增加脂肪酸及某些微量元素的摄入。如核桃、葵花子、开心果、花生、红枣等。但因核果类属油脂类且能量较高，食用时需特别注意控制量。

（5）素食者中乳－蛋素食者的膳食往往可以提供各种充足的维生素，而绝对素食者的膳食可能缺乏维生素B_{12}、维生素D等，最好服用一些营养补充剂。

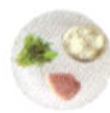

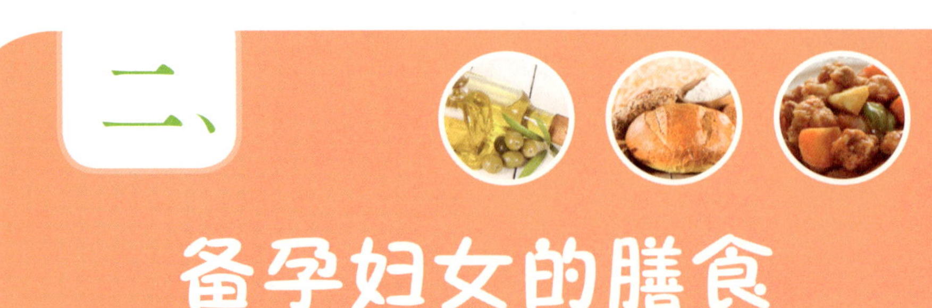

二、备孕妇女的膳食营养指导

为保证健康妊娠，提高生育质量，降低出生缺陷，夫妻双方均需要以良好的营养状况准备怀孕。营养是调节女性性成熟的决定因素。良好的营养连续不间断地影响整个生命周期的健康状况。良好的孕前期营养将持续到孕期，是确保健康妊娠的前提和物质基础。孕前期营养影响孕妇本身健康和胎儿的生长发育，进而影响婴幼儿的生长发育和成年后的健康状况。孕前期营养不良可以传递给子代乃至其后代。不仅妻子的营养与健康，丈夫的良好营养和健康生活方式也对妊娠至关重要。因此备孕家庭的平衡膳食、合理营养和健康生活方式关系夫妻双方和家庭下一代的健康与发展。

（一）生理特点

孕前期通常是指怀孕前 3 ~ 6 个月，为备孕的关键期。孕前期是准备怀孕妇女的特定生理阶段。周期性月经失血造成育龄期女性的铁需要量明显高于成年男性。育龄妇女脂肪细胞的数量可能会影响生殖功能。一方面营养不良可引起继发性闭经不孕，另一方面肥胖也可导致闭经不孕，体重减轻后月经可恢复。

在一个月经周期内孕妇常不易发现排卵和受精。精神因素如情绪紧张等可通过下丘脑—垂体—卵巢轴影响排卵。备孕阶段消除紧张情绪有助于怀孕。

夫妻双方吸烟可能会影响卵子和精子成熟、不易受精、胚胎植入障碍（延迟受孕、不孕）。夫妻双方饮酒也可引起精子和卵子畸形、受精卵畸形、受精卵不易着床。

（二）营养需求

备孕期妇女对能量和营养素的需求量与普通育龄妇女一致（详见附录Ⅺ），但要特别注意以下几方面：

能量和蛋白质

备孕期妇女能量需求 2 100 千卡/天，蛋白质的需求为 55 克/天。孕前期低体重和消瘦（BMI 体质指数 < 18.5 千克/米^2）可增加新生儿低出生体重的发生率。另外，孕前期能量摄入过剩容易引起孕妇超重和肥胖（BMI 体质指数 ≥ 24 千克/米^2）。保证孕前期妇女适宜的能量摄入使其体重维持在正常范围之内，对胎儿的生长发育十分重要。

铁

备孕期妇女铁推荐摄入量为 20 毫克/天。孕前期铁缺乏容易引起孕期铁缺乏和贫血。孕期铁缺乏易引起胎儿宫内缺氧、流产、死胎。孕期贫血会增加新生儿低出生体重的概率和影响其智力发育。另外铁缺乏可以使育龄妇女抵抗力下降，增加感染性疾病的发病率。重度贫血甚至可能增加孕妇围产期死亡风险。

叶酸

备孕期妇女叶酸摄入量为 400 微克叶酸当量/天。临床试验结果

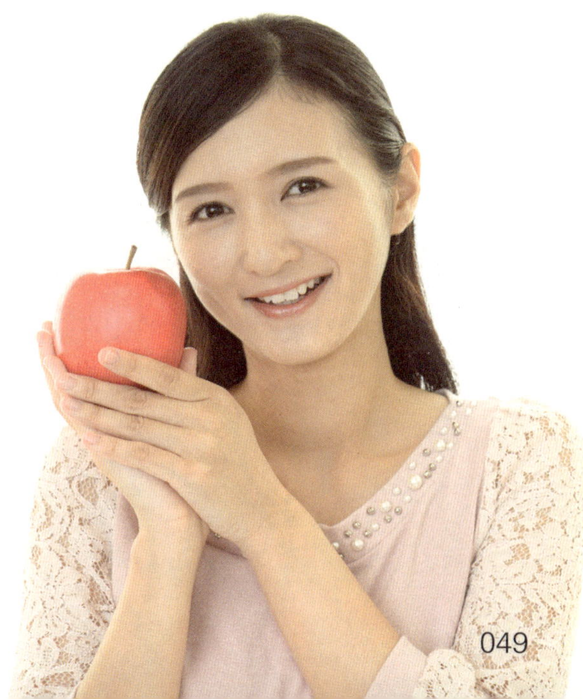

显示，孕前和妊娠前4周内补充叶酸可显著降低新生儿神经管畸形以及其他出生缺陷（如脊柱裂）的发生率。由于多数妇女不能在这段时间（妊娠的前4周）内发现妊娠，往往错过这一干预的最佳时机。我国育龄妇女叶酸缺乏发生率较高，北方高于南方，所以备孕期需要叶酸。

碘

备孕妇女碘摄入量为120微克/天。碘缺乏可引起甲状腺功能减低，可能会引起不孕。

钙

备孕妇女钙摄入量为800毫克/天。对于日常膳食中钙摄入较低的人群（如几乎不饮奶的人群），孕前期应适当增加钙摄入量。对于低钙膳食人群，每日补充375～2 000毫克。

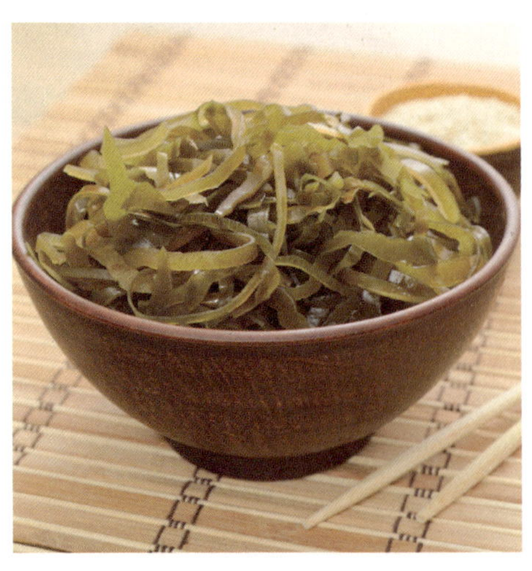

维生素D

备孕妇女维生素D摄入量为10微克/天。除维生素D强化的食物（如维生素D强化牛奶）以外，日常膳食中维生素D的含量一般较低。维生素D水平随季节波动较大。在高纬度的北方地区，冬季皮肤几乎不能合成维生素D。因此，应适当增加户外日光暴露的时间，增加维生素D强化食物的摄入，还可在医生的指导下补充适量维生素D。

维生素A

备孕妇女的维生素A摄入量为700微克视黄醇活性当量。在易缺乏维生素A的人群中，每周补充维生素A可显著降低传染病的发病率和孕妇死亡率。补充相同剂量的β－胡萝卜素有相似的效果。然而补充大剂量的视黄醇可能会引起胎儿中枢神经系统畸形、颅面部畸形、心血管缺陷和胸腺畸形。所以在维生素A营养状况良好的人群，孕前期视黄醇的补充需要格外慎重。

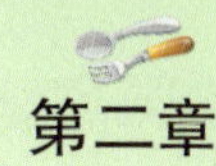

（三）膳食指导

平衡膳食和合理营养既是家庭健康的保障，也是确保健康妊娠的物质基础。根据孕前期妇女的生理和营养需求的特点，孕前期妇女膳食应当着重关注以下几方面：

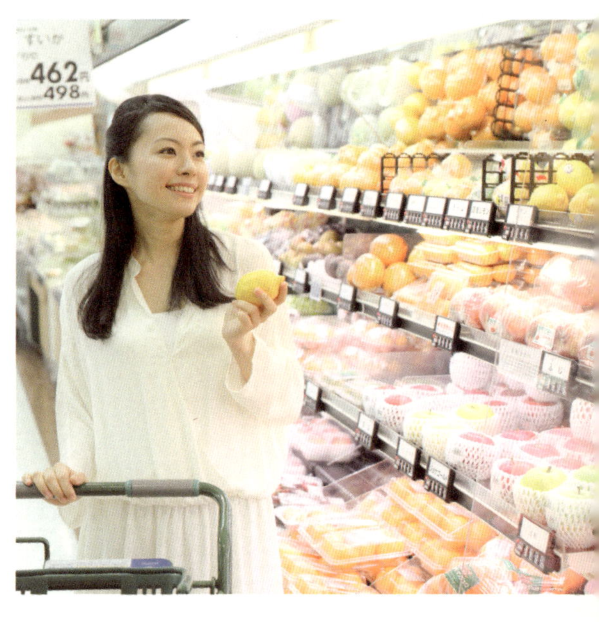

食物种类应尽可能齐全，保证合理营养

除主食以外，副食应该多样化。虽然育龄妇女每天膳食都在发生变化，但每日食物摄入量应大体维持在以下水平：谷类、薯类及杂豆类：250 ~ 400 克；蔬菜类（以绿叶蔬菜为主）：300 ~ 500 克；水果类：200 ~ 400 克；畜禽肉类：50 ~ 75 克；鱼虾类：50 ~ 100 克；蛋类：25 ~ 50 克；奶及奶制品类：300 克；大豆及坚果类：30 ~ 50 克；植物油：25 ~ 30 克；盐：5 克。考虑到男性的需要量高于女性，两口之家食物摄入量应在备孕妇女的基础上再增加 1.2 ~ 1.3 倍，这可以满足夫妻双方的营养需求。

保持适宜体重

适宜体重是指体质指数介于 18.5 ~ 23.9 千克 / 米 ^{2}；低体重是指体质指数 <18.5 千克 / 米 ^{2}；超重是指体质指数介于 24 ~ 27.9 千克 / 米 ^{2}；肥胖是指体质指数≥ 28 千克 / 米 ^{2}。在社会审美趋向苗条化的今天，一些女性对自身体形的认识存在偏差，总是认为自己体形偏胖，从而导致一些孕前女性盲目追求苗条和过度节食，使得孕前女性营养不良的发生率较高从而影响成功妊娠。因此，从准备怀孕开始应当停止节食等不健康生活方式，使得体重恢复到正常水平。此外，过度节食还可能引起脑垂体分泌的促卵泡素减少，从而导致月经失调，甚至闭经，增加不孕的风险。另外，也应当避免由

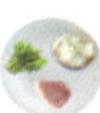

于准备怀孕，盲目增加能量摄入，从而引起能量摄入过多。近年来女性超重肥胖的发生率呈上升趋势。超重肥胖女性准备怀孕时，应通过膳食和身体活动等方面干预，尽可能将体重控制在适宜范围。适宜的孕前体重还可以预防妊娠期糖尿病和巨大儿的发生。

多摄入富含叶酸的食物或补充叶酸

备孕妇女尽可能早地多摄取富含叶酸的食物。富含叶酸的动物性食物包括肝脏如猪肝和鸡肝等，鸡鸭蛋类等；植物性食物包括深绿色蔬菜如菠菜、茴香、蒜苗、油菜等及黄豆和坚果类。烹调过程中也容易造成叶酸的丢失，因此，避免使用过高温度或过长时间烹调富含叶酸食物以尽可能减少叶酸损失。建议最迟应从孕前 3 个月开始补充叶酸每日 400 微克，并持续至整个孕期，但叶酸补充剂的每日剂量不应超过 1 000 微克。国家在全国农村妇女中开展增补叶酸预防神经管缺陷项目，准备怀孕妇女可以通过当地妇幼保健机构免费领取叶酸片。

常吃含铁丰富的食物

建议孕前期妇女适当多摄入含铁丰富的食物，如动物血、肝脏、瘦肉等动物性食物以及黑木耳等植物性食物（见表 2-4）。同时，注意多摄入富含维生素 C 的蔬菜、水果，可以促进铁的吸收。缺铁或贫血的育龄妇女可适量摄入铁强化食物或在医生指导下补充铁剂，在补充铁剂的同时补充维生素 C，以促进铁的吸收和利用，待缺铁或贫血得到纠正后，再计划怀孕。

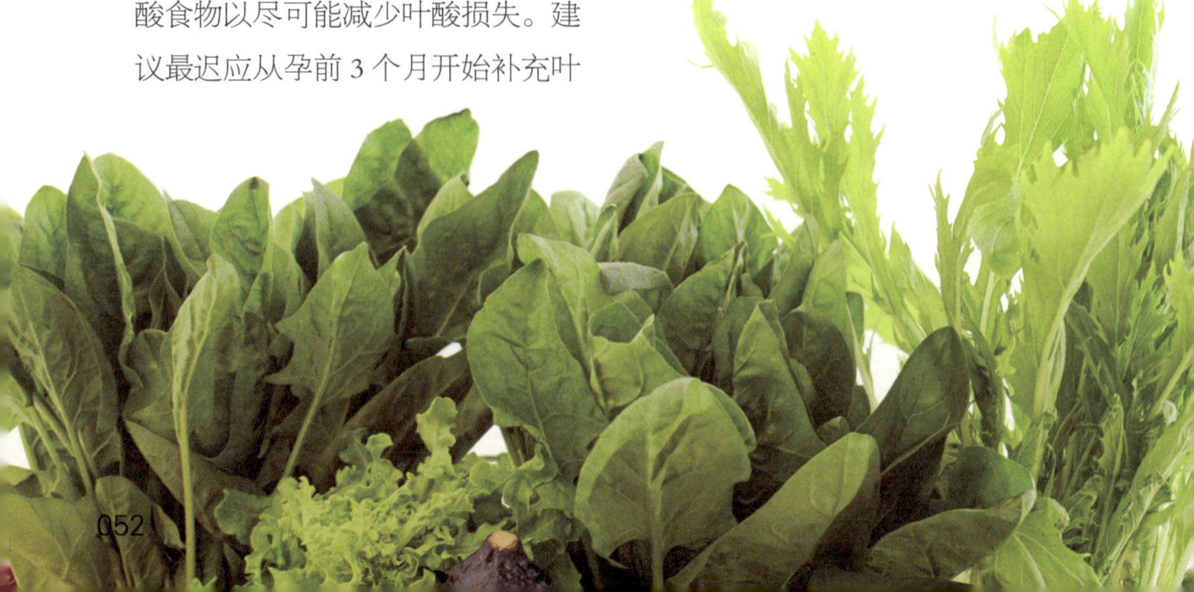

表 2-4 提供 5 毫克铁的食物量

单位：克

食物名称	食物重量	食物名称	食物重量
猪血	57	猪肝	22
鸡血	20	鸡肝	42
鸭血	16	鸭肝	22
生肉干	32	羊肉	128
油菜	85	蛤蜊	46
干木耳	5	菠菜	172
葡萄干	55	干紫菜	9

摘自《中国食物成分表 2002》

保证摄入加碘食盐，适当增加海产品的摄入

从孕前期应坚持摄入碘盐，避免选择非加碘盐。建议至少每周摄入一次富含碘的海产食品，如海带、紫菜、海苔、鱼、虾、贝类等（表 2-5）。

表 2-5 提供 50 微克碘的食物量

单位：克

食物名称	食物重量
碘盐	2.5
干海带	0.2
干紫菜	2.8
干蚶	20.8
干蛤	20.8
干贝	41.7
干海参	8.3
干海蜇	37.9
干龙虾	83.3

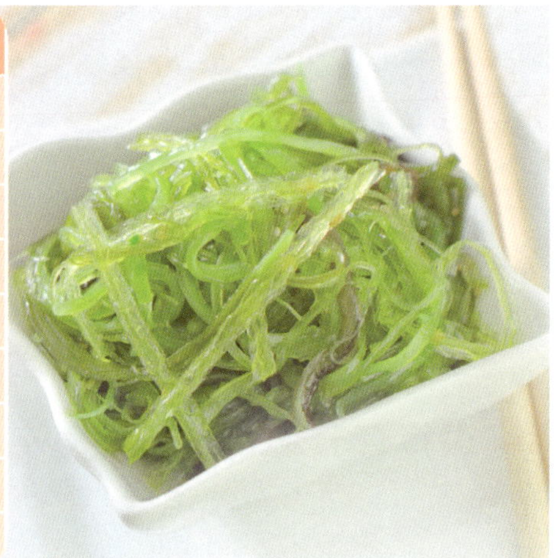

摘自《中国食物成分表 2002》

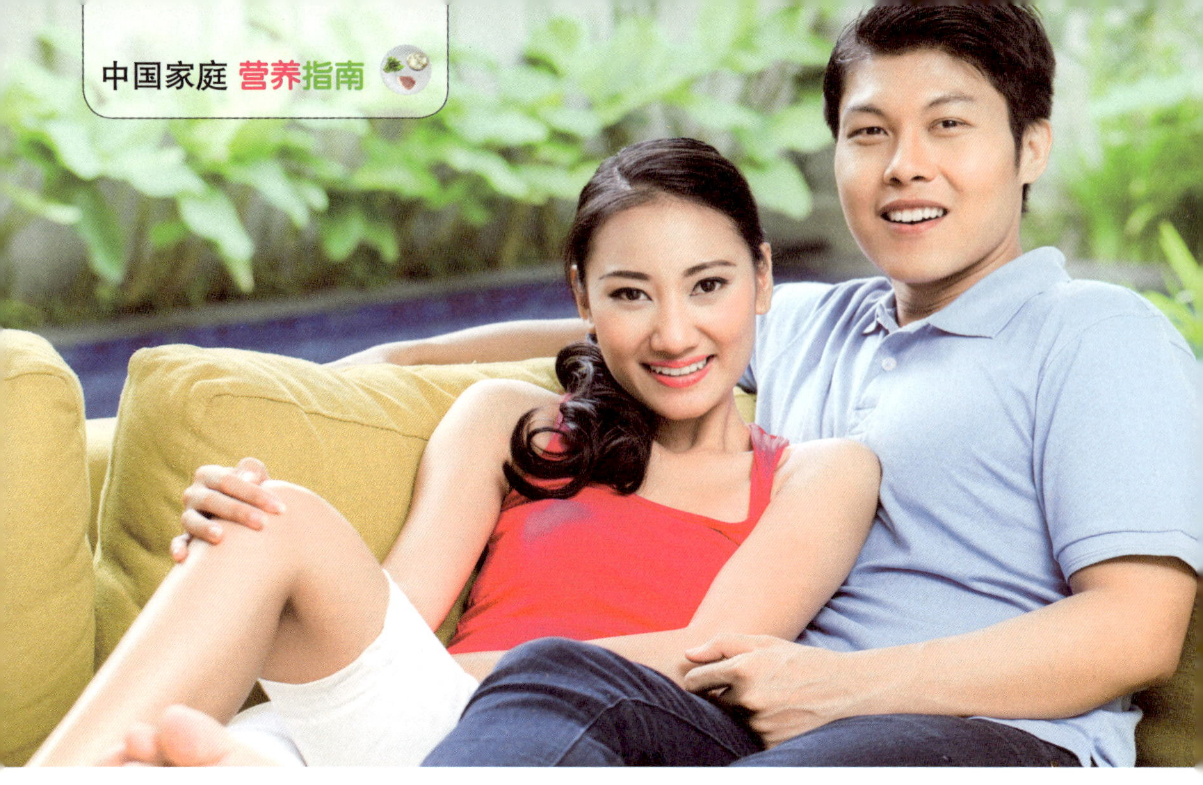

戒烟、禁酒

育龄妇女经常吸烟或饮酒，不仅影响卵子的发育，造成卵子的畸形，而且影响受精卵在子宫的顺利着床和胚胎发育，导致流产。酒精可以通过胎盘进入胎儿血液，造成胎儿宫内发育不良、中枢神经系统发育异常、智力低下等。因此，在计划怀孕前的 3 ~ 6 个月应戒烟、禁酒；计划怀孕的妇女要远离吸烟的环境，减少被动吸烟的伤害。

进行营养评价，开展营养指导

在孕前检查中，备孕妇女还应进行营养评价，以开展个体化的营养指导。评价内容可包括体格测量、铁和叶酸等微量营养素营养状况的评价和膳食评价等。此外孕期保健还应该包括口腔保健。

备孕丈夫戒烟和禁酒对成功孕育同样至关重要。丈夫经常吸烟或饮酒，可能会影响精子的发育，造成精子的畸形，而且影响受精卵在子宫的顺利着床和胚胎发育，导致流产。新近研究表明爸爸吸烟其子女更容易肥胖。备孕家庭其他成员也应戒烟，以减少被动吸烟对备孕夫妇的影响。因此，备孕丈夫至少应在计划怀孕前的 3 ~ 6 个月停止吸烟、饮酒。

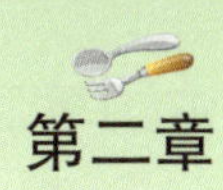

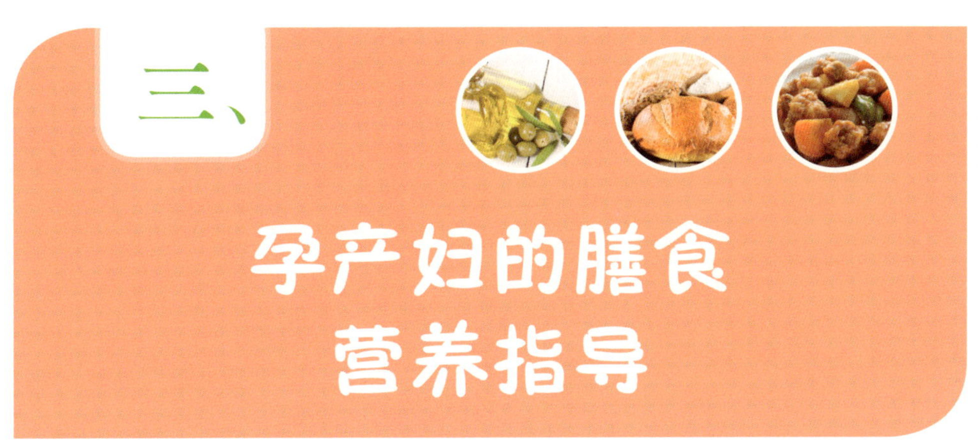

三、孕产妇的膳食营养指导

妊娠期和哺乳期妇女经历着生理和心理的双重巨大变化，良好的营养、舒适愉悦的家庭氛围有利于孕产妇的身体和精神健康，不但促进胎儿发育和乳汁分泌，还有利于预防孕产妇抑郁症，促进母婴健康，增进家庭幸福。孕期的合理营养为生命的开始奠定了良好的发育环境。胚胎期的营养是影响孩子健康的关键因素，不仅影响孩子体格生长，神经心理发育，还会影响成年后慢性病的发生与发展。这种效应不仅影响胎儿本身，甚至影响其后代。

（一）生理特点

怀孕后，机体内分泌系统改变。胰岛素分泌增多，孕妇空腹血糖低于非孕妇，糖耐量试验时血糖增高幅度大、恢复慢，导致糖尿量异常及妊娠糖尿病发生率高。齿龈肥厚，易患齿龈炎及牙龈出血，牙齿易松动及易发龋齿。胃肠道平滑肌细胞张力减弱，蠕动减慢，胃排空及食物肠道停留时间延长，孕妇易出现饱胀感以及便秘；孕妇出现以消化道症状为主的早孕反应，如恶心、呕吐、食欲下降等。孕 12 周后，早孕反应减少甚至消失。孕期血容量增加，红细胞和血红蛋白增加的程度不及血容量的增加量，出现血红蛋白浓度下降，易出现孕期生理性贫血。

母亲营养良好是成功泌乳的基础。婴儿吸吮乳房、听到婴儿啼哭声等可刺激催乳素、催产素、促肾上腺皮质激素等分泌增加，促进泌乳和乳汁排出。坚持每日哺乳或吸空乳房，可维持泌乳功能。母亲焦虑、乳汁未完全排空引起的乳房肿胀，会影响乳汁分泌。乳母的脂肪和多数维生素营养状况影响乳汁中这些营养素的水平。

（二）营养需求

能量

适宜的能量对孕产妇及胎儿都非常重要。孕中期时基础代谢逐渐升高，孕晚期基础代谢增高15% ~ 20%。建议妊娠期膳食能量推荐摄入量（RNI）为孕中、晚期在非孕妇女能量推荐摄入量的基础上每日分别增加 300 千卡和 450 千卡。乳汁中含能量，乳母能量供给量在原基础上每日增加 500 千卡。

蛋白质

孕产妇必须摄入足够的蛋白质以满足自身及胎儿生长发育需要。建议孕中、晚和哺乳期蛋白质推荐摄入量分别增加 15 克、30 克和 25 克，优质蛋白质至少占蛋白质总量 1/3 以上。

脂类

妊娠过程中孕妇平均需储存 2 ~ 4 千克脂肪，胎儿储存的脂肪可为其体重的5%～15%。脂类是胎儿神经系统的重要组成部分，脑细胞在增殖、生长过程中需要一定量的必需脂肪酸。推荐妊娠期和哺乳期膳食脂肪提供能量的比例达到总能量的20%～30%。

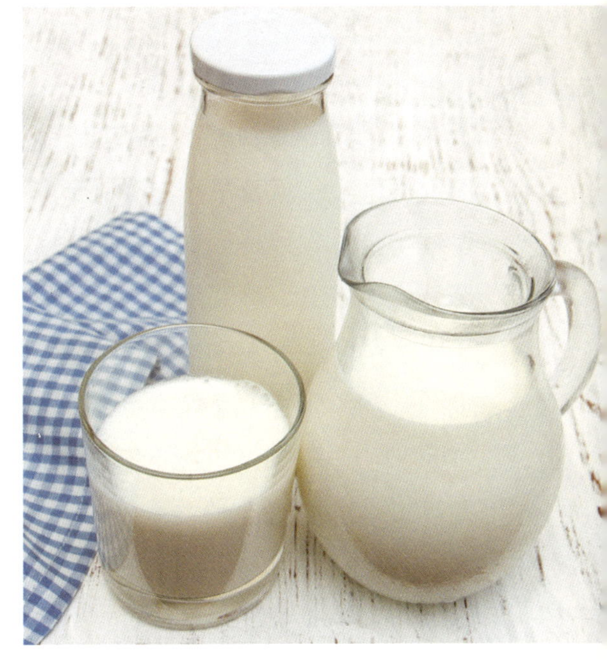

矿物质

（1）钙。妊娠期对钙的需要量显著增加，母体血清钙浓度降低，继而甲状旁腺激素的合成和分泌增加，加速母体骨骼和牙齿中钙盐的溶出，以维持正常的血钙浓度，满足胎儿对钙的需要量；当严重缺钙或长期缺钙时，血钙浓度下降，母亲可发生小腿抽筋或手足抽搐，严重时导致骨质软化症，胎儿也可发生先天性佝偻病（维生素D缺乏症）。因此，孕妇应增加含钙丰富的食物，膳食中摄入不足时亦可适当补充一些钙制剂。建议妊娠期膳食钙每日适宜摄入量（AI）为：孕早期800毫克，孕中晚期1 000毫克，哺乳期1 000毫克。

（2）铁。妊娠期对铁的需要量显著增加，妊娠期膳食铁的推荐摄入量为：孕早期20毫克/天，孕中期24毫克/天，孕晚期29毫克/天。乳母膳食铁的适宜摄入量每日为24毫克。

（3）锌。近年来的流行病学调查表明，胎儿畸形发生率的增加与妊娠期锌营养不良及血清锌浓度降低有关。建议妊娠期膳食锌推荐摄入量为：孕期11.5毫克/天。乳母膳食锌的摄入量为每日12毫克。

（4）碘。妊娠期妇女碘缺乏可能导致胎儿甲状腺功能低下，从而引起以生长发育迟缓，认知能力降低为特征的呆小症。建议妊娠期膳食碘的推荐摄入量为230微克/天。乳母膳食碘的摄入量为每日240微克/天。

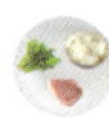

维生素

（1）维生素 A。妊娠期妇女缺乏维生素 A 与胎儿宫内发育迟缓、低出生体重及早产有关，大剂量维生素 A 可能导致自发性流产和胎儿先天畸形。建议妊娠早期和妊娠中晚期维生素 A 的推荐摄入量分别为：700 微克视黄醇当量 / 天和 770 微克视黄醇当量 / 天，可耐受最高摄入量（UL）值为 3 000 微克视黄醇当量 / 天。

维生素 A 可以少量通过乳腺进入乳汁，乳母膳食维生素 A 的推荐摄入量为每日 1 300 微克视黄醇当量 / 天，可耐受最高摄入量为每日 3 000 微克视黄醇当量 / 天。

（2）维生素 D。妊娠期缺乏维生素 D 与孕妇骨质软化症及新生儿低钙血症和手足抽搐有关；但过量也可导致婴儿发生高钙血症而产生维生素 D 中毒。建议妊娠早期维生素 D 的推荐摄入量与非孕妇女相同，为 10 微克 / 天，最高可耐受摄入量值为 50 微克 / 天。乳母膳食维生素 D 的推荐摄入量为每日 10 微克，可耐受最高摄入量为每日 50 微克。

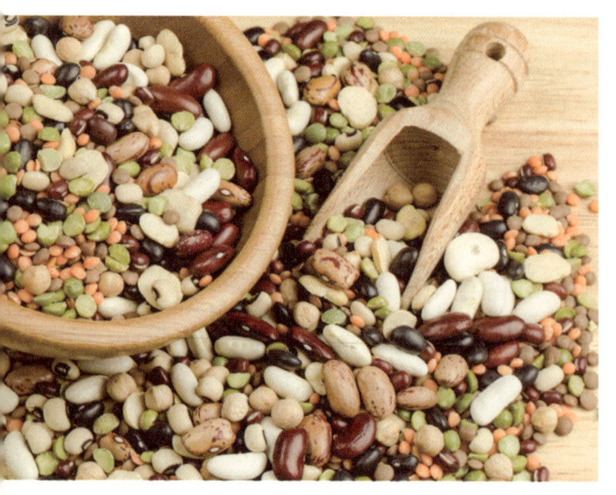

（3）B 族维生素。建议妊娠期维生素 B_1 的推荐摄入量为 1.5 毫克 / 天，乳母膳食维生素 B_1 的推荐摄入量为每日 1.5 毫克，应注意通过多吃粗粮、豆类、瘦猪肉等富含维生素 B_1 的食物。

维生素 B_2 与能量代谢、胎儿生长发育迟缓、缺铁性贫血有关。建议妊娠期和哺乳期妇女维生素 B_2 的推荐摄入量为 1.5 毫克 / 天。

叶酸不足与新生儿神经管畸形（无脑儿、脊柱裂等）的发生有关，建议妊娠期妇女叶酸的推荐摄入量为 600 微克膳食叶酸当量 / 天，最高可耐受摄入量为 1 000 微克膳食叶酸当量 / 天。乳母的叶酸需要量高于正常未孕妇女，推荐摄入量为 550 微克膳食叶酸当量 / 天。

（三）膳食指导

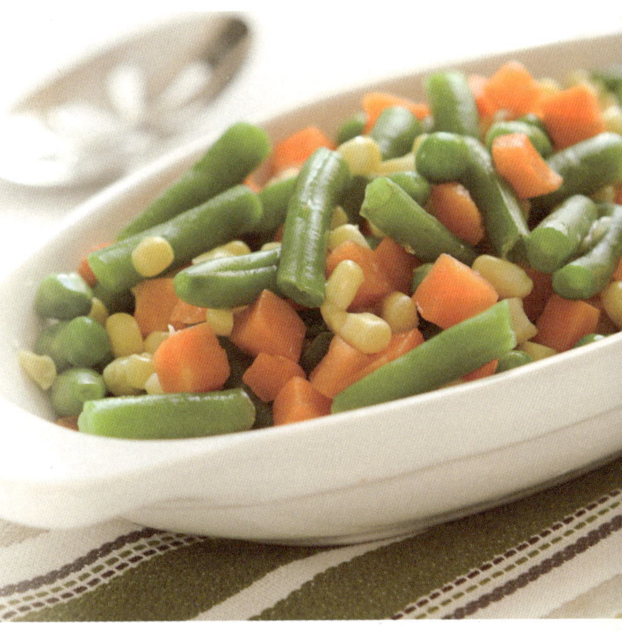

戒烟禁酒

所有家庭成员的行为均对孕产妇和胎儿健康有一定影响，当家有孕产妇时，不但孕产妇自身要绝对戒烟禁酒，家庭所有成员均要戒烟或不在室内或孕妇活动范围内吸烟，避免二手烟对孕妇和胎儿的健康损害。孕妇吸烟或经常被动吸烟，烟草中的尼古丁和烟雾中的氰化物、一氧化碳可导致胎儿缺氧和营养不良、发育迟缓。孕妇饮酒后，进入体内的酒精可以通过胎盘进入胎儿血液，造成胎儿发生酒精中毒综合征（宫内发育不良、中枢神经系统发育异常、智力低下等）。为了孕育健康的宝宝，孕产妇应戒烟、禁酒，并远离烟酒环境。

饮食清淡

全家养成清淡的饮食习惯不仅有利于孕产妇和婴儿健康，也有利于降低家庭成员的高血压、高血脂风险。孕早期和泌乳期由于早孕反应和婴儿对乳汁的低渗透压需求，孕产妇的饮食尤其要清淡少盐，降低高盐对婴儿肝肾的损伤，同时培养婴幼儿低盐的饮食习惯，预防成年后高血压的发生。

适当控制食量，避免营养不足或过剩

不同的孕期，孕妇和胎儿的心理状态和营养需求不同，家庭膳食要充分考虑到孕妇的需求，尽可能保证孕妇适量进食，但要避免“进补”过量，尤其是避免孕期过度增重，预防胎儿过大对孕妇和胎儿健康的不良影响。另外，孕期营养摄入不足可能导致胎儿过小，发育不健全。一般婴儿的出生体重约为 3 300 克，体重低于 2 500 克或超过 4 000 克均不利于婴儿健康。

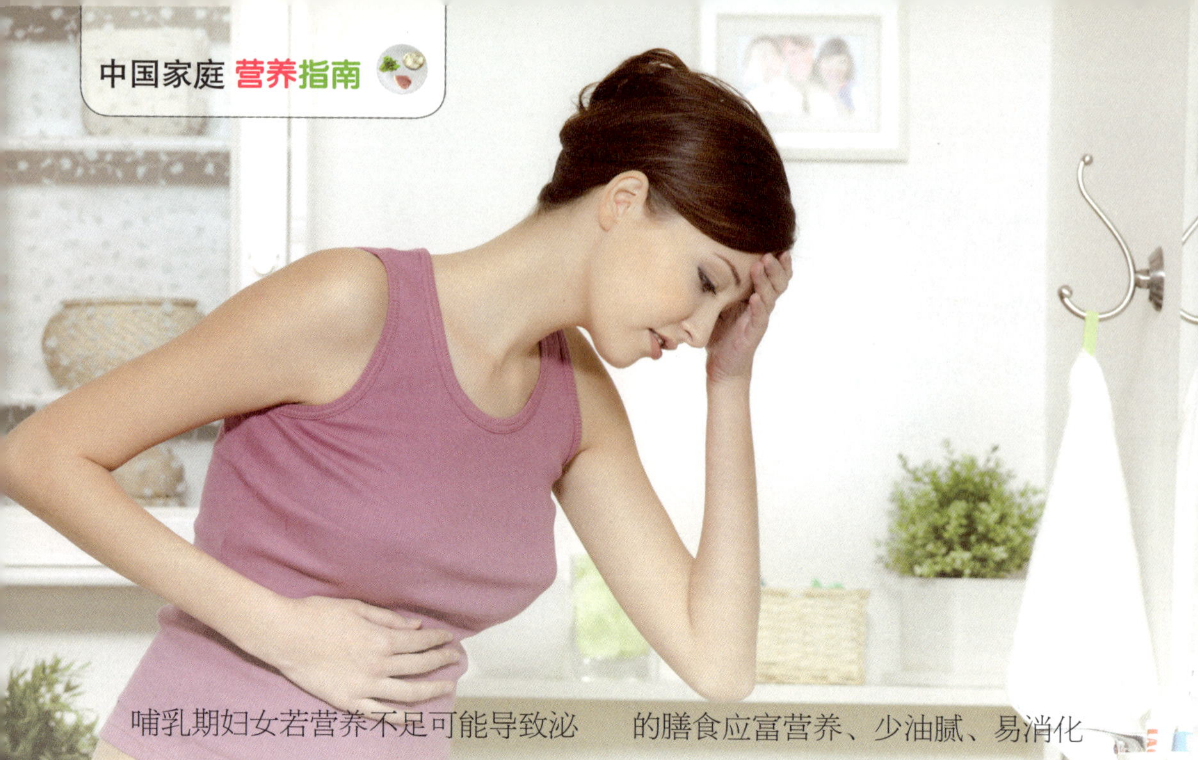

哺乳期妇女若营养不足可能导致泌乳停止，或母亲利用身体的营养储备以满足泌乳的需求，结果导致母亲自身健康受损；哺乳期妇女若吃得过多，将导致营养过剩，产妇体重恢复慢，甚至体重不减反增，导致肥胖。因此，孕产妇要根据不同生理时期，合理控制食量，既要满足营养需求，获得理想的母婴健康，又要避免营养过剩，预防肥胖和慢性病的发生。

孕早期重视早孕反应和补充微量营养素

因消化系统功能发生改变，多数孕妇可出现恶心、呕吐、食欲下降等妊娠反应；这个时期胎儿生长发育速度相对缓慢，因此，孕早期的膳食应富营养、少油腻、易消化及口感好。家庭膳食中，应该给孕早期妇女准备清淡、可口的食物，鼓励孕妇少食多餐，摄入足量富含碳水化合物的谷类或水果，保证每天至少摄入150克碳水化合物（约合谷类200克）。即使“吃了就吐”也要坚持“吐了再吃”，保证基本的营养摄入。频繁呕吐者可以选择稀粥、鲜榨果蔬汁等增加水分和营养补充，妊娠反应严重而完全不能进食的孕妇，应及时就医，预防严重营养不良导致的流产，避免因脂肪分解产生酮体对胎儿早期脑发育造成不良影响。

孕早期是胎儿神经管分化形成的重要时期，应多摄入富含叶酸的食物并补充叶酸。富含叶酸的食物有橙子、深绿色叶类蔬菜、芦笋、草莓、花生和豆类等。仅靠自然饮食，很难摄取足够的叶酸。在医生指导下，继续补充叶酸。

孕中、晚期实现全面营养，获得适宜的体重增加

从孕中期开始，胎儿进入快速生长发育期，直至分娩。与胎儿的生长发育相适应，母体子宫、乳腺等生殖器官也逐渐发育；此外，母体还需要为产后泌乳储备能量及营养素。因此，孕中期、孕晚期均需要相应增加食物量，以满足显著增加的营养需要。

（1）适当增加鱼、禽、蛋、瘦肉、海产品的摄入量。这些食物不仅是优质蛋白质的良好来源，还可提供多不饱和脂肪酸（如二十二碳六烯酸），对胎儿脑和视网膜功能发育极为重要。蛋类尤其是蛋黄，是卵磷脂、维生素 A 和维生素 B_2 的良好来源。每日增加 50 ~ 100 克的鱼、禽、蛋、瘦肉；首选的动物性食物为鱼类，每周最好能摄入 2 ~ 3 次；每天还应摄入 1 个鸡蛋。除食用加碘盐外，每周至少进食一次海产品，以满足孕期碘的需要。

（2）适当增加奶类的摄入。每日应食用至少 300 毫升牛奶或相当量的奶制品，同时补充 300 毫克钙，或饮用 500 毫升低脂牛奶，以满足钙的需要。

（3）常吃含铁丰富的食物。从孕中期开始，血容量迅速增加，而血液红细胞增加相对缓慢，孕妇易患缺铁性贫血。而且，胎儿也需要铁储备。因此，孕中期开始要增加铁的摄入量。建议常摄入含铁丰富的食物，如动物血、肝脏、瘦肉等，必要时可在医生指导下补充小剂量的铁剂。同时，注意多摄入富含维生素 C 的蔬菜、水果，或在补

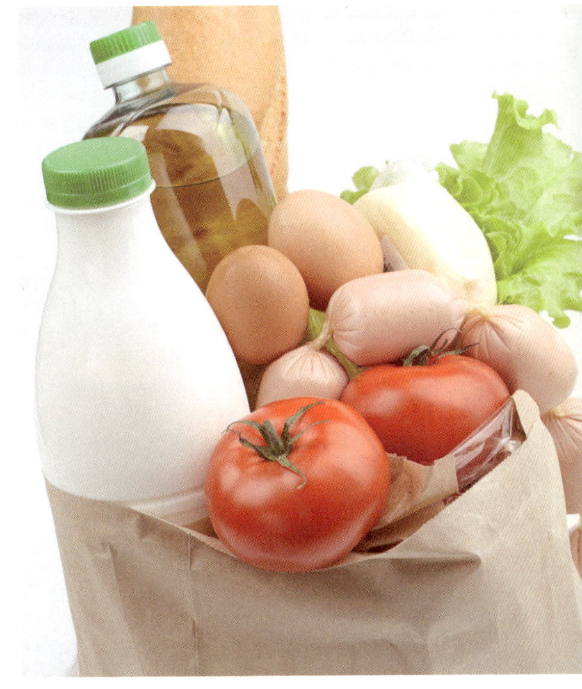

充铁剂的同时补充维生素 C 制剂，以促进铁的吸收和利用。

（4）适量身体活动。根据自身的体能，每天进行不少于 30 分钟的低强度身体活动，空气条件好时，最好进行 1 ～ 2 小时的户外活动，如散步、体操等。适宜的身体活动有利于维持体重的适宜增长和自然分娩；户外活动还有助于改善维生素 D 营养状况，以促进胎儿骨骼的发育和母体的骨骼健康。

（5）尽量避免浓茶、咖啡，其他刺激性食物也应尽量少吃。

（6）控制食物摄入量，获得适宜的体重增加（见表 2–6）。

表 2–6 美国医学研究所（IOM）根据孕前 BMI 确定的孕期体重增加推荐范围

	孕前 BMI（千克 / 米 ^{2}）	孕期增重范围（千克）	孕中期和晚期增长速度（千克 / 周）
消瘦	<18.5	12.5 ～ 18	0.51（0.44 ～ 0.58）
正常体重	18.5 ～ 24.9	11.5 ～ 16	0.42（0.35 ～ 0.50）
超重	25.0 ～ 29.9	7 ～ 11.5	0.28（0.23 ～ 0.33）
肥胖	≥ 30.0	5 ～ 9	0.22（0.17 ～ 0.27）

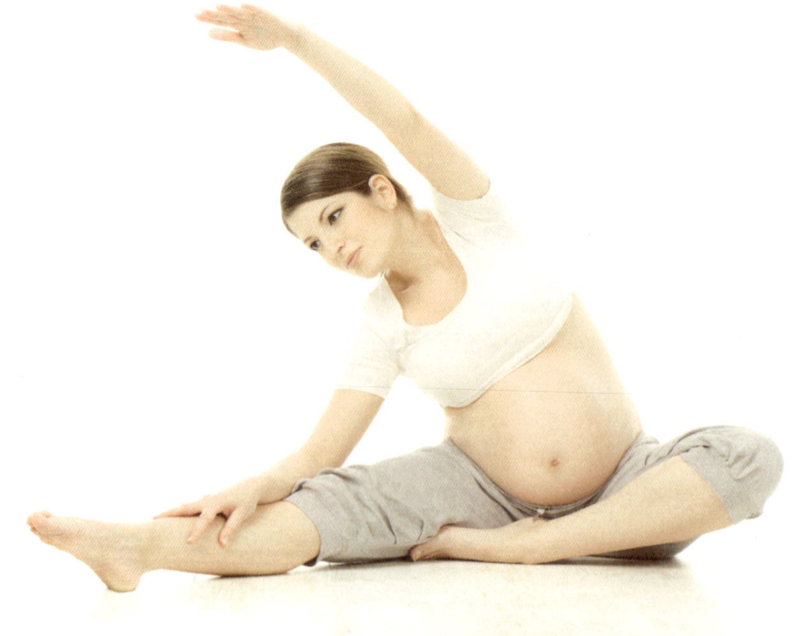

产后保持膳食均衡、积极进行母乳喂养

哺乳期妇女（乳母）一方面要逐步补偿妊娠、分娩时所损耗的营养素储备，促进各器官、系统功能的恢复；另一方面还要分泌乳汁、哺育婴儿。如果供给的营养不足，将会影响母体健康，减少乳汁分泌量，降低乳汁质量，影响婴儿的生长发育。因此，应根据授乳期的生理特点及乳汁分泌的需要，合理安排膳食，保证充足的营养供给。

（1）增加鱼、禽、蛋、瘦肉及海产品摄入。乳母每天应增加总量 100 ~ 150 克的鱼、禽、蛋、瘦肉，如果增加动物性食品有困难时，可多食用大豆类食品以补充优质蛋白质。为预防或纠正缺铁性贫血，应多摄入一些动物肝脏、动物血、瘦肉等含铁丰富的食物。此外，乳母还应多吃一些海产品，对婴儿的生长发育有益。

（2）适当增饮奶类，多喝汤水。乳母每日若能饮用 500 毫升牛奶，则可从中得到约 600 毫克优质钙。含钙高的食物还有可连骨带壳食用的小鱼虾、大豆及其制品以及芝麻

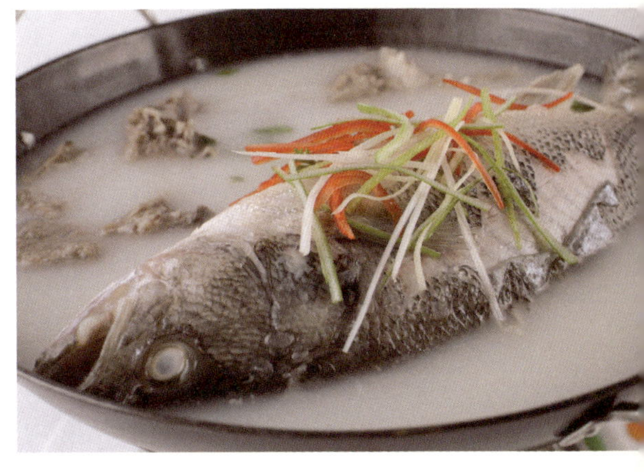

酱和深绿色蔬菜等；必要时可在医生的指导下适当补充钙制剂。此外，鱼、禽、畜类等动物性食品宜采用煮或煨的烹调方法，促使乳母多饮汤水，以便增加乳汁的分泌量。

（3）产褥期（产后 42 天内）食物多样，不过量。膳食无须特别禁忌，避免每天大量进食某种食品（如鸡蛋）或刻意减少某些食物（如蔬菜、水果），要纠正这种食物选择和分配不均衡的问题，保持产褥期食物多样、充足而不过量，以利于乳母健康，保证乳汁的质与量和持续进行母乳喂养。

（4）科学活动和锻炼，保持健康体重。生育后，体重都会较孕前有不同程度的增加。有的妇女分娩后体重居高不下，导致生育性肥胖。孕期体重增加过多、产后食物

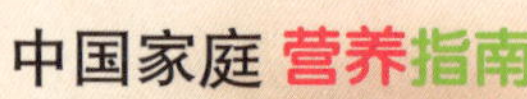

摄入过多、缺乏运动是导致女性肥胖的重要原因。哺乳期妇女除注意合理膳食外，还应进行适当运动和做产后健身操，这样可促使产妇机体复原，保持健康体重，同时减少产后并发症的发生。坚持母乳喂养有利于减轻体重，而哺乳期妇女进行一定强度的、规律性的身体活动和锻炼，也不会影响母乳喂养的效果。

妈妈在哺乳期获得良好的营养，不仅利于自身身体恢复，而且有利于分泌质量良好的乳汁，促进婴儿健康成长。

和睦的家庭氛围利于母婴健康

妊娠期和哺乳期是妇女一生中的特殊时期，孕产妇经受着各种生理、心理、家庭及社会环境的变化，可能出现某些心理健康问题。孕期和哺乳期是妇女心理最脆弱的时期，尤其是第一次做妈妈的妇女更容易出现一些心理改变，如焦虑、抑郁、强迫、恐惧、敌对等，其中焦虑和抑郁是妊娠期最常见的心理反应。孕妇不良的心理健康状况不仅影响自己的身心健康，而且影响胎儿的健康发育，负面情绪与心理状态可能加重妊娠期疾病的发生发展，影响胎儿的生长发育。产后抑郁及焦虑不利于乳汁分泌，更会影响乳汁分泌量。孕产妇不仅要积极的适应角色的转变、生理变化，调整好心态，合理膳食，家人更有义务进行情感呵护和疏导，建立轻松愉快的家庭氛围，关心孕产妇的身心健康，帮助孕产妇顺利地度过妊娠期和哺乳期。若孕产妇出现严重的情绪困扰，及时寻求医生的帮助。

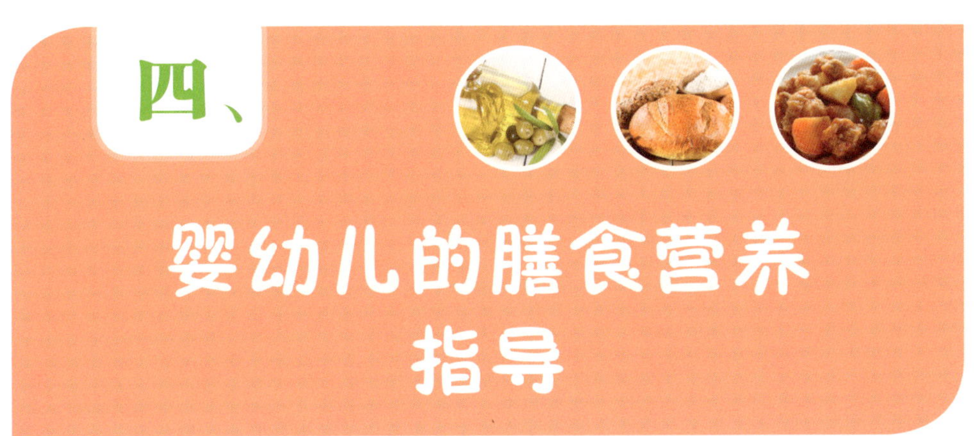

四、婴幼儿的膳食营养指导

婴幼儿在出生后的每一个阶段发育状况日新月异，各期都有明显不同的生理和心理发育特点，尤其是对食物的消化吸收能力和营养素的需要量不同。婴儿期的营养不仅影响儿童近期的体格生长、智力发育和疾病的抵抗力，同时也与成年期的生长力和慢性病等息息相关，是其一生健康和成功的基石。在婴幼儿发育的各个阶段，婴幼儿所面临的突出营养问题也存在很大区别。因此，对于 0 ～ 3 岁婴幼儿的营养需求与喂养建议需要细化分组，从而满足不同组别婴幼儿对膳食营养的需求，更好地安排婴幼儿的日常膳食，达到合理营养、促进生长发育和健康的目的。因此，本节按照 6 月龄内、6 ～ 12 月龄，1 ～ 3 岁三个年龄组分别描述每个年龄段婴幼儿的生理特点及营养需求。

（一）生理特点

婴儿是指 1 周岁以内的儿童。婴儿期是人一生中生长发育最快的时期，一年内身长增加约 50%，由出生时约 50 厘米，长到约 75 厘米。体重增加近两倍，由出生时的 3 千克左右，增加到 1 周岁时 9 千克左右。此期也是大脑发育的最快时期，头围由出生时的 34 厘米

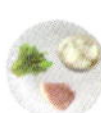

增加到 1 周岁时的 46 厘米。脑重量在生后 1 年内增重 1 倍以上，运动、感觉和语言功能也日趋完善。然而，此时婴儿的消化系统发育不成熟。新生儿唾液腺分化不全，出生后 3 ~ 4 个月，唾液腺才逐渐发育成熟。胃容量较小，刚出生时胃容量为 3 ~ 5 毫升，1 周岁时达到 300 毫升左右。各种消化酶（唾液淀粉酶、胃蛋白酶、胰脂酶等）的含量较低，消化能力较弱。一方面快速生长发育需要充足的能量和营养素供给，另一方面不成熟的消化功能制约婴儿对食物的消化和吸收。因此，如何合理喂养保证婴儿获取充足营养是家庭和社会所必备的知识与技能。

6 月龄内婴儿

6 月龄内婴儿是人一生中生长发育最快的时期。婴儿在生后一周内可能出现生理性体重下降，常以生后 3 ~ 4 天体重下降最为明显，但一周后体重基本恢复到出生时体重。此后体重每月平均增加 0.6 ~ 0.7 千克，体重在 4 月龄左右时达到出生体重的两倍。由于婴儿不能站立，需要测量其平卧位时从头顶到足跟的长度。身长每月平均增加约 25 厘米。头围间接反映婴儿大脑发育状况。头围每月约增长 15 厘米。男婴的体重、身长和头围多高于女婴。

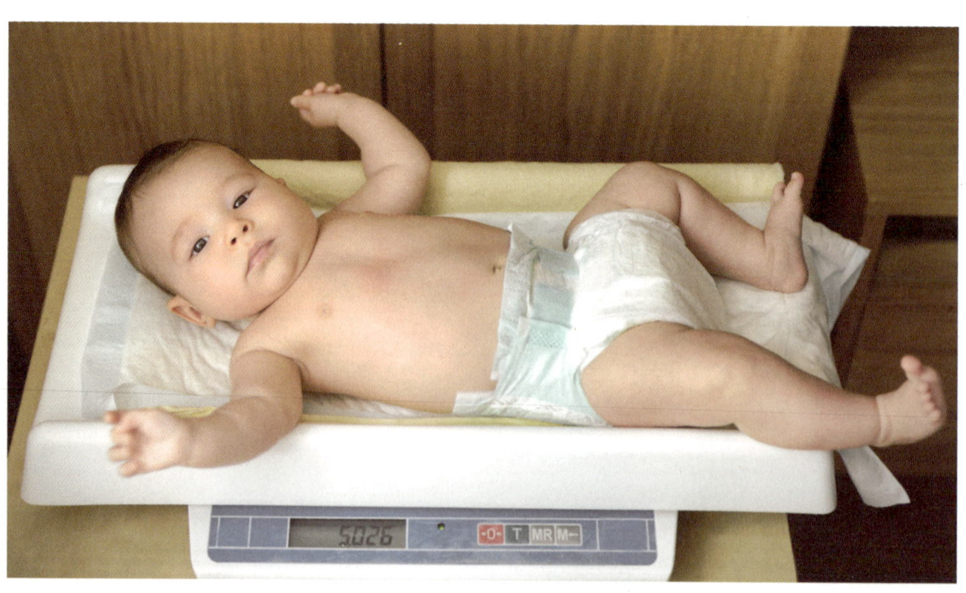

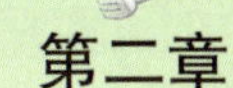

6 ~ 12 月龄婴儿

6 ~ 12 月龄婴儿的生长发育仍然处于快速发展时期，此时婴儿的消化系统较 6 月龄内婴儿有了较大改善，可以对泥糊状食物和较为细软的食物进行初步咀嚼。但此时消化系统发育仍未完全成熟，对成人膳食中的蛋白质、脂肪、碳水化合物等营养物质的消化吸收尚不完全，需要逐步适应，因此影响了 6 ~ 12 月龄婴儿对食物的选择；同时经过生后 6 个月的生长发育，婴儿在出生时从母体所获得的各种营养储备尤其是铁储备已基本耗竭，需要经食物及时补充其生长发育和维持生命活动所需要的营养物质。

1 ~ 3 岁幼儿

幼儿是指满 1 周岁至满 3 周岁前的儿童。1 岁后幼儿生长速度减缓，全年体重增加 2.5 ~ 3 千克，2 岁时体重约为 12 千克；身长增加约 12 厘米，2 岁时身长约为 87 厘米。2 岁后生长速度相对稳定，2 ~ 3 岁幼儿体重增加 2 千克，身高增加约 9 厘米。头围的大小可间接反映脑发育，生后头围增长速度较身长和体重增长速度慢。1 岁全年头围约增加 2 厘米，2 ~ 3 岁头围约增加 1 厘米，生长发育速度较婴儿期有所减慢。

此时幼儿的体重发育相对早于身长的发育，各项生理功能也在逐步发育完善。乳牙 6 ~ 8 个月开始萌出，到 2~5 岁之前全部萌出，对于食物的咀嚼功能得到加强，但尚未完善；消化道各种酶的分泌水平逐渐达到成人水平，可以对食物进行较好的消化，但是总体上幼儿对外界不良刺激的防御性能仍然较差。

（二）营养需求

6 月龄内婴儿

母乳是 6 月龄内婴儿最理想的天然食品，多数营养素需求是根据摄入母乳中营养素来确定。母乳所含的营养物质齐全，各种营养素之间的比例合理，含有其他动物乳类不可替代的免疫活性物质，非常适合于身体快速生长发育、生理功能尚未完全发育成熟的婴儿。同时，母乳成分会随着不同时期而改变，更能满足婴儿不同时期的生理需要，这更是其他代乳品都不能比拟的。

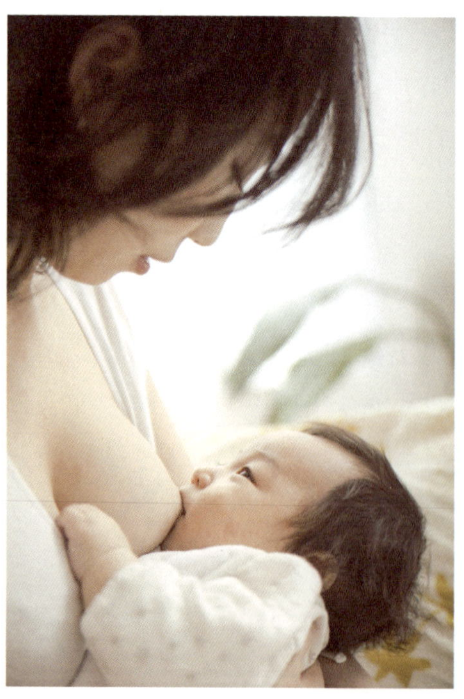

（1）纯母乳喂养婴儿不需额外添加水。母乳中有 300 多种有利于婴儿生长发育的有效成分。水分约占 87%， 6 个月内母乳喂养的婴儿不需要额外添加水，母乳中的水分可以满足婴儿对水分的需求。

（2）母乳更易消化吸收。母乳中含有能够帮助消化的酶，所以婴儿更易消化母乳。与牛奶相比，母乳在婴儿的胃里形成更软的凝乳，能更快地被人体系统所同化。同样，母乳喂养的婴儿对铁和锌也吸收得更好。

（3）母乳中的营养最适合 6 月龄内婴儿。母乳中含有充足且优质的蛋白质包括乳清蛋白、酪蛋白、乳铁蛋白、免疫球蛋白等，最适宜于婴儿生长发育、促进免疫系统成熟的需要。母乳中牛磺酸含量丰富，对婴儿脑神经系统功能、智力发育、胆汁代谢具有重要意义。母乳中还含有丰富的多不饱和脂肪酸和胆固醇，对婴儿神经发育具有不可替代的作用。母乳中乳糖和寡糖，可以促进双歧杆菌生长，抑制肠道致病菌的繁殖，帮助婴儿建立健康肠道菌群。母乳中矿物质含量适宜，生物利用率高，如钙磷比例为 2 ： 1，有利于钙吸收。铁和锌的生物利用率也较高。母乳中维生素含量多受乳母膳食摄入这些维生素的影响。营养状况良好乳母的乳汁可为婴儿提供充足的这些维生素。除维生素 D 和维生素 K 以外，母乳可以满足生后 6 个月婴儿的能量和多种营养素的需要。

（4）初乳营养最好。初乳指在分娩后 7 天内的乳汁。初乳颜色呈淡黄色或清亮，质地黏稠，量较少。初乳含有丰富的蛋白质、免疫活性物质（免疫球蛋白 SIgA、IgM、IgG、抗体等）、矿物质和类胡萝卜素等，为婴儿提供初次被动免疫，以抵抗生后可能遇到的疾病。生后最初几个月婴儿的免疫系统还没有发育成熟，初乳所提供的这些免疫活性物质有助于婴儿免疫系统的成熟，预防感染性疾病的发生。初乳可以促进胎便排出，减轻新生儿黄疸。初乳中的生长因子能够帮助肠道成熟。初乳中维生素 A 可以促进视觉发育，降低感染性疾病发生风险。初乳中蛋白质（包括免疫球蛋白）、脂溶性维生素、锌等的含量较高，而乳糖、脂肪和水溶性维生素含量较少。

6 ~ 12 月龄婴儿

婴儿 6 月龄后，受到传统观念的影响，可能有许多妈妈认为孩子大了，母乳比较稀薄，没有什么营养，因此没必要母乳喂养了。其实不然，母乳仍然是其主要食物，是良好的膳食营养来源，可满足此时期婴儿 50% 以上的能量和多种营养素需求。但是此时单纯靠母乳已经不能满足婴儿的全部营养需要了，在继续母乳喂养的基础上，需要开始逐渐小心地给婴儿提供母乳以外的食物（通常称为辅助食物，简称为辅食），以满足其对营养的更多需要。

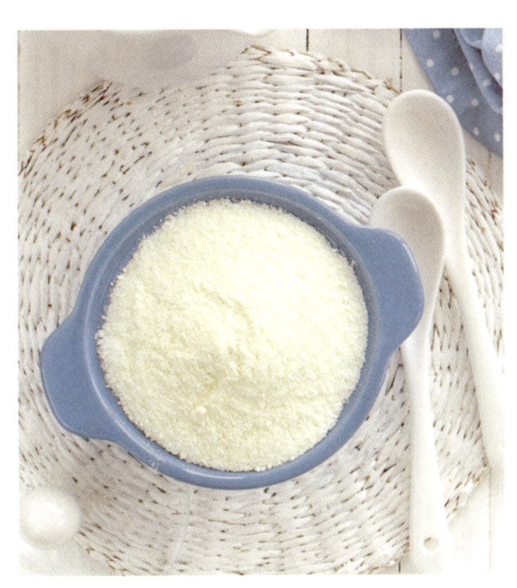

6 ~ 8 月龄婴儿大约需要 200 千卡能量来自辅食。9 ~ 12 月龄婴儿大约需要 300 千卡能量来自辅食。对于正常出生体重婴儿，6 月龄前铁需要可以由母乳和体内铁储存所提供。6 月龄以后婴儿体内铁储存几乎耗尽，此时婴儿 90% 以上铁需求需来自辅食。超过 50% 的锌、钙、烟酸、维生素 B_1、维生素 B_2 等营养素需求来自辅食。因此，自婴儿 6 月龄开始，应及时添加辅食，过早或过晚添加都有可能对婴儿生长发育带来不良影响。

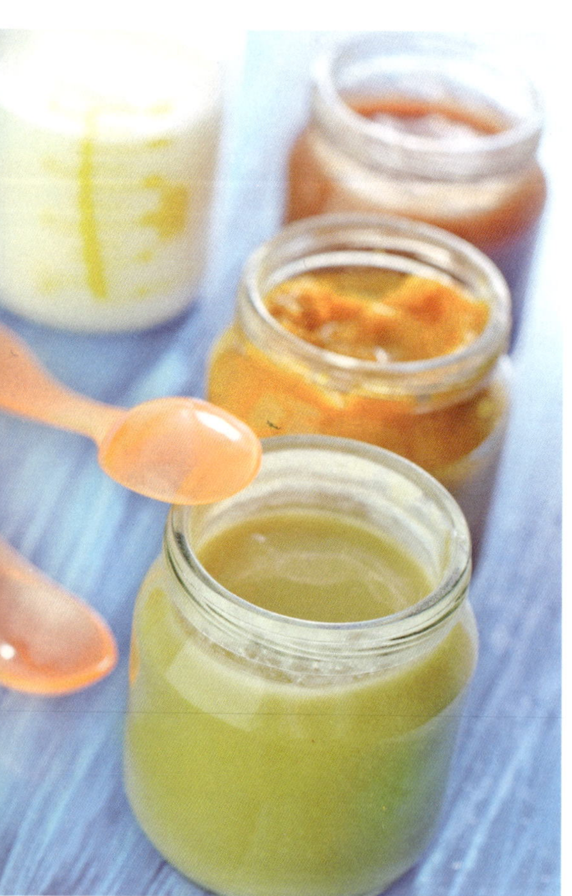

1 ~ 3 岁幼儿

1 ~ 3 岁幼儿的生长发育速率虽然较婴儿时期有所下降，但在整个生命过程中仍然处于高速发展的时期，对各种营养素的需求相对较高。1 ~ 3 岁幼儿能量每日需要量为 800 ~ 1 250 千卡，每增加 1 岁约增加 200 千卡。同岁的男孩能量需要量较女孩高约 100 千卡。蛋白质每日需要量为 25 ~ 30 克。亚麻酸的供能比为 0.6%，较婴儿期有所下降，需以大豆油、低芥酸菜籽油、脂肪酸比例适合的调和油为主要食用油，此外应增加富含长链多不饱和脂肪酸的鱼虾类摄入。钙需要量为每天 600 毫克，牛奶是补充钙质的最理想来源。铁和锌的需要量分别为每天 9 毫克和 40 毫克，碘的需要量为每天 90 微克，增加含碘食物的摄入，如紫菜、海带等。维生素 A 需要量为 310 微克视黄醇当量，加强肝、蛋等富含维生素 A 和胡萝卜等深色蔬菜水果的摄入。维生素 D 的需要量为 10 微克，应加强户外活动。

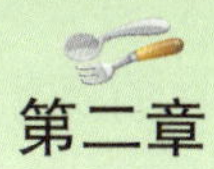

（三）膳食指导

6月龄内婴儿

（1）纯母乳喂养是6月龄内婴儿最佳的喂养方式。2000年世界卫生组织（WHO）和联合国儿童基金会倡导，婴儿出生后6个月内纯母乳喂养是最佳的喂养方式。

母乳喂养有利于增进母子感情，悉心护理婴儿，并可促进母体的复原。在吸吮时，婴儿的面部肌肉得到了运动，能够促进脸部的正常发育。

纯母乳喂养可显著降低婴儿感染性疾病和死亡发生风险，同时还可能降低儿童或成年期超重和肥胖的风险。早期母乳喂养与儿童期或成年期超重或肥胖呈负相关，母乳喂养婴儿成年期患高血压、心血管疾病等慢性病比例较低。

母乳喂养经济、安全又方便，不易发生过敏反应，有益于儿童的终身健康。和人工喂养相比，母乳喂养减少了使用喂奶器具带来的污染风险，可以避免婴儿因卫生问题造成的肠道感染。

因此，6月龄内婴儿应首选纯母乳喂养。掌握正确的母乳喂养相关知识，坚定成功母乳喂养的信心，端正母乳喂养的态度，家庭成员的全力支持等，是实现成功母乳喂养的关键。全社会应该鼓励母乳喂养，支持母乳喂养，保护母乳喂养。

（2）纯母乳喂养的婴儿应适量补充维生素D和维生素K。母乳中维生素D含量较低（低于80国际单位/升）。日光照射是婴儿维生素D的主要来源。如果日光暴露少，出生后数天应开始给予口服维生素D补充，每日推荐摄入量为10微克（400国际单位）。因此纯母乳喂养也需要补充维生素D。应尽早抱婴儿到户外活动，增加日

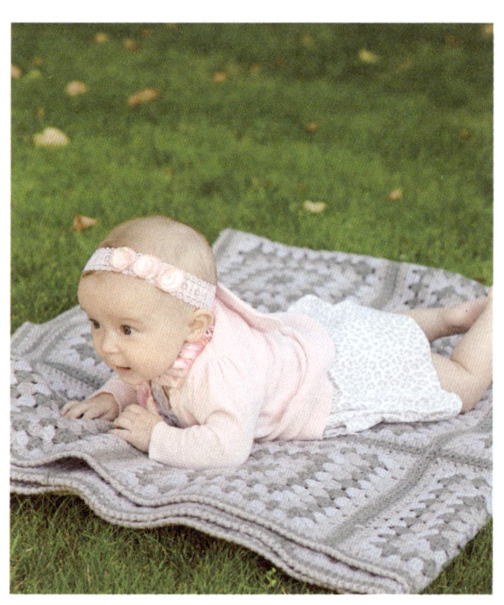

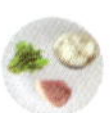

光暴露。在日照良好的条件下，应尽量保证婴儿日光暴露15分钟到半个小时，但要避免日光暴晒或直射眼睛等敏感部位。

补充维生素K可以预防6月龄内婴儿维生素K缺乏相关的出血性疾病。新生儿可给于维生素$K_1$1毫克肌肉注射或可采用出生后口服维生素K_1 2毫克，1周和1个月时再分别口服5毫克，共3次。孕妇和乳母适当多食用富含维生素K的食物，有助于胎儿及婴儿从母体及母乳中获得更多的维生素K。绿叶蔬菜富含维生素K，此外还有酸奶酪、紫花苜蓿、蛋黄、红花油、大豆油、鱼肝油、海藻类、绿叶蔬菜等。美国儿科学会推荐新生儿生后6小时内肌肉注射0.5 ~ 1毫克维生素K。

（3）成功实现母乳喂养的几个关键点。

❶ 早开奶。产妇早期母乳喂养的成功对持续母乳喂养有重要作用，母亲产后1小时和几天内的母乳喂养经历和支持将影响到她们持续母乳喂养的能力。因此，鼓励母亲在产后尽早开奶。

早开奶是指新生儿应在生后1小时内进行母亲皮肤和婴儿皮肤接触，出现觅食反射，寻找母亲乳房，并开始在乳房上吸吮。让新生儿出生后30分钟内有效、频繁地吸吮乳头，有助于产后早期母乳喂养成功，早吸吮可使初乳分泌时间提前，有利于乳房泌乳及乳房充盈时间提前，乳汁分泌量增多。同时，早吸吮可促使垂体后叶分泌催产素，减少母亲产后出血，促进子宫复旧，并降低母亲乳胀的发生概率。早吸吮有利于增进母子感情，使母亲感到放松。早开奶有助于延长母乳喂养时间。

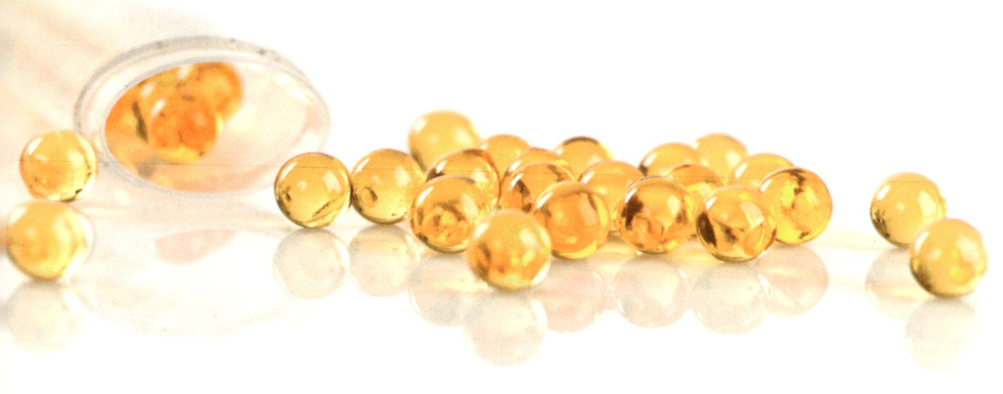

❷ 正确的母乳喂养姿势。推荐坐着喂奶。两侧乳房轮流喂，吸尽一侧再吸另一侧。若一侧乳房奶量已能满足婴儿需要，应将另一侧乳汁用吸奶器吸出。喂奶后，不要马上把婴儿平放，应将婴儿竖直抱起，头靠在妈妈肩上，轻拍背部，排出其吞入胃里的空气，以防溢奶。

母乳喂养时母亲会摸索使用许多哺乳姿势。常用的有摇篮式、卧式、环抱式等。要点包括：

a. 维持婴儿的头和身体呈一直线；

b. 婴儿脸对着乳房，鼻子对着乳头；

c. 母婴胸贴胸，腹贴腹，下巴贴乳房；

d. 母亲托着婴儿头、身体和臀部。

帮助婴儿含接好乳房：母亲将拇指和其余四指分别张开呈“C 字形”托起乳房，用乳头刺激婴儿的口周围，使婴儿建立觅食反射；当婴儿的口张到足够大时， 将乳头及大部分乳晕含在婴儿口中。

❸ 判断母乳量是否充足的方法。纯母乳喂养的婴儿，生长发育状况良好（婴幼儿生长发育状况评

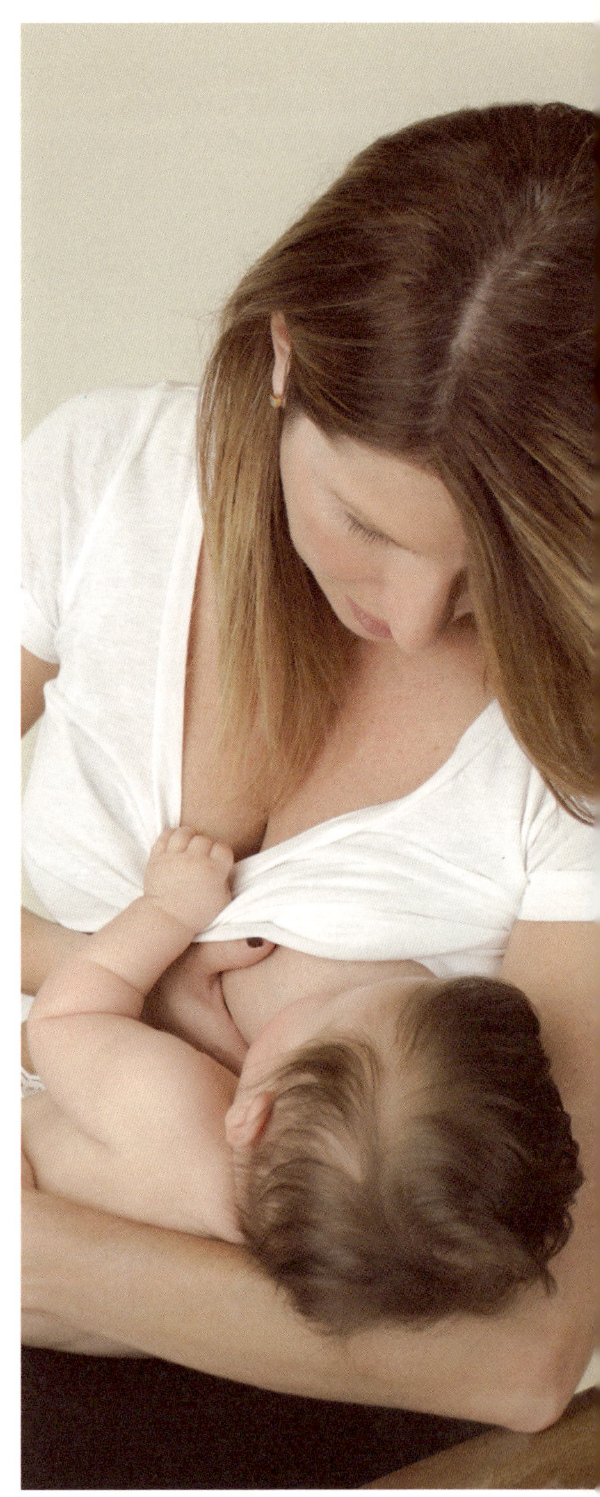

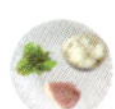

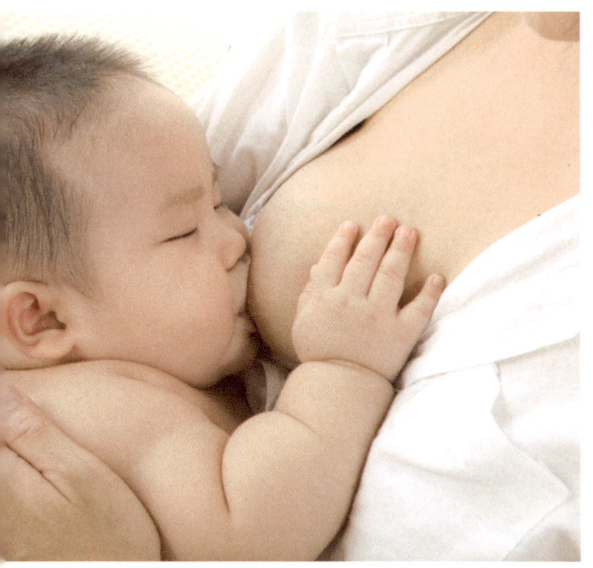

价方法详见附录），大小便正常，并且评价营养状况的生化指标都在适宜水平时，可以认为泌乳量充足，母乳喂养是成功的。但是，由于婴儿需要量和母亲泌乳量的个体差异都很大，故很难根据乳量来判断能否满足婴儿的需要，通常可根据婴儿体重的增长率来判断乳量是否充足。母乳不足的具体征象如下：

可靠征象：婴儿体重增长缓慢（每月增重少于600克，或出生2周后的体重低于出生体重）；尿量少，颜色较黄，气味较大，一般每日少于6次。

可能征象：哺乳后婴儿哭闹，婴儿不能安静入睡，吸吮次数多、吞咽次数少，哺乳后还想找吃奶；母亲自己没有乳房胀感，挤奶时没有奶滴出；每次吃奶时间过长；两次喂奶时间间隔缩短；婴儿大便干、硬或发绿。

❹ 增加泌乳量的方法。如母乳量不足，应设法增加泌乳量：

a. 首先应鼓励乳母保持情绪乐观，充满信心。虽然奶量少，也要坚持让孩子吸吮，24小时内至少10次，因为让婴儿频繁吸吮、延长吸吮时间，是增加乳汁分泌的最好办法。

b. 吸吮时让婴儿很好地含接乳房，将乳头和乳晕的大部分同时含入口中。

c. 乳母要加强营养，多食流质饮食，如鸡汤、鲜鱼汤、猪蹄汤、排骨汤，也可以在汤中加些花生米、大豆等。

d. 乳母还要注意充足的休息和睡眠，避免过于劳累，保持心情愉快，这些对增加母乳量也是非常重要的。

如果仍不能满足婴儿的需要，可考虑混合喂养，根据乳母及婴儿的具体情况添加婴儿配方奶粉。

（4）如何选择适宜的母乳代用品。由于一些原因如乳母患有传染性疾病（HIV 感染等）、精神障碍等，不能用母乳喂养婴儿时需采用合适的母乳代用品来喂养婴儿。

❶ 选择母乳代用品应遵循安全、可接受、可行、可负担和可持续的原则。

❷ 牛奶等不适宜直接喂哺 1 岁以内的婴儿。除母乳以外，其他动物乳如牛乳、羊乳、成人奶粉、蛋白粉、豆奶粉等食物存在不可避免的缺陷，不宜直接用来喂哺婴儿。牛奶中蛋白质含量显著高于人乳蛋白质含量，且蛋白质中酪蛋白与乳清蛋白的比例也不适合婴儿食用。牛奶中蛋白质容易引起婴儿过敏，可增加肠道出血的风险，使婴儿贫血发生概率增加，因此牛奶等不宜作为母乳代用品直接喂哺婴儿。

❸ 除母乳外，建议首选 6 月龄内婴儿配方奶粉喂养。除了母乳以外，婴儿配方奶粉是最适合 0 ~ 6 月龄婴儿营养需要的食物，其营养成分能满足 6 月龄内正常婴儿的营养需要。婴儿配方奶粉是根据人乳的部分特征，对动物乳成分进行改造，调整了其营养成分的构成和含量，添加了婴儿必需的多种微量营养素，使产品的性能、成分及营养素含量在某些方面模仿母乳。

❹ 人工喂养注意事项

A. 婴儿配方食品包括针对不同月龄婴儿的不同产品，家长在选购时应看清适宜食用的月龄段及说明等。

婴儿配方食品根据适用对象不同主要分为以下几类：

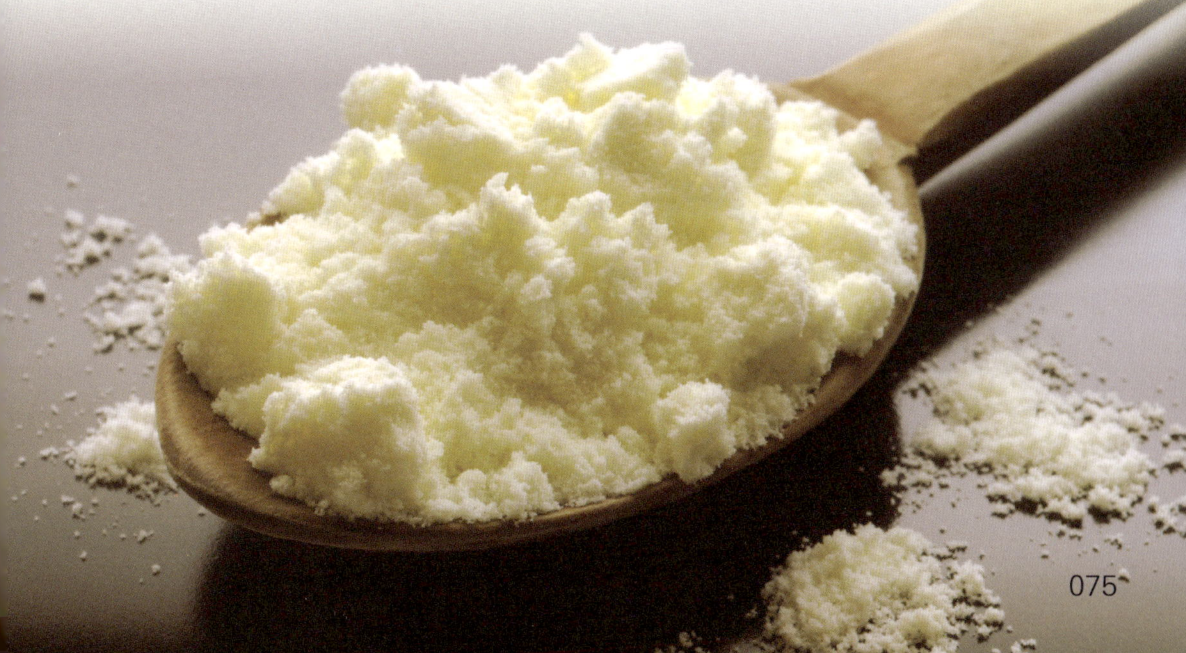

a. 婴儿配方食品：适用于0～12月龄婴儿食用，作为母乳替代品其营养成分能满足0～6月龄正常婴儿的营养需要。

b. 较大婴儿和幼儿配方食品：适用于6月龄以后婴儿和幼儿食用，作为他们混合食物中的组成部分。

c. 特殊医学用途配方食品：适用于生理上有特殊需要或患有代谢疾病的婴儿。例如为早产儿、先天性代谢缺陷儿（如苯丙酮酸尿症）设计的配方食品，为乳糖不耐受儿设计的无乳糖配方食品，为预防和治疗牛乳过敏儿设计的水解蛋白或其他不含牛奶蛋白的配方食品等。

B. 避免污染，注意卫生

由于配方奶粉的营养丰富，极易发生微生物如细菌等的污染，所以喂哺配方粉的婴儿腹泻发生率较纯母乳喂养婴儿高。在冲调过程中既要保持清洁，又要防止营养素的破坏，需注意以下几点：

a. 选择清洁的餐具：奶瓶、奶嘴等需要清洗干净并消毒后使用。

b. 在冲配奶粉前，家长应用肥皂洗净双手。

c. 将冲配奶粉所用饮用水煮沸消毒，然后将开水凉至与体温相近（与手腕部内侧皮肤温度相近）。水温过高会破坏热不稳定营养素如维生素C等。

d. 冲配奶粉的量及用水量严格按照产品标签进行，浓度过高或过

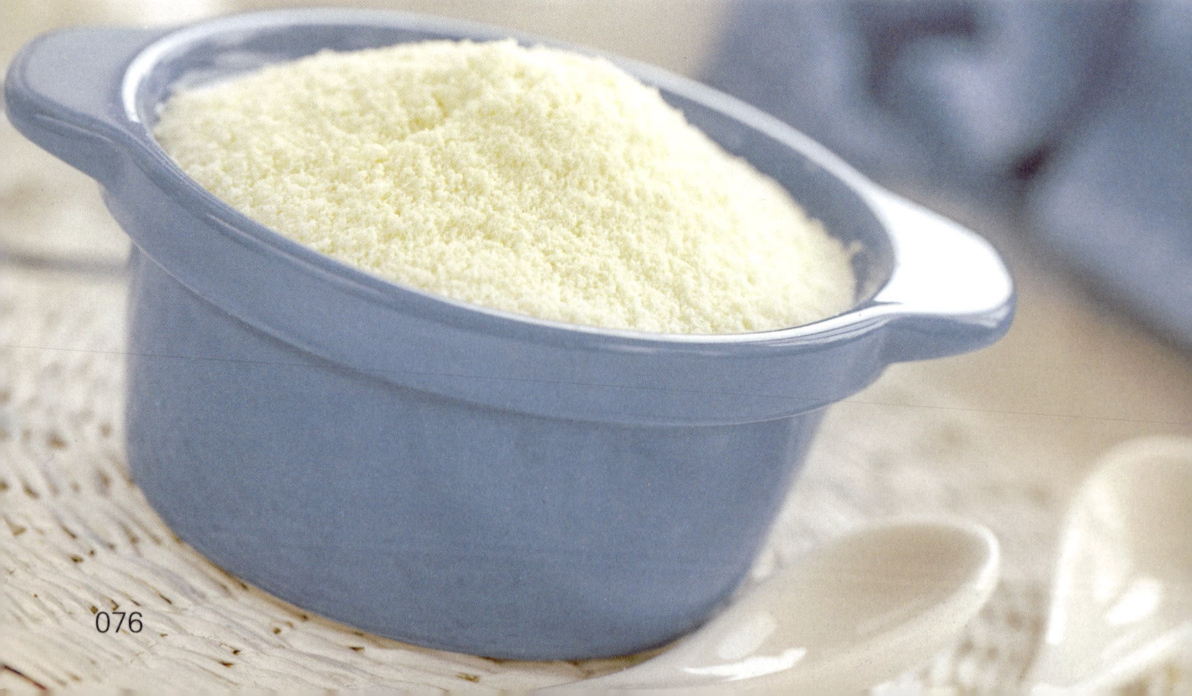

低均会影响婴儿的营养与健康。浓度过高会增加蛋白质、矿物质等的浓度从而加重肾脏负担和能量摄入过多导致过度喂养。浓度过低会引起营养不良。

e. 冲配好的奶粉不应该再次煮沸，会破坏营养素。也不应该在常温下放置超过 2 小时，避免微生物污染。

f. 奶瓶应选择容量较小奶瓶，容量大的奶瓶可能会引起婴儿配方奶摄入增加。奶嘴的孔大小应以乳液能自由滴出而不流出的流速为宜。

g. 喂奶时持奶瓶的姿势要正确。将奶瓶倾斜使配方奶充满奶头，防止婴儿吸入过多空气而吐奶。

h. 注意婴儿吃饱的反应，如果婴儿吃饱后，不要强迫婴儿喝光奶瓶内的所有奶。如果强迫婴儿喝光所有奶，会引起过度喂养，会增加能量和各种营养素的摄入，进而增加超重和肥胖的风险。

i. 喂养的间隔为 3~4 小时，每天 7 次或 6 次。喂养间隔时间是相对的，可根据婴儿具体情况进行调整。婴儿吃完奶后，将婴儿头部靠在妈妈的肩膀上，轻拍婴儿背部 10 余次，使其打嗝，防止吐奶。

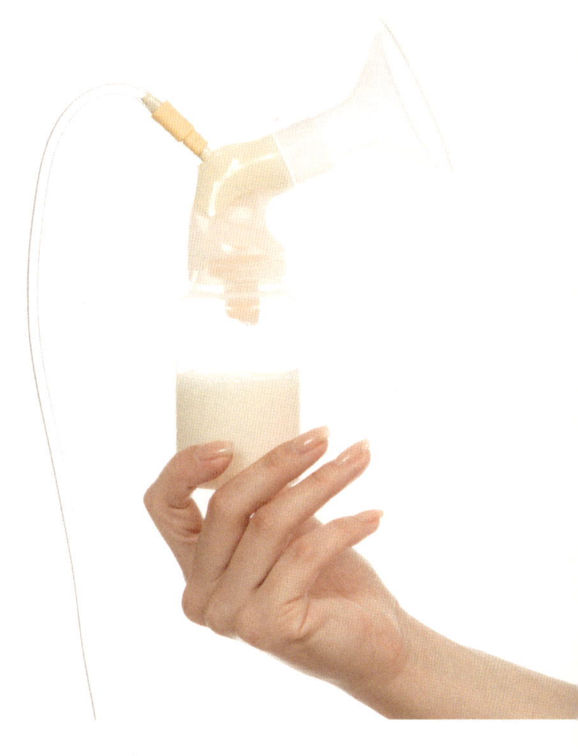

（5）母乳储存。大多数职场妈妈可能在哺乳期间就要重回工作岗位。为了更好地保障婴儿的健康，继续母乳喂养，越来越多的妈妈成为“背奶”一族。又或者有的妈妈需要外出或母乳过多时，均可以将母乳挤出，适当储存。但储奶需注意以下几点：

❶ 选择适宜的储奶用品：适宜冷冻、密封良好的奶瓶或专用的储奶袋等。

❷ 挤奶前妈妈需用肥皂洗净双手，并将吸奶器及其配套奶瓶、储奶瓶等清洗干净并消毒。

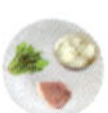

❸ 挤出的奶密封好后放入冰箱内冷藏或冷冻，冷藏时尽量不要放置在冰箱门上，尽可能往里面放，冰箱门经常开关，导致温度升高有可能造成母乳变质。

❹ 保存时限：室温下最长储存时间是 4 小时，冰箱冷藏室（4℃）最长为 48 小时，冰箱冷冻室（-20℃）最长为 3 个月。妈妈在保存母乳前要用可冻存的标记笔标注好日期以及毫升数等信息，尽可能地让婴儿食用新鲜的母乳。

❺ 喂哺方法：将冷藏或冷冻的母乳用温水捂热至 40℃左右即可。

6 ~ 12 月龄婴儿

辅食是指适于 6 月龄以上婴儿食用的糊状、固体或半固体食物以提供能量和营养素补充母乳不足。对于 6 ~ 12 月龄的婴儿，继续母乳喂养的同时要及时合理的添加辅食。

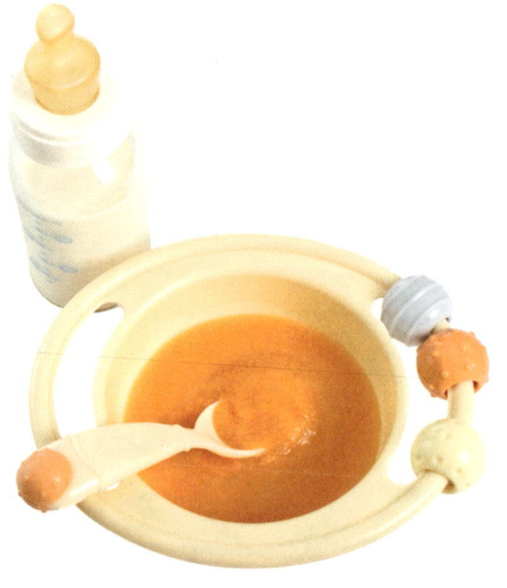

（1）辅食添加的意义。

❶ 满足婴儿对营养物质的需要，是婴儿学习进食、逐步适应母乳以外的食物、为最后完全停止母乳喂养做准备的过程。

❷ 通过接触不同性状的食物，逐步训练婴儿的吞咽和咀嚼功能。

❸ 调整婴儿消化系统状态使之逐步适应食物改变和调整婴儿对新食物的适应能力。

❹ 训练儿童的动作协调性，锻炼咀嚼、吞咽所涉及的肌肉和神经反射的协调性，有助于牙齿的萌出等，还有助于儿童早期健康饮食习惯的形成。

（2）辅食添加的顺序。谷类食物 →蔬菜汁 / 泥 →水果汁 / 泥 → 动物性食物。

首先添加谷类食物（如婴儿铁强化营养米粉），其次添加蔬菜汁 / 泥，然后水果汁 / 泥，最后添加动物性食物。建议动物性食物添加的顺序为：蛋黄泥、鱼泥（剔

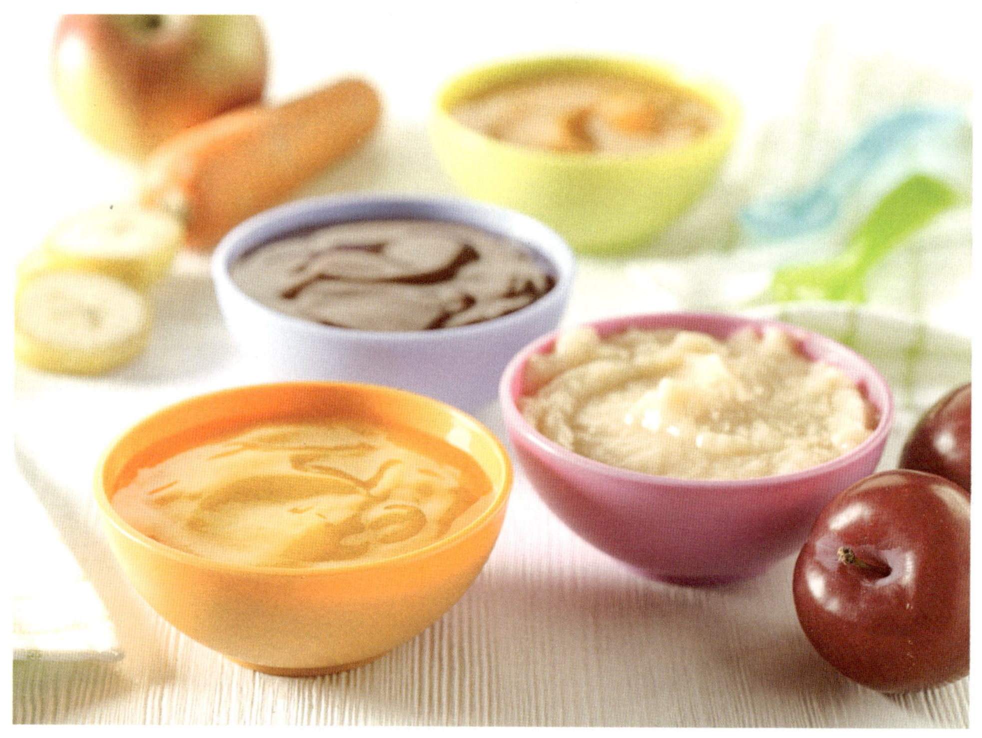

净骨和刺）、全蛋（如蒸蛋羹）、肝泥、肉末。

（3）辅食添加的原则。每次添加一种新食物，由少到多，循序渐进，逐渐增加辅食种类，由液体、半固体食物逐渐过渡到固体食物。

建议从 6 月龄开始添加半固体食物（如米糊、菜泥、蛋黄泥、鱼泥等）；7 ~ 9 月龄时可由半固体食物逐渐过渡到可咀嚼的软固体食物（如烂面、碎菜、肉末），10 ~ 12 月龄时，大多数婴儿可逐渐转为以进食固体食物为主的膳食。

（4）辅食添加注意事项

❶ 辅食添加量。添加辅食过渡期开始，母乳或婴儿配方奶仍然是主要的营养来源。喂辅食初期，不应该急于锐减奶量，应逐渐加入固体食物，同时逐渐减少奶的供应。医学上，没有依据支持专用高蛋白较大婴儿配方奶粉。

❷ 辅食添加时间。每个孩子的喂食没有特定的规则，家长可以参考以下的建议：6 ~ 9 个月，每日喂奶 3 ~ 4 次，另外添加辅食 1 ~ 2 次；9 ~ 12 个月每日喂奶 2 ~ 3 次，另外添加辅食 2 ~ 3 次。

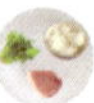

❸ 辅食添加和制备时还应注意饮食卫生。

（5）辅食的选择及制备。市面出售的辅食大多添加了糖和淀粉，选用时，应仔细查看营养标签所标明的营养及成分。在家中用新鲜的食物原材料自制辅食，不仅经济实惠，还可给婴儿提供多样化而健康的食物。下面是几种常见辅食的家庭自制方法：

果泥：苹果等质地较硬的水果可直接用小勺刮成泥后直接喂给婴儿。

蔬菜泥：将新鲜深色蔬菜如胡萝卜、绿叶菜等洗净，加入沸水内焯好，取出后剁碎或粉碎，或研磨，滤出菜泥。

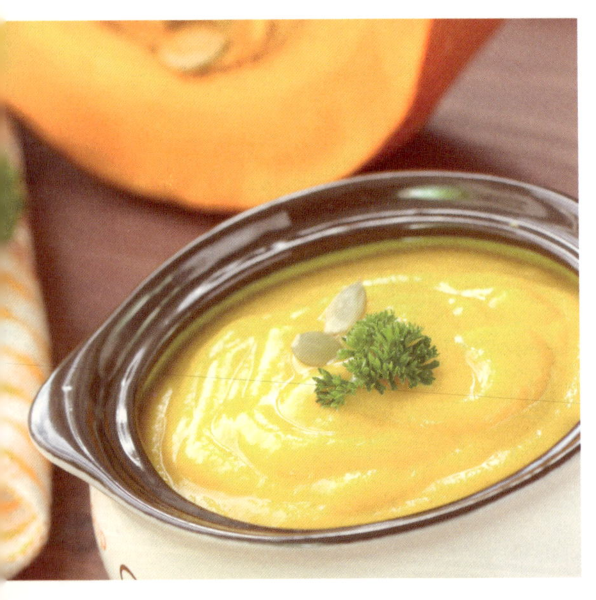

肉泥：挑选精瘦肉（最好是里脊等部位，尽量避免挑选含筋多等不易制备的部位），考虑到婴儿辅食添加量较小，可将肉切成薄片，分成小份冷冻储存。每次制作时将一小份取出，入水焯熟煮烂，剁成末。

辅食制备应少糖、无盐、不加调味品。含糖高的辅食会增加其纯能量的供给，但其他营养素的摄入并没有随之增加，过多的能量摄入会影响婴儿食欲和进食量，进而可能引起其他营养素缺乏或超重肥胖的风险增加。婴儿的味觉正处于发育过程中，对外来调味品的刺激比较敏感，加调味品容易造成婴儿挑食或厌食。婴儿肾脏功能还不完善，浓缩功能较差，不能排出体内过量的钠盐，摄入盐过多将增加肾脏负担。婴儿期的口味对成年期口味的影响很大。成年期盐摄入过多会增加高血压等慢性病的风险。

（6）不推荐素食。婴幼儿期不推荐素食。如素食，宜进食多样化的素食食物，以摄取在成长及发展中所需的各种营养素。在同一餐内，进食多样化的食物可以帮助营养素吸收。至于全素食的儿童，宜

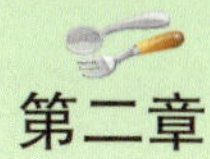

进食营养强化的食物，如果有任何疑问，可咨询医生或营养师。

（7）培养良好的饮食习惯，提供愉快的进食环境。

❶ 排除过敏、食用后不适等因素，不要因为婴儿第一次的拒绝进食而放弃喂某种食物，应继续少量多次尝试，争取让孩子从小养成食物多样的习惯。辅食添加种类达到两种以上时，家长可将几种食物混合后喂哺婴儿，例如，可将谷类、肉类、蔬菜等制成糊状混合后喂哺婴儿，这样既能满足婴儿生长所需营养，同时在一定程度上避免了日后的挑食、偏食等。

❷ 不要在孩子进食时训斥孩子，提供轻松愉快的进食环境，鼓励婴儿接受不同种类的食物。

❸ 不要让婴儿用奶瓶吸吮米糊，约从 6 个月开始便应该鼓励婴儿用勺进食和用杯喝水。

❹ 让婴儿自己决定吃多少，切勿强逼婴儿进食。

❺ 规定进食的时间，让婴儿学习坐在桌前进食，切勿追着喂，尽量避免边吃边玩、边吃边看电视、玩手机等不良饮食行为。

（8）留意食物过敏。添加某一种新的食物时，随时留意婴儿是否对某种食物有过敏反应，例如皮肤出疹等。如有这种情形出现，应立即停止给予该种食物，症状不严重可隔一段时间后再尝试。症状严重时需到医院就医并遵医嘱。

（9）保护牙齿健康。不要使用装有奶或其他含糖饮料的奶瓶作为安抚婴儿用。避免让婴儿在晚上吸吮奶瓶或喂母乳时睡着。1 周岁后尝试不再用奶瓶喂食。

1 ~ 3 岁幼儿

1 ~ 3 岁幼儿的食物逐步由母乳加辅食向家庭食物过渡。在此期间虽然母乳中营养物质含量有明显下降，母乳分泌量也不能满足幼儿营养需要，但是，母乳成分会随着婴儿长大而改变，而且其营养成分也比白开水、果汁等高，因此，鼓励坚持母乳喂养至幼儿 2 岁或以上。只是单纯靠母乳明显不能满足幼儿的营养素需要，需要由母乳以外的食物提供更多比例的营养物质。喂养时可参照以下几条原则：

(1) 每日三餐加两点。除母乳外，每日需安排三餐两点，至少应保证 4 餐，每 2 ~ 3 小时进餐一次。

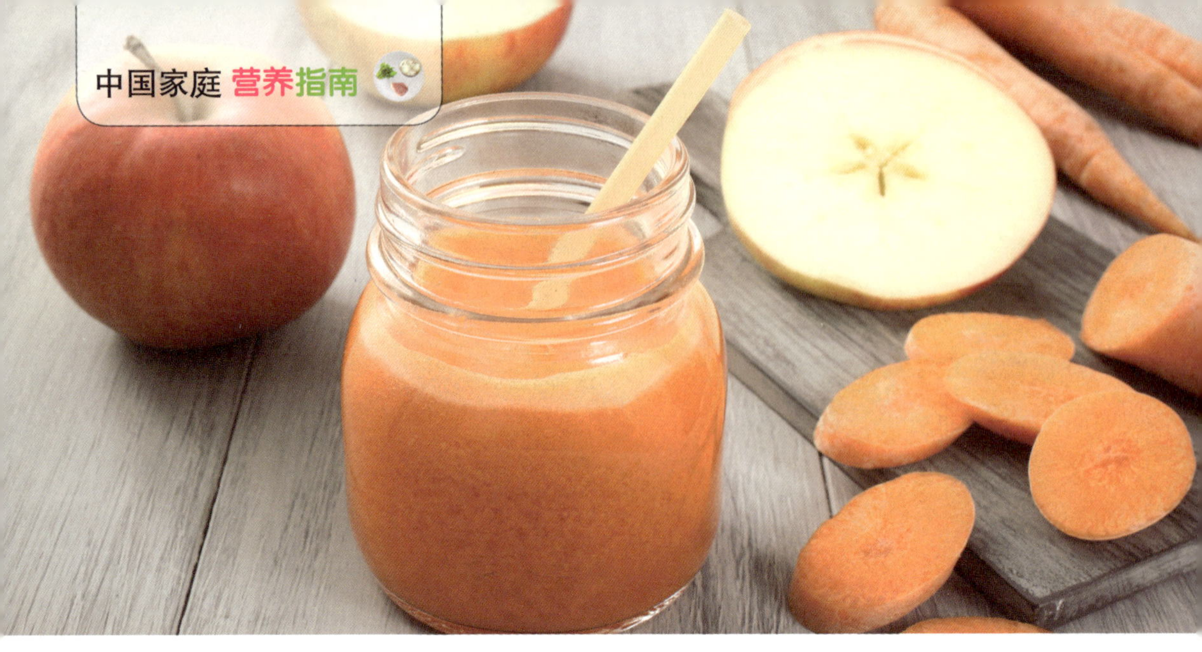

由于幼儿的胃肠功能还没有完全成熟，一般通过增加餐次来满足其营养需求。

(2) 食物种类应多样，多选营养丰富易消化的食物。从生理和心理发育角度，1 岁以后的儿童需要开始接触多种食物，学习进食，锻炼咀嚼功能。除奶类以外，每日膳食最好包括四大类食物：粮谷薯类、蔬菜和水果类、动物类食物（肉、蛋、鱼虾类）和植物油。各类食物之间应该按一定比例搭配，粮谷、蔬菜、水果和动物性食物搭配比例相近，并给予适量的植物油。各餐之间的能量分配应恰当，保证 30% ～ 50% 的蛋白质为优质蛋白质，多给深色蔬菜和水果。鱼类脂肪有利于幼儿的神经系统发育，可适当多选用鱼虾类食物，尤其是海鱼类。对于 1 ～ 3 岁幼儿，应每月选用猪肝 75 克（1.5 两），或鸡肝 50 克（1 两），或羊肝 25 克（0.5 两），做成肝泥，分次食用，以增加维生素 A 的摄入量。

（3）单独加工，避免油炸、烤、烙等烹调方式。幼儿膳食应专门单独加工、烹制，并选用适合的烹调方式和加工方法。应将食物切碎煮烂，易于幼儿咀嚼、吞咽和消化，特别注意要完全去除皮、骨、刺、核等；大豆花生米等硬果类食物，应先磨碎，制成泥糊浆等状态进食；烹调方式上，宜采用蒸、煮、炖、煨等烹调方式，不宜采用油炸、烤、烙等方式。口味以清淡为好，不应过咸，更不宜食辛辣刺激性食物，尽可能少用或不用含味精或鸡精、色素、糖精的调味品。幼儿食物加工过程中一定要保证卫生清洁、防止细菌污染。要注重花样品种的交替更换，以利于幼儿保持对进食的兴趣。

（4）培养健康的饮食行为。 要重视幼儿饮食习惯的培养，饮食安排逐渐做到定时、适量，有规律地进餐，不随意改变幼儿的进餐时间和进餐量；鼓励幼儿与家人一同进餐；进餐时，培养孩子集中精力进食，避免家长追着喂，或者边吃边玩，边吃边看电视等不良的饮食习惯；家长应以身作则，用自身良好的饮食行为影响幼儿，起到模范带头作用，从小尽量避免幼儿出现挑食、偏食的习惯。同时家长不应强迫幼儿进食，幼儿自己决定吃多少。尽量创造愉快轻松的进食环境和氛围，家长不要在进食时训斥孩子，多鼓励、引导和教育幼儿自主进餐，但要注意餐具使用时的安全问题。

（5）注意幼儿的饮食安全和饮食卫生。 培养幼儿餐前便后洗手的好习惯，给幼儿挑选新鲜的食材制备餐点，有条件的情况下，培养幼儿参与到一些相对安全的烹饪前处理等工作中，培养孩子的适应能力等，增加孩子进食的兴趣。

（6）每天足量饮水，少喝含糖高的饮料。 幼儿最好的饮料是白开水。给幼儿及时、充足的饮水，有利于食物消化和身心健康。不要等到孩子主动提出喝水时才喂水，应定时提醒和帮助幼儿饮水。幼儿胃容量较小，每次适量饮水（50 ~ 100 毫升），勤喝水（上下午各 2 ~ 3 次），晚饭后饮水量依据情况而定。

目前市场上饮料大多为含糖饮料，过多饮用这些饮料，不仅影响孩子食欲，容易发生龋齿，而且还会造成能量摄入过多，导致肥胖或营养不良等问题，不利于幼儿的生

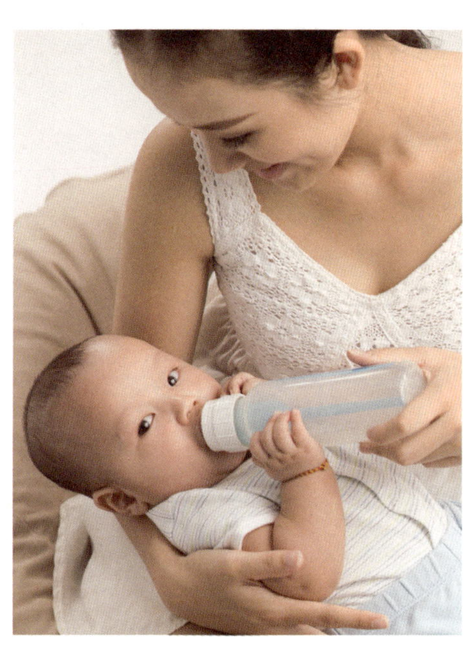

长发育，应严格控制摄入量，最好少喝或不喝含糖饮料。

婴幼儿营养状况评价

体重、身长（身高）是评价婴幼儿生长发育最常用的指标，24 月龄内的婴幼儿一般采用身长进行生长发育评价，满两周岁以后才采用身高进行评价。体重、身长（身高）的测量方法比较简单、易操作，家长在家可以定期、连续性监测，根据不同性别、不同月龄或年龄，利用称量的体重、身长 / 身高数据，参考世界卫生组织（WHO）推荐的婴幼儿生长标准的相应数据，即可对婴幼儿的生长发育情况乃至营养状况做出评价。

婴幼儿处于生长发育迅速，代谢旺盛的时期，是一生中身心健康发展的重要时期。该时期的营养情况不仅影响婴幼儿近期的体格生长、智力发育和疾病的抵抗力，同时也与成年期的生产力和慢性疾病的发生等息息相关，是其一生健康和成功的基石。家长切不可一味追求宝宝“超平凡”生长发育，认为自己孩子比别的宝宝吃得多、长得胖、长得快就好。过快的生长并不是健康的标志，反而预示着日后出现肥胖的可能性更大。当然，生长缓慢也是不好的，可以考虑孩子是否进食量不足或吸收消化不良等。体重、身长（身高）适宜的增长是保障婴幼儿近期及远期健康的科学依据。

每个月龄段婴幼儿的营养状况评价详细方法请参考附录Ⅲ。

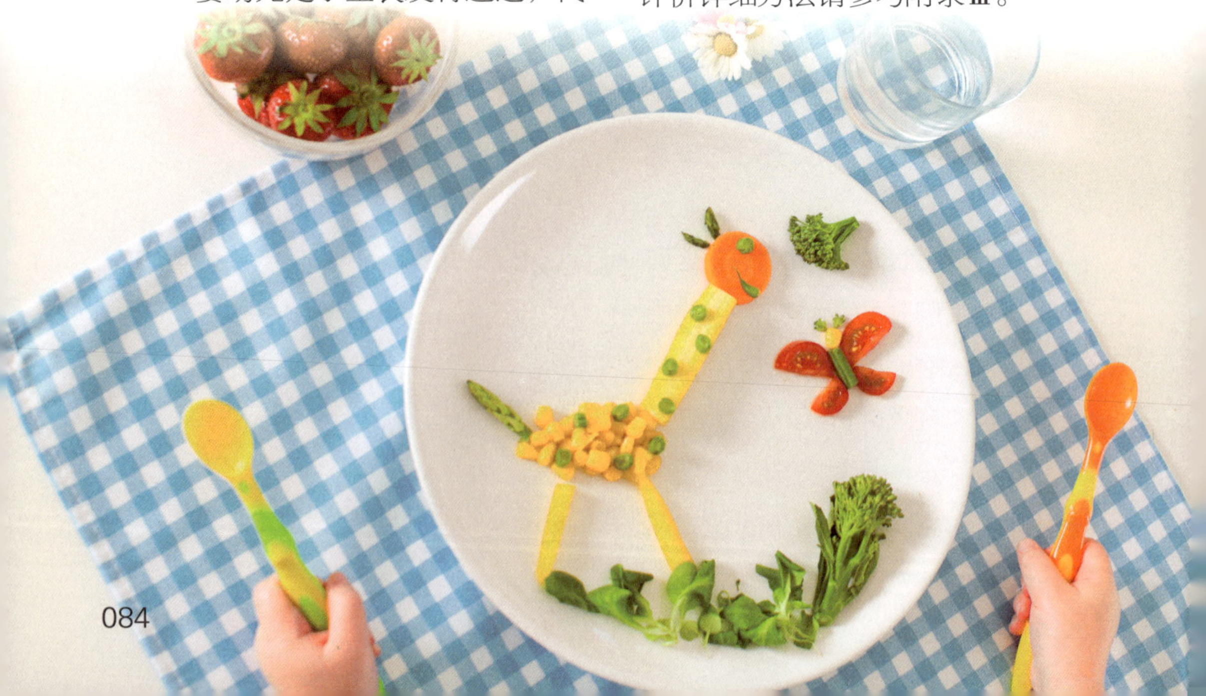

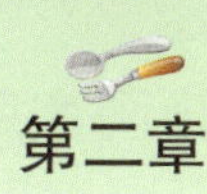

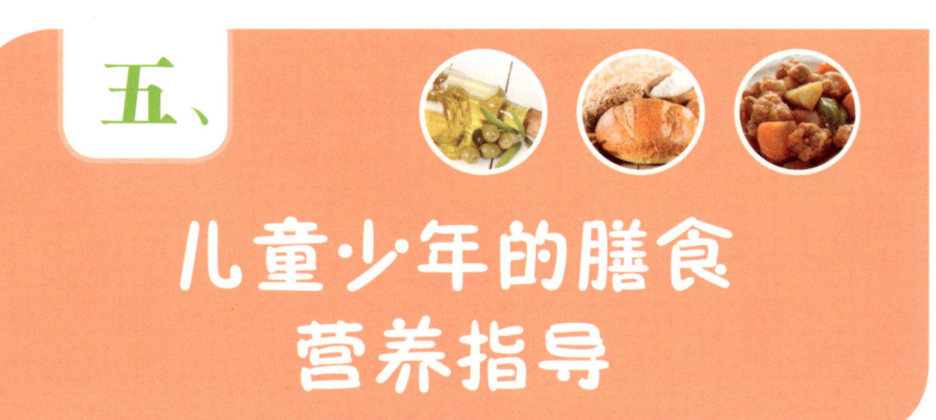

五、儿童少年的膳食营养指导

儿童少年可分为学龄前期儿童和学龄期儿童两个阶段。他们仍处在生长发育阶段，新陈代谢旺盛，合理营养不仅能保证他们的正常生长发育，也为其一生的健康打下良好基础。同时，培养儿童养成良好饮食习惯，不但对儿童期营养有重要促进作用，也为其建立和维持成年期健康膳食模式奠定坚实的基础，使儿童终生受益。

（一）生理特点

学龄前期儿童

学龄前儿童是指满 3 周岁至满 6 ~ 7 周岁入小学前的儿童。学龄前期儿童的生长发育速度较婴幼儿期有所下降。3 ~ 7 岁期间体重每年增加约 2 千克，3 岁时体重约为 14 千克，7 岁时体重达到 22.5 千克左右；身长每年增加 6 ~ 7 厘米，3 岁时身高为 95 ~ 96 厘米，7 岁时身高为 121 ~ 122 厘米。但仍然处于较快阶段，其对营养素的需要量在全生命周期中仍处于相对较高水平。

学龄前儿童生活自理能力增强，主动性和好奇心加强，儿童行为表现向独立和主动性方面发展。对食物的选择表现出一定的自主性，对家长安排的食物和饮食要求有逆反心理，容易导致偏食和挑食。此时儿童的模仿能力强，喜欢模仿家长，是儿童良好饮食习惯形成的关键时期。

学龄期儿童

学龄期儿童的重要生理特点是处于生长发育期，外在表现为身高体重的增长，内在表现为神经系统、生殖系统、消化系统等的完善，同时伴随心理、智力及行为的成熟。其中，从第二性征出现（男生开始长胡须、女生开始乳房发育）到生殖器官基本发育成熟的时期，被称为青春期；学龄期儿童在青春期的生长发育更为迅速。

（1）体格发育。学龄期儿童的生长发育过程是体格增长和功能完善的过程。体格增长是儿童生长发育的重要标志，各个年龄段发展的速度有所不同，可以分为以下几个阶段：❶ 从 3 岁到青春期之前，体格增长较平缓，身高每年增加 4 ~ 5 厘米，体重每年增加 2 ~ 5 千克。❷ 进入青春期，男孩在 13 ~ 15 岁，女孩在 11 ~ 13 岁，体格增长迅速。男孩子身高每年增长 7 ~ 9 厘米，最多可达 10 ~ 12 厘米，在整个青春期平均增长约 28 厘米；女孩子身高每年增长 5 ~ 7 厘米，最多可达 9 ~ 10 厘米，整个青春期平均增长 25 厘米；体重每年增加一般为 4 ~ 5 千克。❸ 青春期后，女生通常在 17 岁左右、男生在 21 岁左右，体格发育基本停止。

随着年龄的增长，儿童身体的比例也在变化，体格发育通常遵循

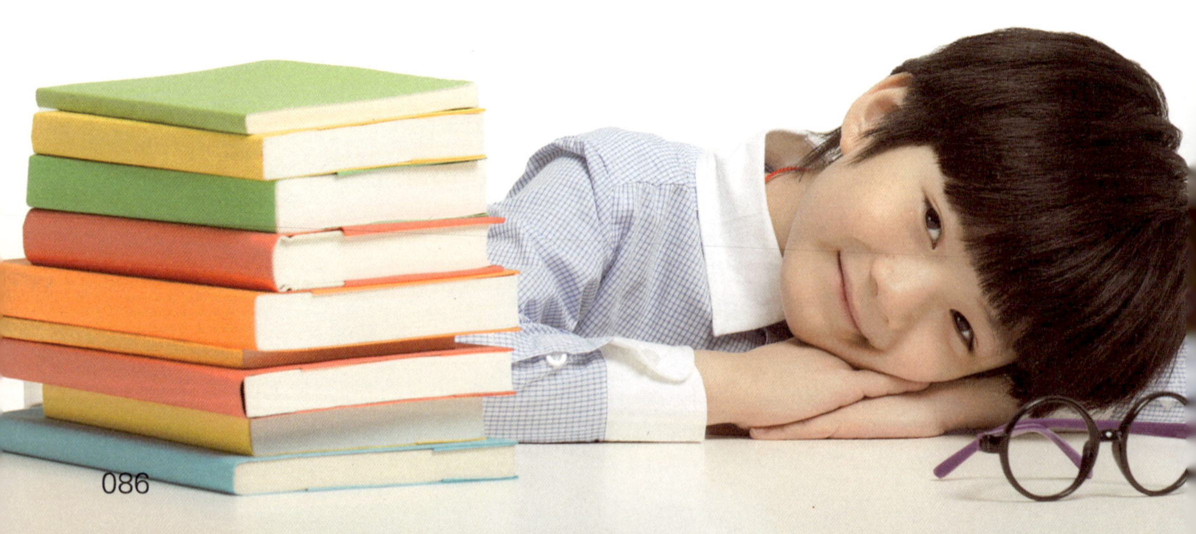

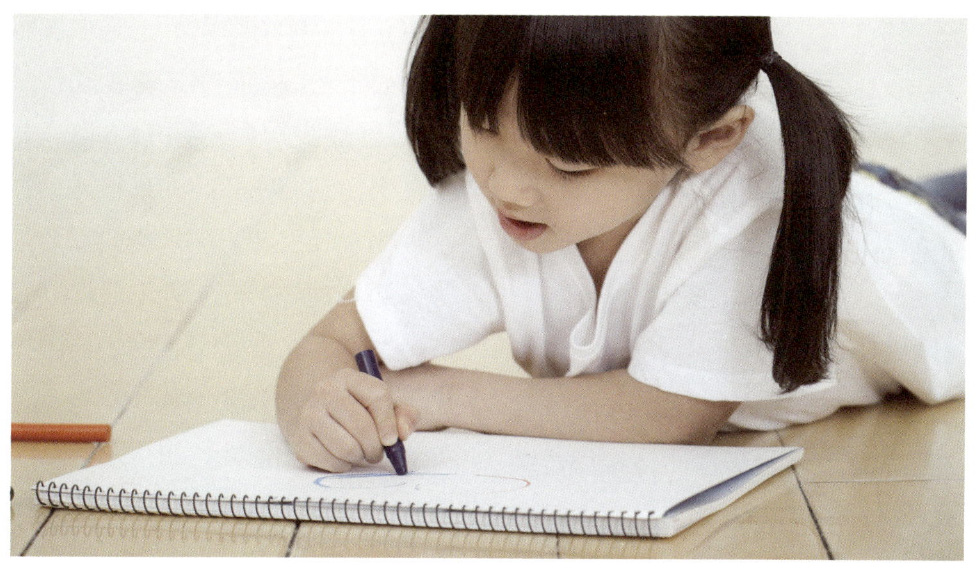

由近及远的原则，头部和躯干比四肢先发育，手臂和腿比手指和脚趾先发育。

（2）功能完善。学龄期儿童体格发育的过程中，伴随着神经、生殖、运动、消化、免疫等各个系统及器官的生长发育和功能完善。学龄期儿童的神经系统发展迅速，主要表现在大脑结构和功能的发展和完善，如脑容量的增加、脑皮层结构复杂、脑功能完善，所以学龄期儿童时期也是智力发育的关键时期。在青春期前，生殖系统发育很缓慢；进入青春期后，生殖系统发育加速，女孩出现月经初潮、男孩出现首次遗精，通常伴随着身高、体重的突增；同时生殖器官迅速发育，出现第二性征。

（3）“赶上生长”与生长关键期。学龄期儿童如果出现营养不良或患严重的疾病，会降低他们的生长发育水平。当这些阻碍生长发育的原因被消除以后，随着膳食营养的充分补充，他们会以超过该年龄组的正常速度迅速恢复生长，赶上同龄孩子的发育水平，这种现象被称为“赶上生长”。

值得注意的是，人体的许多重要器官和组织都有其生长关键期。如青春期是身高增长的关键时期，如果由于营养不良造成身材矮小，一旦青春期过去，再补充营养也无法实现“赶上生长”，不能赶上同龄人的身高。

（二）营养需求

学龄前期儿童

学龄前儿童能量、蛋白质较幼儿期有所增加。3 ~ 7 岁儿童，能量每日需要量为 1 250 ~ 1 700 千卡。每增加 1 岁约增加 100 千卡（约相当于 1 两精瘦肉）。男童能量需要略高于女童。蛋白质每日需要量为 30 ~ 40 克，膳食蛋白质应以动物性蛋白质和大豆蛋白质为主。亚麻酸的供能比为 0.6%，需以大豆油、低芥酸菜籽油、脂肪酸比例适合的调和油为主要食用油，此外应增加富含长链多不饱和脂肪酸的鱼虾类摄入。钙需要量达到成人水平（每日 800 ~ 1 000 毫克），应增加富含钙的食物如奶的摄入。铁和锌的需要量分别为 10 毫克和 5.5 毫克，应以生物利用率较高的食物如动物性食物为其主要来源。碘的需要量为每日 90 微克，同幼儿期相同，维持含碘食物如紫菜、海带等的摄入。维生素 A 需要量为 360 微克视黄醇当量，加强肝、蛋等富含维生素 A 和胡萝卜等深色蔬菜水果的摄入。维生素 D 的需要量为 10 微克①，应加强户外活动。

学龄期儿童

学龄期儿童对能量和营养素的需要相对较高。如果营养供应不能满足其生理需要，则有可能推迟发育，甚至出现疾病。

学龄期儿童的能量不仅要用于维持生命活动、生活和学习，而且要满足迅速生长发育需要，所以学龄期儿童的能量需要量相对于成年人来说要高；随着年龄的增加，学龄期儿童的能量需要量逐渐增加，同龄的男生要高于女生，并根据身体活动水平有所不同。学龄期儿童的膳食能量来源要以碳水化合物为

---

① 1 微克维生素 D=40 国际单位维生素 D

主，占膳食总能量 50% ~ 65%。同时，碳水化合物是人体最主要、最经济的能量来源，也是大脑唯一的能量来源，学龄期儿童要摄入充分的粮谷类食物。

脂肪对于学龄期儿童神经系统的发育和脂溶性维生素的吸收很重要，脂肪摄入量应占膳食总能量的 20% ~ 30%；为了预防肥胖的发生和减少成年后发生慢性疾病的风险，应该适当控制脂肪的摄入量，尤其要控制饱和脂肪酸的摄入量，所占的比例低于总能量的 8%。

蛋白质是学龄期儿童体内各种组织逐渐生长发育的重要组成部分，是机体发挥正常生理功能的物质基础。随着年龄的增加，学龄期儿童的蛋白质需要量迅速增加。6 岁时的需要量为 35 克 / 天，可以来自于 1 个鸡蛋（重 60 克）、50 克瘦猪肉、300 克牛奶、25 克鱼以及 100 克的大米的组合。到 14 ~ 17 岁的蛋白质需要量就增加到男生 75 克 / 天，女生 60 克 / 天。学龄期儿童的膳食蛋白质的一半以上应该是来自于动物性食物或大豆及其制品的优质蛋白质。

钙、铁、锌、维生素 D 等是我

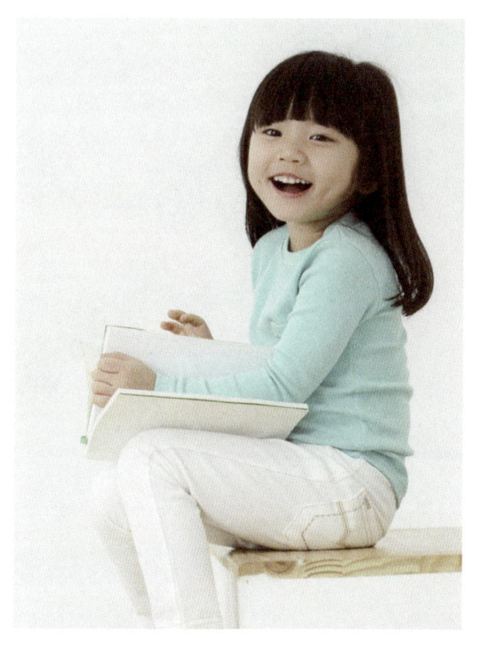

国学龄期儿童比较容易缺乏的营养素。钙是学龄期儿童牙齿更替和骨骼成长的主要材料，摄入不足会影响身高的增长和骨骼的健康，其中 11 ~ 13 岁儿童钙需要量最高，达到 1200 毫克 / 天，可以来自于 500 克鲜牛奶、10 克虾皮、75 克豆腐丝、500 克小白菜的组合。维生素 D 可以促进机体对钙、磷的吸收和利用，可以经过日光中的紫外线照射在皮肤中，因此学龄期儿童要保证充分的户外活动时间。

铁参与学龄期儿童生长发育过程中需要量很大的氧的转运和交换，而青春期女生由于月经初潮后出现月经中铁的丢失和月经来潮

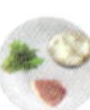

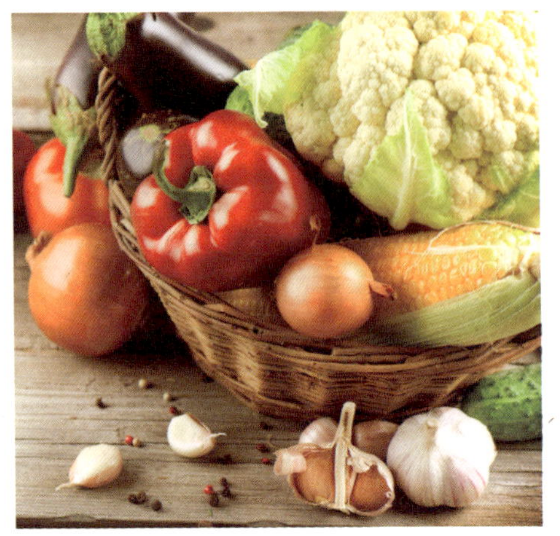

后的生长加速，所以 11 ～ 17 岁女生对铁的需要比较高，达到 18 毫克 / 天，可以来自于 100 克牛肉、1 个鸡蛋（重 60 克）、25 克猪肝、500 克小白菜的组合。

（三）膳食指导

学龄前期儿童

（1）食物多样化，谷类为主。学龄前儿童的膳食是从婴幼儿膳食逐渐过渡到成人膳食的过程。同成人一样，儿童膳食需由多种多样食物组成。各种食物所含的营养成分不完全相同，任何一种天然食物都不能提供人体所必需的全部营养素。儿童的膳食必须是由多种食物组成的平衡膳食，才能满足其各种营养素的需要，因而提倡广泛食用多种食物。谷类食物是人体能量的主要来源，也是我国传统膳食的主体。学龄前儿童的膳食也应该以谷类食物为主食，并适当注意粗细粮合理搭配。

（2）适当多吃蔬菜和水果。蔬菜和水果所含的营养成分并不完全相同，不能相互替代。在制备儿童膳食时，应注意将蔬菜切小、切细以利于儿童咀嚼和吞咽，同时还要注重蔬菜水果的品种、颜色和口味的变化，以培养儿童爱吃蔬菜水果的兴趣。减少甚至避免高盐高糖腌制蔬菜和水果。儿童膳食中尽量选择新鲜水果，果汁不能代替水果。

（3）每日吃适量的动物性食物。鱼、禽、蛋、瘦肉等动物性食物是优质蛋白质、维生素 A 和维生素 D、铁、锌等矿物质以及长链多不饱和脂肪酸的良好来源。建议多采用煮、蒸、炖、烧、煨等烹调方法，不用腌制、烧烤、油炸等方法加工这些动物性食物。菜品应荤素搭配，长期过量食用饱和脂肪可能会增加能量摄入超标，不利于健康。

（4）鼓励儿童每日饮奶，常吃豆制品。最好每天饮用 300 ～ 400 毫升鲜牛奶、酸奶或者

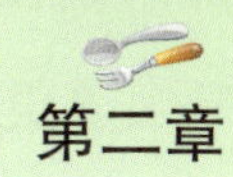

相当量的奶粉等。奶类营养成分齐全、易消化吸收、营养价值很高，是优质蛋白质和钙的最佳来源，维生素A、维生素B_2的含量也非常丰富。学龄前儿童生长发育迅速，蛋白质和钙的需要量高，奶和奶制品是满足这些营养需求的最理想食物。大豆也是蛋白质的良好来源，还富含不饱和脂肪酸、钙及维生素B_1、维生素B_2、烟酸等，建议常吃大豆及其制品。

对于乳糖不耐受的儿童，可以采取以下对策：

❶ 改吃低乳糖奶制品或酸奶；酸奶是以鲜牛奶为原料，加入乳酸杆菌发酵而成，牛奶中原含有的乳糖经发酵后被转变成乳酸，易于消化，具有甜酸风味，其营养成分与鲜奶相同，尤其对乳糖不耐受的儿童更为适宜。

❷ 可用少量多次饮奶的方式，逐渐加大饮奶量。

❸ 先吃主食，避免空腹饮奶。

❹ 饮奶前服用乳糖酶。

（5）合理提供零食。一日三餐两点之外添加的食物属于零食，用以补充能量和营养素。正确认识和合理选择零食，注意零食的品种、数量和进食时机。儿童零食最好选用乳制品、水果、蛋类及坚果类食品等；少选用油炸食品、膨化食品、糖果、甜点等。选择新鲜、天然、

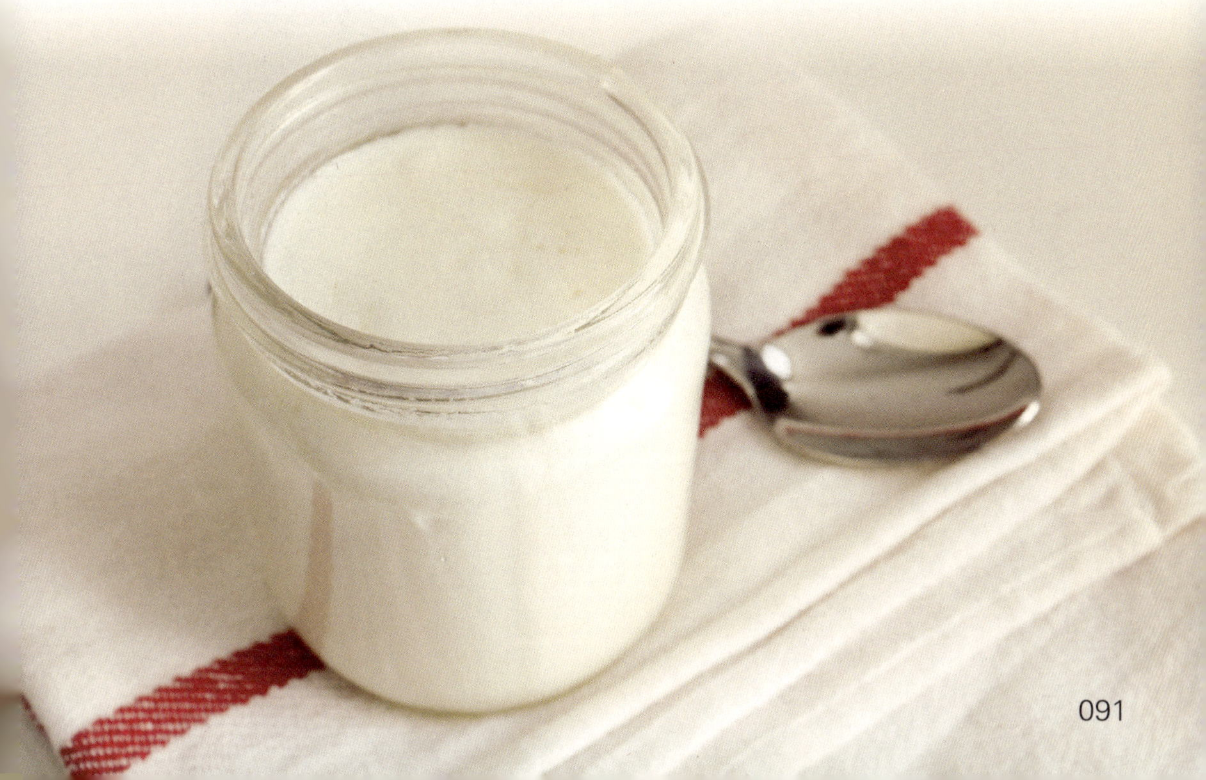

易消化的零食。给儿童零食的量应以不影响正餐为宜，多在两餐中间供给，如下餐前 2 小时左右给。正餐前 1 小时和睡前半小时内不宜吃零食。儿童饮料以洁净水（如白开水）最好，一般每日饮水量至少为 800 毫升，少喝或不喝含糖饮料。

（6）培养良好饮食习惯。轻松、愉快和温馨的进餐环境，避免餐桌上争论，有助于培养良好的饮食习惯。父母每天争取至少有 1 餐和孩子共进，家长在食物选择上要避免挑食和偏食。让儿童养成自己吃饭的习惯，容忍孩子自己吃饭时弄脏，让孩子学会自己使用筷、匙，既增加进食兴趣，又培养孩子自信心和独立性。儿童饭菜要少盛勤添，既增加儿童吃饭成就感，又避免剩菜、剩饭的习惯。吃饭时专心，不要边看电视或边玩边吃；吃饭应细嚼慢咽，但也不能拖延时间，最好能在 30 分钟内吃完；不宜用食物作为奖励。不要强迫儿童吃某种不爱吃的食物；允许儿童在合理范围内选择食物，调动其选择食物的积极性。

合理安排儿童饮食，一日三餐加 1~2 次点心，定时、定点、定量用餐；经常变换食物花样、调整口味；烹调加工食物时，应尽可能保持食物的原汁原味，清淡、少盐、

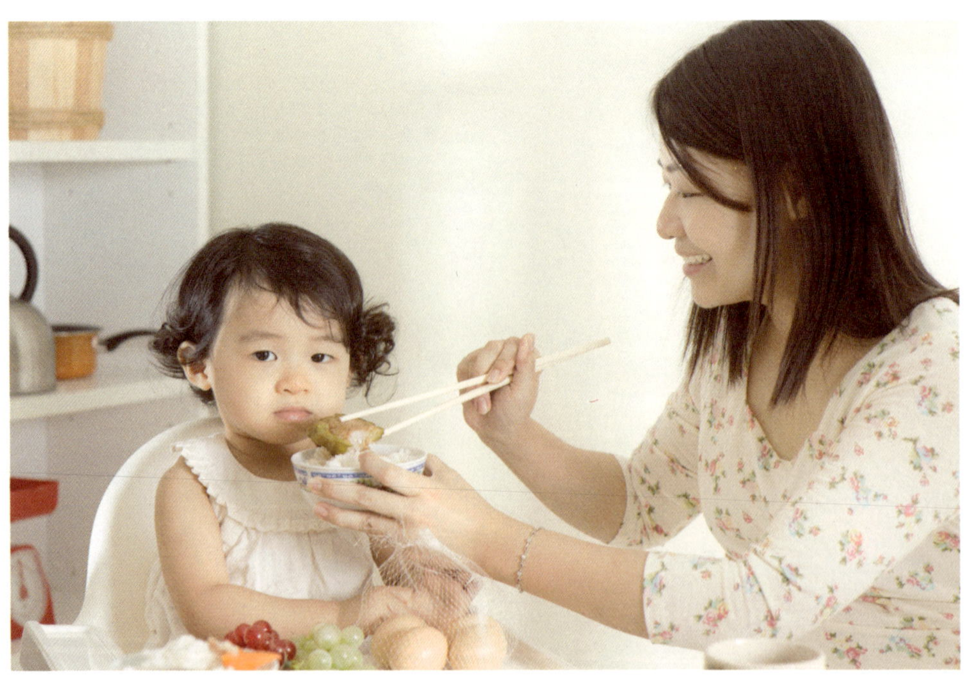

少油脂，少用辛辣等刺激性调味品，让儿童养成对食物天然味道的喜爱，有利于避免偏食和挑食。

（7）保证食品卫生。注意儿童的进餐卫生，包括进餐环境、餐具和供餐者的健康与卫生状况。集体用餐的幼儿园要提倡分餐制，减少疾病传染的机会。不要食用或者饮用生的（未经高温消毒过的）牛奶和未煮熟的豆浆，不要吃生鸡蛋和未熟的肉类加工食品，不吃污染变质和不卫生的食物。在给儿童购买、制作、储存食品的各个环节，都应特别注意清洁卫生。儿童应避免或少食烧烤类食物、含铅高的食品（如爆米花、皮蛋等）、油温过高的煎炸类食品等。购买食品时要注意察看生产及出厂日期，选择保质期内的食品。

（8）加强身体活动。保持进食量与身体活动平衡，维持正常体重增长。每日看电视、上网、打游戏等静坐的时间应少于 1 ～ 2 小时。鼓励儿童多在户外进行活动，还有助于保证维生素 D 的营养。需要定期测量儿童的身高和体重，评价其生长状况。

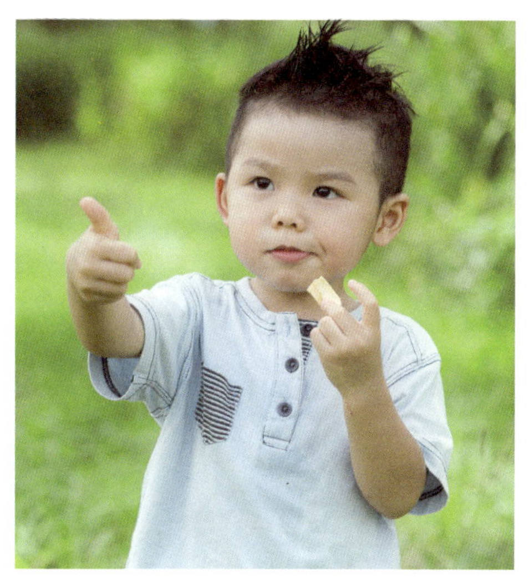

学龄期儿童

（1）食物多样均衡。食物多样均衡才能满足其生长发育的需要。谷类食物每天 300 ～ 400 克；新鲜蔬菜和水果，每天应吃新鲜蔬菜 250 克左右，水果 150 克左右。其中绿色蔬菜如菠菜、油菜、空心菜、油麦菜等不应少于一半，还需注意的是，不能以水果代替蔬菜；每天至少应喝 300 毫升牛奶；每天可吃 1 ～ 2 个鸡蛋，其他动物性食物 100 ～ 150 克；每天可吃相当于黄豆 30 ～ 50 克的豆类或其制品；植物油 25 克，每天食盐量应不超过 5 克。

（2）吃好一日三餐。每天吃的各种食物要合理分配到一日三餐中，保证学龄期儿童的生长发育。

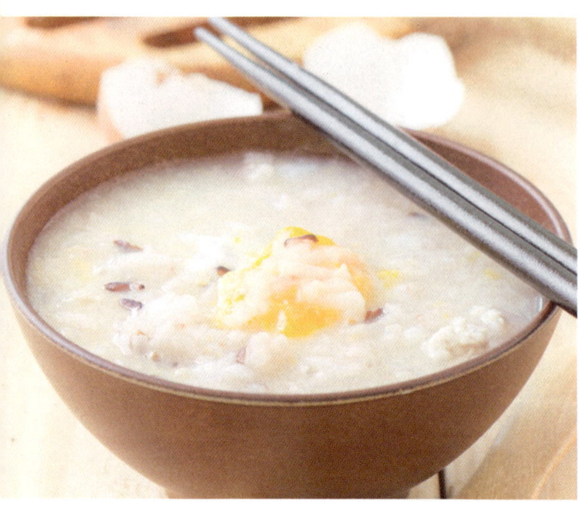

早、中、晚餐的能量和营养素供给，分别占全天的30%、40%、30%，做到“早餐吃好，午餐吃饱，晚餐吃少”。无论在家还是在学校，吃饭时间要相对固定。学龄期儿童由于消化系统薄弱，要做到食物容易消化吸收，可以在三餐之间适当地安排营养价值高的少量食物作为零食。

（3）营养充足的早餐。学龄期儿童在上午的活动和学习量比较大，早餐应该是一日三餐中重要的一餐。早餐的食物种类要齐全，量要充足。一顿营养充足的早餐至少包括以下3类食物，最好4类：

谷类食物：如馒头、包子、豆包、大（小）米粥、白薯粥、玉米粥、燕麦片、面条等；

肉类和蛋类：如火腿肉、酱牛肉、鸡蛋等；

奶类及豆类：牛奶、酸奶、豆浆、豆腐脑、豆腐丝等；

新鲜蔬菜水果：如拌黄瓜、萝卜片、煮花生、西红柿、水果沙拉、橘子、桃、香蕉等。

（4）合理选择零食。学龄期儿童可以选择营养价值较高、有益健康的食物作为零食，如新鲜蔬菜和水果（如西红柿、苹果等）、奶类、大豆及其制品（如牛奶、酸奶、豆腐干）、坚果类（如花生、瓜子）、谷类和薯类（如全麦面包、煮红薯），偶尔吃一点，作为正餐的补充。

尽量少吃或不吃方便面、薯片等油炸食物。学龄期儿童可以在两餐之间少量吃一点零食，零食的量不要过多，不能影响吃饭。但是吃饭前、后半小时内不适宜吃零食，也不要一边玩、或者一边看电视时吃零食，注意吃完零食要及时漱口。

（5）少喝饮料多喝白开水。白开水是最经济实惠的饮品，学龄期儿童首选清洁卫生的白开水饮用，每天应喝1 000 ~ 1 400毫升。做到少量多次饮水，不要等到口渴了才一次喝很多水。

牛奶等奶制品含有丰富的优质蛋白质和易于吸收的钙，有利于骨骼和牙齿健康；学龄期儿童尽量做到每天都喝奶，每天至少喝 300 毫升以上。对于有乳糖不耐受症状的学龄期儿童，可以选择酸奶或低乳糖奶等饮品。

多数饮料含有大量的糖和食品添加剂，长期喝含糖饮料容易引发龋齿、肥胖等疾病，学龄期儿童要尽量不喝或少喝含糖饮料。

（6）培养健康饮食行为和生活方式。学龄期儿童时期是形成健康饮食行为的关键时期，要逐步培养儿童形成健康的饮食行为习惯，受益终生。由于各种食物的营养特点不同，要避免儿童的偏食、挑食等不健康的饮食行为，也要避免暴饮暴食或过度节食，做到均衡膳食。要鼓励儿童积极参与户外身体活动，减少静坐性活动，不仅增加食欲，也能促进骨骼及机体健康。

（7）科学认识保健品。正常生长发育期的学龄期儿童，做到食物多样、均衡膳食，不挑食、不偏食，就能够满足生长发育的需要，通常不需要额外补充保健品。对于某些生长发育非常迅速的个体或疾病恢复后处于赶上生长期的儿童，可以短时期补充适当的维生素或矿物质等保健品，满足生长发育的近期需要。保健品的使用要在专业医生的指导下进行，不宜随意服用，也不宜长期服用。

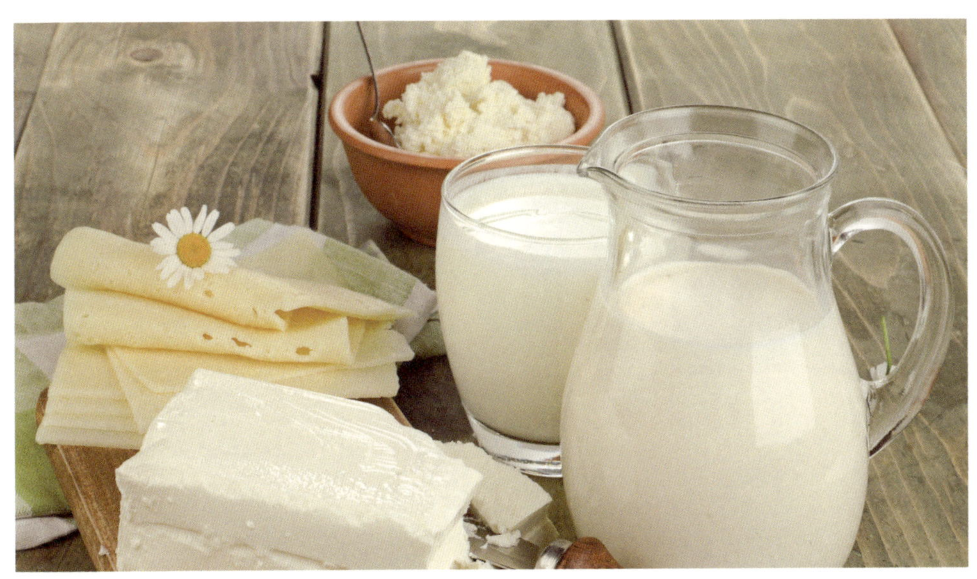

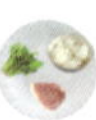

青春期的膳食营养

由于进入青春期后身高、体重的增长迅速，机体对能量和各种营养素的需求也大大增加了，甚至高于成年人。如果食物供应不能满足其生理需要，有可能推迟发育，甚至出现疾病。

❶ 要适当吃瘦肉、鱼虾、动物内脏、蛋；以及黄豆及其制品，如豆腐、豆芽等，保证优质蛋白质和铁的摄入。

❷ 青春期饮食要以谷类为主，适当添加一些玉米、小米、绿豆等杂粮。

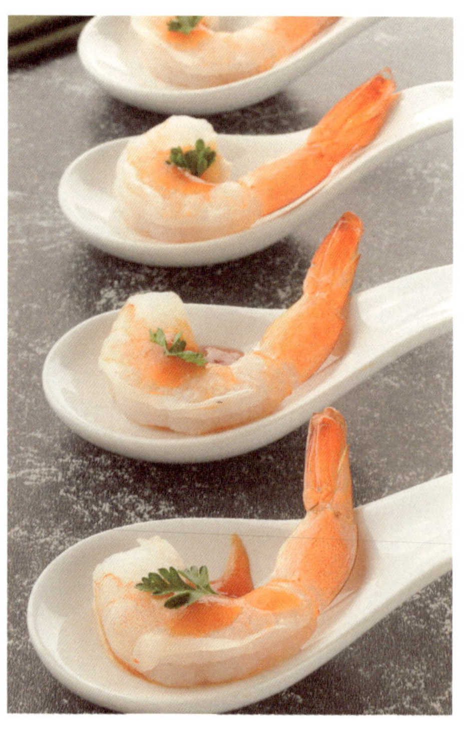

❸ 要坚持每天喝牛奶，不少于300毫升，以预防钙缺乏。

❹ 保证新鲜蔬菜水果的供给，保证维生素、矿物质和膳食纤维的摄入。

❺ 对于出现青春痘的中学生，要多吃富含维生素A、维生素B_2、维生素B_6以及锌的食物，如胡萝卜、菠菜、动物肝脏、瘦肉、奶类等；少吃辛辣刺激性食物，如辣椒、芥末、胡椒等。少吃高脂、高糖类食物，如奶油、巧克力、冰淇淋等。并注意每天用温水洗脸，不要挤压“青春痘”。

复习考试期间的营养

儿童少年在复习考试期间，生活和学习节奏较快，大脑活动高度紧张，对氧、能量和某些营养素的需求增多。大脑是人体中消耗氧的最大器官，长时间学习后由于消耗氧过多会感觉头昏脑涨或打瞌睡，这个时候要注意适当的休息或稍微进行一些身体活动，要劳逸结合才能提高学习效率。

❶ 如果考试复习期间天气炎热，加上学习紧张，可使儿童少年的食欲降低。如果吃得少，能量摄

入不足，会出现学习时反应迟钝。可选择平常爱吃的食物、变换食物品种，首先保证儿童少年吃饱。另外，一定要吃新鲜、卫生、清洁的食物，保证食品安全。

❷ 除氧耗增加外，大脑对某些营养素如蛋白质、磷脂、碳水化合物、维生素 A、维生素 C、B 族维生素以及铁的消耗也有所增加，因此，要适当增加富含这些营养素的食物摄入。

❸ 要保证优质蛋白质的摄入，多吃动物性食物和豆制品，如鱼虾、瘦肉、肝、鸡蛋、牛奶、豆腐等。

❹ 常吃鱼虾贝类，尤其是深海鱼，这些食物中含有丰富的 DHA（二十二碳六烯酸），对于维持大脑的正常运转、促进思维和记忆形成很重要。

❺ 多吃新鲜蔬菜和水果。此类食物不仅含有丰富的维生素、矿物质和膳食纤维，促进脑组织对氧的利用，还可以帮助消化，增加食欲。

❻ 适当吃一些粗粮杂粮，如红豆、绿豆、糙米、标准粉等，提供丰富的维生素 B_1 和膳食纤维，

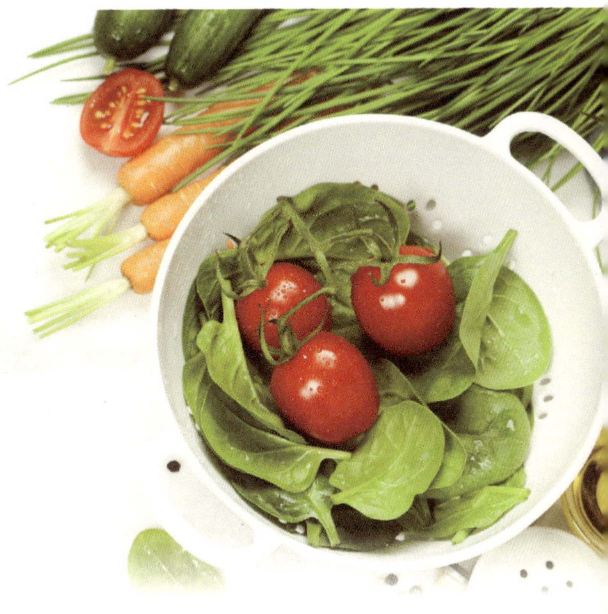

可以增进食欲，帮助大脑利用血糖。

❼ 少吃或不吃含糖和脂肪高的食物，如糖果和油炸食品。这类食物不易消化，会降低食欲。

疾病恢复后的营养

对于曾患一些严重或慢性疾病的儿童少年，可能在患病期间影响生长发育。在疾病恢复期，应适当多吃鱼、肉、蛋、奶及新鲜蔬菜和水果，以补充更多的蛋白质、矿物质和维生素等营养素，尽快实现“赶上生长”。同时，由于病后消化系统功能较差，不宜吃太油腻的食物。所以食物要容易消化，可以采用少食多餐的形式。

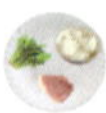

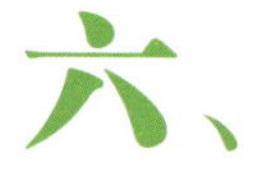

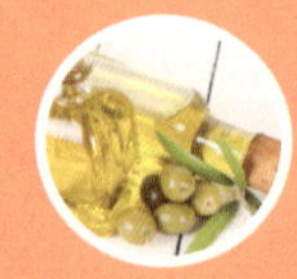

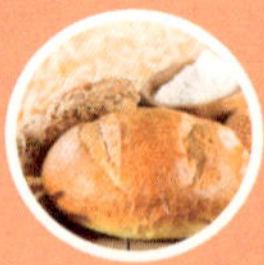

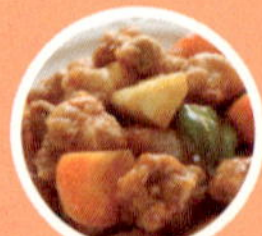

六、老年人的膳食营养指导

我国人口老龄化形势严峻，2013 年我国老年人口总数已经超过 2 亿，老龄化水平达到 14.8%，给公共卫生服务带来了极大的挑战。家有健康的老人是家庭和社会的宝贵财富，是维系大家庭的核心力量。老人的健康状况直接关系到每个家庭的幸福。老人一旦重病缠身则成为家庭和社会的沉重负担。多数老人患有慢性病，老年人为了不成为儿女的负担，也十分关注自己的健康，从各种途径收集偏方、秘诀，结果不但没有达到治病的目的，反而因为偏食、过分控制饮食导致营养不良，如不吃动物性食物导致老年人蛋白质营养不良、少肌症、贫血高发；糖尿病患者过度限制饮食导致低血糖、消瘦、抵抗力低下。

良好的营养、适量运动和积极的心态是预防和延缓慢性病的发生、发展，维护老年人身心健康的基础。了解老年人生理变化、营养需要特点，合理选择食物，帮助老年人了解营养领域的新知识、新观念，并根据现实条件不断改善自己的营养状况，对帮助其拥有一个健康幸福的晚年有重要意义。

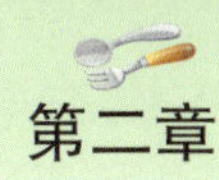

（一）生理特点

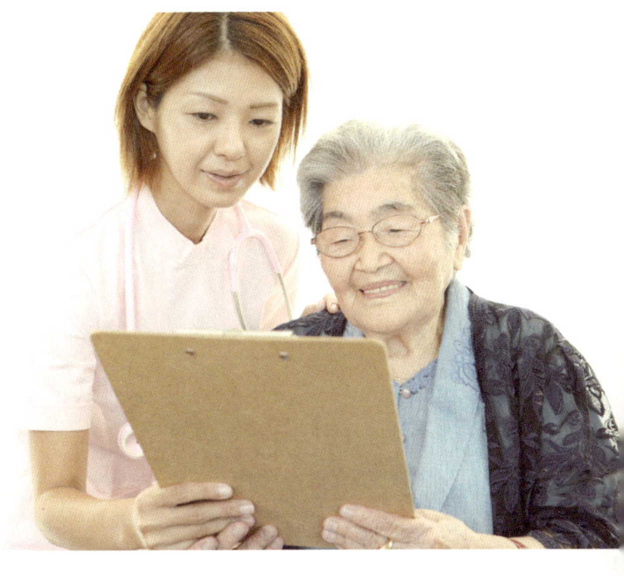

进入老年，人的各个方面都发生了明显变化，了解和正视这些改变是顺应自然、实现健康老龄化的前提。随着体成分的改变，老年人基础代谢率下降，合成代谢降低，分解代谢增高。老年人的体成分、新陈代谢、器官功能等的改变，是一个随年龄增高而缓慢的生理变化过程，这一过程可因疾病及外界因素的影响而加速或延缓。老年人个体差异十分显著，因此加强身体和心理方面的保健对预防各种慢性疾病的发生，以及推迟生理功能老化进程尤为重要。在膳食营养方面的妥善安排与调整亦是重要措施之一。

器官功能及代谢变化

随着年龄的增加，人体脏器功能都有不同程度的减退。

（1）消化系统。老年人舌上味蕾减少，味觉明显减退，对甜、咸味都不敏感，容易导致口重和食欲不佳。牙不健全，牙齿松动、脱落，会影响食物咀嚼，影响老年人摄取食物；唾液分泌减少，胃酸分泌不足，各种消化酶活性下降，影响对食物的水解及消化，将导致各种营养素的吸收率降低。35% 的 60 岁以上老人胃酸降低或无酸，铁吸收障碍。肝体积缩小，血流量减少，肝细胞合成蛋白质的功能减退。肠蠕动缓慢，易患便秘，增加了有害物质在肠内的停留时间。

（2）心、肺、肾功能。老年人心脏功能减退，心率减慢，泵血能力降低 40% ~ 50%，不能承担过重的体力活动。同时由于血管硬化，高血压的患病率远高于其他年龄段人群；调节血压和血容量的压力感受器的生理功能下降，易发生体位性低血压。肺功能减退，容易缺氧；排痰能力下降容易发生肺部

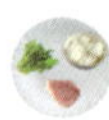

感染。老年人肺活量较壮年时减少 50% ~ 60%。肾脏清除功能降低 40% ~ 50%，容易发生水钠潴留。

（3）视觉器官的功能。老年人眼球晶体弹性降低，眼周肌肉的调节能力减弱，视力减退，易发生白内障、青光眼等眼疾患。

（4）神经系统。老年人脑组织萎缩，脑细胞减少，脑室扩大，血脑屏障功能下降，脑血流量和氧耗量降低，皮层的综合分析能力下降。记忆力、听力下降，反应能力降低，肢体动作不到位，导致老年人易发生意外伤害。睡眠生理时期变化，近期记忆力严重减退，注意力不集中，性格偏执。

（5）免疫系统。伴随老化的进展，免疫功能逐渐降低，老年人对外界刺激、伤害的应变能力下降，对各种疾病更敏感易患，整个机体协调作用和对环境变化适应能力也会减退。细胞免疫功能下降，容易患恶性肿瘤。

（6）骨骼。中老年人骨组织中矿物质减少，特别是钙含量降低导致骨密度降低。一般在 30 ~ 40 岁时人体的骨密度达到峰值，以后随年龄增高逐年下降，老年人易患骨质疏松，骨脆性增加，容易发生骨折。绝经期妇女更是严重。关节软骨损害、变性、软化、弹性丧失、裂碎和脱落，关节外围软骨出现肥厚和增生，使关节腔变狭和不平，骨端变形，导致运动受限。

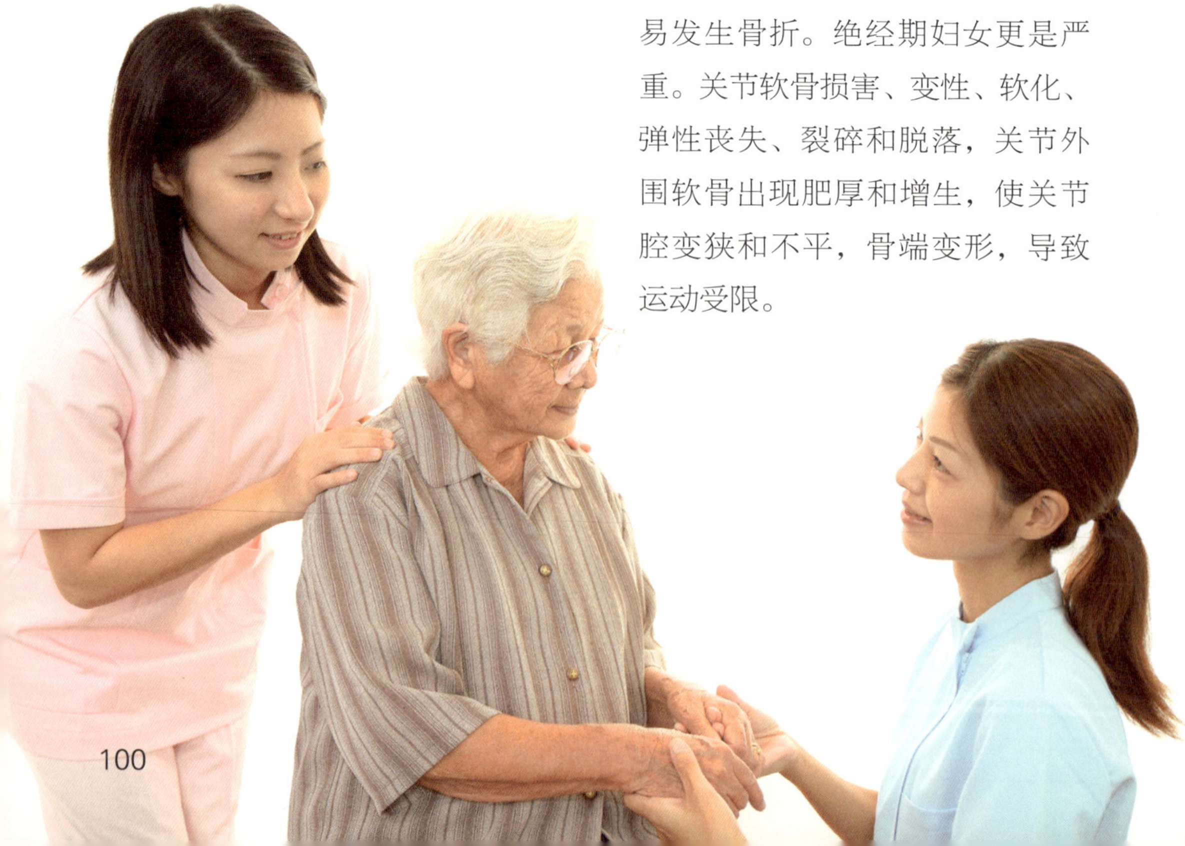

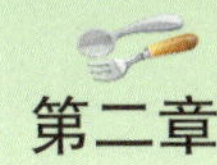

（二）营养需求

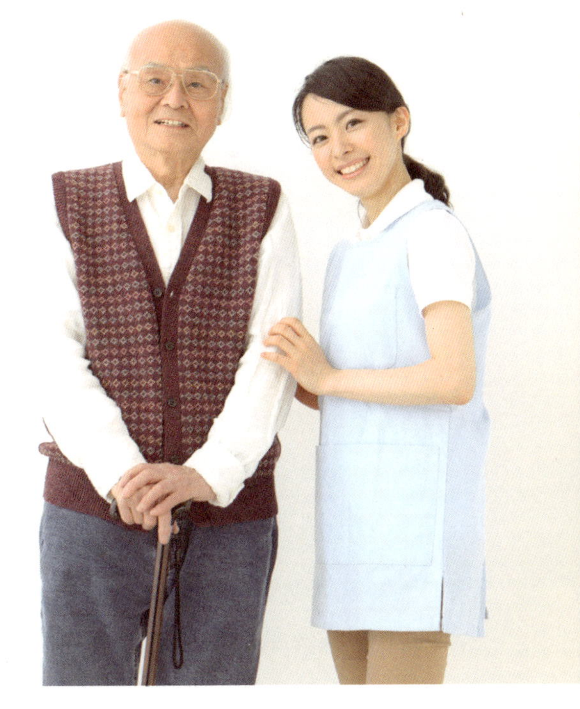

老年人在机体形态和生理功能发生的一系列改变，使得他们对能量、宏量和微量营养素需求产生了很大的变化。老年人营养需求的特点是能量需要量减少，各种营养素需要量却不能减少，有些营养素的需求更高。

能量需求少

老年人由于基础代谢率降低，加之身体活动减少，对能量的需求要少。

蛋白质的质和量要求都高

由于老年人分解代谢大于合成代谢，对蛋白质的需要量更多，以1.0克/日/千克体重以上较为适宜。60千克体重的老年人，每日蛋白质的推荐摄入量约为60克，其中优质蛋白质应占1/3以上。诊断为肌肉减少症的老人，蛋白质的需要量应该达到1.3～1.5克/（日·千克）体重。

脂类要注重品质，控制总量

老年人摄入的脂肪量，按其提供的能量占总能量的20%～25%较为适宜。

复合碳水化合物为主要能量，少用单糖

老年人每天碳水化合物的供给量占总热能的50%～60%比较合适。其中应以多糖（又称复合碳水化合物）为主，有糊精、淀粉、糖原（也称动物淀粉）、纤维素和果胶（谷薯类为其食物来源）。少用单糖（又称为简单碳水化合物，包括葡萄糖、果糖、蔗糖、乳糖、麦芽糖等，水果和糖果含量较多），单糖可被机体直接吸收利用，进食后迅速升高血糖。

某些维生素需要量增加

老年人需要更多的维生素 A、维生素 D、维生素 E、维生素 C、维生素 B_1、维生素 B_2、维生素 B_6、维生素 B_{12} 和叶酸。

钙、铁、锌、硒、钾和镁是老年人容易缺乏矿物质

老年人，特别是绝经期妇女，由于体内激素水平降低，造成机体对钙的吸收减少，骨中的矿物质逐渐丢失，最终可导致骨质疏松。另外，老年人更易发生贫血。锌（Zn）缺乏主要影响老年人中枢神经系统活动和免疫功能，表现为食欲不振、认知行为改变、皮肤改变和免疫功能障碍等；硒（Se）对延缓衰老、预防癌症和心血管等慢性病很有好处；老年人通常喜欢吃煮菜，尤其是高龄老人，菜都煮得很烂，钾（K）和镁（Mg）流失比较严重。此外，很多老年人长期服用有利尿成分的降压药，具有排钾的作用。

因此，中国营养学会 2013 年发布的《中国居民膳食营养素参考摄入量》中提出了老年的营养需要量，详见附录Ⅺ。

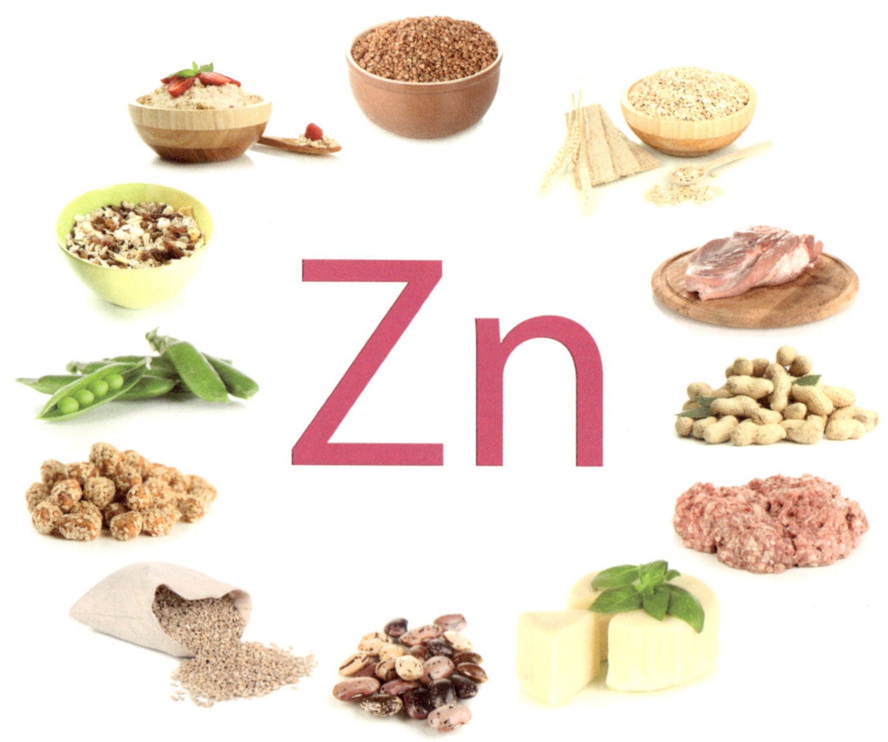

（三）膳食指导

健康老年人膳食指导

老年人的饮食更加需要注重食物多样，适量食用。我国政府对老年人膳食营养问题高度重视，即将发布《老年人膳食指导》行业标准，其主要原则如下：

（1）谷类为主，粗细搭配，适量摄入全谷类食物。保证粮谷类和薯类食物的摄入量。根据身体活动水平不同，男性每日摄入谷类250～300克，女性200～250克，其中全谷类食物或粗粮摄入量每日50～100克，粗细搭配。

（2）常吃鱼、禽、蛋和瘦肉类，保证优质蛋白质供应。平均每日摄入鱼虾及禽肉类食物50～100克，蛋类25～50克，畜肉（瘦）40～50克。保证优质蛋白质占膳食总蛋白质供应量50%及以上。

（3）适量摄入奶类、大豆及其制品。每日应摄入250～300克鲜牛奶或相当量的奶制品。同时每日应摄入30～50克的大豆或相当量的豆制品（如豆浆、豆腐、豆腐干等）。

（4）摄入足量蔬菜、水果，多吃深色蔬菜。保证每日摄入足量的新鲜蔬菜和水果，注意选择种类的多样化，多吃深色的蔬菜以及十字花科蔬菜（白菜、甘蓝、芥菜等）。每日蔬菜摄入推荐量为300～400克，其中深色蔬菜占一半；水果为100～200克。

（5）饮食宜清淡，少油、限盐。平均每日烹调油食用量控制在20～25克，尽量使用多种植物油。减少腌制食品，每日食盐摄入量不超过5克。

（6）主动饮水，以白开水为主。主动、少量多次饮水，以维持机体的正常需求。饮水量应随着年龄的增长有所降低，推荐每日饮水量在1.5～1.7升，以温热的白开水为主。具体饮水量应该根据个人状况调整，在高温或进行中等以上身体活动时，应适当增加饮水量。

（7）如饮酒，应限量。饮酒限量，每日饮用酒的酒精量，男性不超过25克，相当于啤酒750毫升，或葡萄酒250毫升，或38°白酒75克，或高度白酒（38°以上）50克；女性饮用酒的酒精量不超过

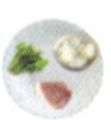

15 克，相当于啤酒 450 毫升，或葡萄酒 150 毫升，或 38° 白酒 50 克。患肝病、肿瘤、心脑血管疾病等老年人不宜饮酒，疾病治疗期间不应饮酒。

（8）食物细软，少量多餐，保证充足食物摄入。食物应细软，切碎煮烂，不宜提供过硬、大块、过脆、骨 / 刺多的食物。尽量多使用蒸、煮等烹调方式。通过烹调加工改变食物的质地和性状，易于咀嚼吞咽。进餐次数宜采用三餐两点制，每餐食物占全天总能量：早餐 20% ~ 25%，上午加餐 5% ~ 10%，午餐 30% ~ 35%，下午加餐 5% ~ 10%，晚餐 25% ~ 30%。保证充足的食物摄入，每日非液体食物摄入总量不少于 800 克。

（9）愉快进餐、饭菜新鲜卫生。营造温馨愉快的进餐环境和氛围，助餐点和养老院的老年人应集中用餐。需要时由家人、养护人员辅助或陪伴进餐。食物新鲜卫生。

（10）合理补充营养，预防营养不足。膳食摄入不足时，合理使用营养补充剂。对于存在营养不良或营养风险的老年人，在临床营养师或医生指导下，选用合适的特殊医学用途配方食品（医用食品），每日 1 ~ 2 次，每次提供能量 200 ~ 300 千卡、蛋白质 10 ~ 12 克。

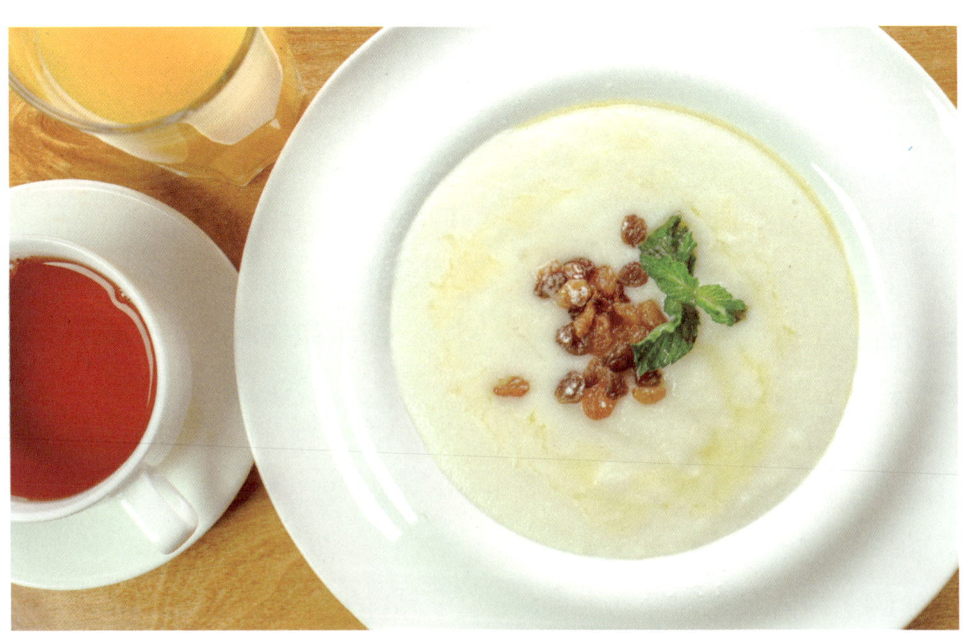

老年人膳食营养常见误区

老年人由于消化吸收、合成代谢减退，需要更好的营养才能延缓机体的退化。然而，很多老人认识上存在很多的误区，导致严重营养不良。

误区 1：老年人吃纯素食

很多老年人错误地认为，素食最健康，因此采用纯素食，肉鱼蛋奶统统不沾，结果导致老年人蛋白质不足。纯素食不是不可以搭配出平衡膳食，但老年人由于牙口不行，各种豆类、坚果基本吃不动，加上胃肠道功能差、胃口差，更难以获得充足的食物。鱼、禽、蛋和瘦肉均属于动物性食物，是人类优质蛋白、脂类、脂溶性维生素、B 族维生素和矿物质的良好来源，是平衡膳食的重要组成部分。动物性食物中蛋白质不仅含量高，而且氨基酸组成更适合人体需要，尤其富含赖氨酸和蛋氨酸，如与谷类或豆类食物搭配食用，可明显发挥蛋白质互补作用；鱼类脂肪含量一般较低，且含有较多的多不饱和脂肪酸，对预防血脂异常和心脑血管疾病有一定作用。禽类脂肪含量也较低，且不饱和脂肪酸含量较高，其脂肪酸组成也优于畜类脂肪。蛋类富含优质蛋白质，各种营养成分比较齐全，是很经济的优质蛋白质来源。因此，根据老年人的营养需求特点，尽量不要采取纯素食。

误区 2：油脂越少越好

不少老人对油脂十分抗拒，做饭做菜一滴油都不放，这也是不正确的。脂肪是人体能量的重要来源，可提供必需脂肪酸。同时是脂溶性维生素的溶剂，维生素 E、维生素 A、维生素 D、维生素 K 的消化吸收需要油脂，因此，建议老人除了食物本身含有的脂肪外，每天烹调油摄入量 20 ~ 25 克为宜，总脂肪每天平均 60 克左右是适宜的，过高过低均不利于健康。

误区 3：粗粮多多益善

许多老人听说粗杂粮有益健康，天天顿顿粗杂粮，结果有的胀肚拉稀、消化不良，有的粗纤维太多反而引起便秘，严重的可因粪团排不出去导致肠梗阻。

误区 4：夜间加餐有害健康

有些老年人对号入座，错误地把对中年人的膳食指导用到了自己身上，晚饭以后绝对不再进食。事实上，由于老年人胃容量小，消化能力弱，血糖波动大，更适合于少量多餐的膳食安排。尤其是糖尿病患者，更需要在睡觉前 1 个小时左右加吃一点东西，这样既可以在晚餐时少吃一点，降低餐后血糖，又可以避免夜间低血糖，使老人能安安稳稳入睡。

误区 5：老年人越瘦越健康

中国有句老话："有钱难买老来瘦"，被老年人奉为经典。事实证明这句老话是错的。美国、英国的历时几十年的队列研究证明：老年人稍胖一点更长寿。当老年人的 BMI 值在正常体重范围内偏高的一侧，即 21 ~ 24 千克 / 米 ^{2} 时从预防慢性病的角度是最理想的，从长寿的角度出发老年人 BMI 只要不超过 27 千克 / 米 ^{2} 就可以。这样的微胖老人骨密度较高，抗打击能力强，一旦发生疾病康复能力强，死亡率较低。老年人过于消瘦常常意味着人体最大的代谢组织——肌肉减少，严重时被称为少肌症，这样的老人常常很衰弱，容易发生感染性疾病，如肺炎、泌尿系统感染等，得病后病程长、康复慢。同时，由于缺乏肌肉的保护，老年人容易跌倒，发生骨折。因此，提倡老年人体重应维持在正常的上限，不能太瘦。

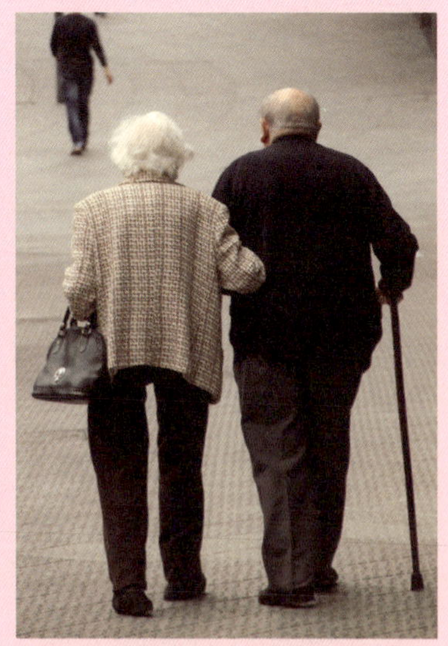

一周食谱安排举例 1

	早餐	加餐	午餐	加餐	晚餐
周一	豆浆，包子（菜肉）	桃	二米饭（大米、小米），清蒸鱼（无刺），香菇菜心，冬瓜汤	酸奶	鸡蛋茴香饺子白菜拌豆腐丝
周二	牛奶冲麦片，茶叶蛋	苹果	杂粮饭（大米、燕麦米、高粱米、紫米），肉片鲜蘑黄瓜，香干芹菜配木耳胡萝卜花生米	酸奶	打卤面（荞麦面条），鸡丝青椒
周三	赤豆莲子粥，鸡蛋，发糕	猕猴桃	紫米馒头，氽丸子小白菜，牛肉丝炒葱头	酸奶	肉卷，玉米粥，西红柿鸡蛋，豆腐干蒿子秆
周四	低脂奶，面包加鸡蛋	梨	红豆饭，炖肉山药，肉片莴笋	酸奶	发面饼，红枣核桃豆粥，炖鲳鱼，芹菜豆腐干
周五	豆腐脑，茶叶蛋，烧饼	樱桃	小窝头，虾仁西蓝花，芦笋杏鲍菇	酸奶	荠菜肉馄饨，百合南瓜
周六	牛奶冲核桃芝麻，面包，五香小豆干	杧果	烩米粉，鸡蛋菠菜木耳，肉丝豇豆	酸奶	包子，芋艿炖鸭，拌生菜
周日	桂圆百合山药粥，鸡蛋，金银卷	蓝莓	南瓜馒头，炖排骨山药，芥蓝菜	酸奶	炒猫耳朵（虾仁、黄瓜、胡萝卜、木耳），紫米粥

一周食谱安排举例 2

	早餐	加餐	午餐	加餐	晚餐	加餐
周一	低脂奶冲麦片	蒸蛋羹，面包	虾仁菠菜面	苹果	红豆粥，肉末西葫芦	酸奶
周二	豆腐脑，发糕	低脂奶冲藕粉	菜肉馄饨	柑橘	鱼片生菜粥	酸奶
周三	低脂奶，面包	枣泥羹	丝瓜面条肉末豆腐	橘子	小米粥，鸡蛋西红柿	酸奶

续表

	早餐	加餐	午餐	加餐	晚餐	加餐
周四	豆浆，金银卷	杏仁豆腐	花卷，冬瓜氽丸子	草莓	发面饼 蒸鱼，虾皮小白菜汤	酸奶
周五	低脂奶麦片	蒸蛋羹	肉菜饺子	梨	肉末小白菜面片	酸奶
周六	低脂奶冲玉米糊	芝麻糊	西蓝花胡萝卜，鸡片粥	香蕉	香菇油菜虾仁面条	酸奶
周日	低脂奶，三明治	藕粉	南瓜馒头，虾仁豆腐，紫菜汤	柚子	鸡蛋菠菜面片	酸奶

老年痴呆的膳食指导

老年痴呆是一组病因未明的原发性退行性脑变性疾病，中国是老年痴呆的高发国家之一。患老年痴呆的老人由于智力进行性下降，生活没有质量，成为儿女和社会的负担。到目前为止，老年痴呆还缺乏有效的治疗手段，预防是最重要的手段。

从膳食营养的角度，许多膳食因素可能增加或减少痴呆发病的风险。长期营养不良、贫血导致神经、血管慢性损害，某些微量营养素（维生素、微量元素）缺乏导致细胞过氧化损害，是老年痴呆可能危险因素；中年期肥胖可能与发生老年痴呆有关。队列研究显示，坚持地中海饮食可能降低认知下降和痴呆症的风险。因此，从预防老年痴呆的角度，我们应该把注意力更集中到纠正营养不良、倡导地中海膳食、增加抗氧化、控制血糖血压来达到预防老年痴呆的目的。

地中海式饮食模式是以意大利南部、希腊的大部分地区，尤其是克利特岛的居民膳食结构为基础，并辅以规律的体育锻炼。该膳食结构的优点很多，最引人注目的是饱和脂肪酸的摄入量很低，而单不饱和脂肪酸和膳食纤维的摄入量很高，可能有益于预防老年痴呆的膳食结构。按照地中海式饮食模式，结合中国的食物供给情况及饮食习惯，下列膳食结构可能有益于预防老年痴呆，尽早成健康的饮食习惯至关重要：

（1）坚持食物多样，谷类为主。每天吃 20 种以上食物，包括 2 种以上水果、5 种以上蔬菜（最好包含不同类别蔬菜：叶菜如菠菜、白菜；苔类如蒜苗、韭菜薹；茄果类如茄子、柿子椒；瓜类如黄瓜、冬瓜；根茎类如莴笋、萝卜、土豆；菌藻类如香菇、木耳、蘑菇）、2 ~ 3 种全谷类粮食、1 种以上豆类和多种混合坚果仁，全面获取营养。

（2）控制脂肪总量，改善脂肪结构。脂肪提供能量占膳食总能量比值在 25% ~ 30%，饱和脂肪只占 7% ~ 8%。烹调油总量每天约 20 克，尽量选择优质烹调油。橄榄油、茶油、玉米胚芽油、紫苏籽油、葡萄籽油、火麻仁油的脂肪酸更有利于健康，可在膳食中适当选用，尤其适用于制作凉拌菜。

（3）每天食用适量奶及奶制品、豆及豆制品。每天喝奶 200 ~ 300 克；有条件应常吃奶酪，每天 15 ~ 20 克为宜；常吃大豆及制品，相当于 200 克浓豆浆 /100 克豆腐 /50 克干豆腐 /20 克炖黄豆。

（4）肉类食物（禽畜肉类、鱼虾类）以鱼、禽肉为主，每周食用 100 ~ 150 克；蛋类一周 3 ~ 7 个为宜。深海鱼富含蛋白质、DHA 和 EPA，贝类富含牛磺酸，可有益智作用，有条件可经常食用。

（5）喝足量的水。白开水和茶水是最好的饮料，每天喝 5 杯以上；适量喝咖啡有益脑健康，每天不超过 3 杯；不喝或少喝碳酸饮料。

（6）尽量少吃精制糖。老年人无论是否有糖尿病，对血糖的调节能量都有所下降，应尽量减少精制糖和含糖饮料。

（7）常食含有抗氧化、抗衰老功能的食物。

❶ 富含维生素 C、黄酮、类胡萝卜素、番茄红素、花色素、多糖和多酚类的食物；

❷ 合理使用各种辛香料：葱、姜、蒜、桂皮、大料、花椒、辣椒、胡椒、豆蔻、姜黄、咖喱等调味品中含有大量有益的植物化合物，既可增加食物风味、增强食欲；

❸ 合理使用药食两用原料：人参、西洋参、党参、枸杞、灵芝、黄芪、当归、山药、茯苓等传统滋补药以证明具有抗衰老、抗氧化、增强免疫力的功能，可在医生的指导下合理使用，应按要求达到有效剂量并长期坚持，对预防老年痴呆

可能有一定的作用。

失智老人自我生活能力逐步下降，原有的饮食规律有所改变，特别是晚期，卧床不起，生活完全不能自理。有的患者由于语言交流等困难，家属照料太注重补充营养而造成营养过剩；而有的患者又因缺乏周到的照顾或饮食失衡而导致营养不足。殊不知营养过剩或营养不良都会进一步加速老年痴呆病情的发展。因此，在失智老人对食物的摄入、吸收都有一定困难的情况下，正确合理安排好膳食营养更显得十分重要。

（1）轻度失智老人营养安排。轻度失智老人大多生活都能自理，但记忆力减退，特别表现在近记忆减退，患者大都能进食，常常表现出贪吃的症状，且食欲旺盛，容易饥饿。易引起代谢性疾病，如糖尿病、高血压、高脂血症等。轻度失智老人此阶段补充营养的原则保持营养摄入均衡，以延缓痴呆的病理发展，能维持各器官，组织的正常功能，预防慢性病的发生。

其营养安排原则为：控制总能量，维持正常体重； 保证蛋白质供给；减少脂肪的供给；补充卵磷脂；减少精制糖类食品；增加维生素摄入：维生素 C 和维生素 E 为天然抗氧化、抗衰老的保护剂。B 族维生素参与各种营养生化代谢，是多种重要的能量代谢酶类的辅酶，均应增加供给量；补充叶酸和维生素 B_{12}；减少钠盐摄入，增加钙、铁、锌的供给，减少铝的摄入；戒烟限酒。

其膳食安排原则为：尽量保持老人平时的饮食习惯，一日三餐应定时、定量，避免饮食过度或不足。食物多样化，至少包括主食、蛋白质类食物、蔬菜水果等保证营养供应。根据老人口味，进行膳食搭配和烹调，烹调方法以蒸、煮、炖、汆、涮等少油少糖方法为主，少选用炸、熏、烤等方法。在烹调上多翻花样，以保证良好食欲。多选择一些适合老人特点的易咀嚼、易吞咽、清淡易消化的食品。失智老人进餐时应安排专人照料，但鼓励老人自己进食。饮用的食品、汤水或茶水，冷热适宜，温度不可太高，以免烫伤。在食物选择上应注意：

适量的主食：包括米、面、粗杂粮（燕麦、荞麦、莜麦、小米、高粱、玉米、红豆、绿豆等），以

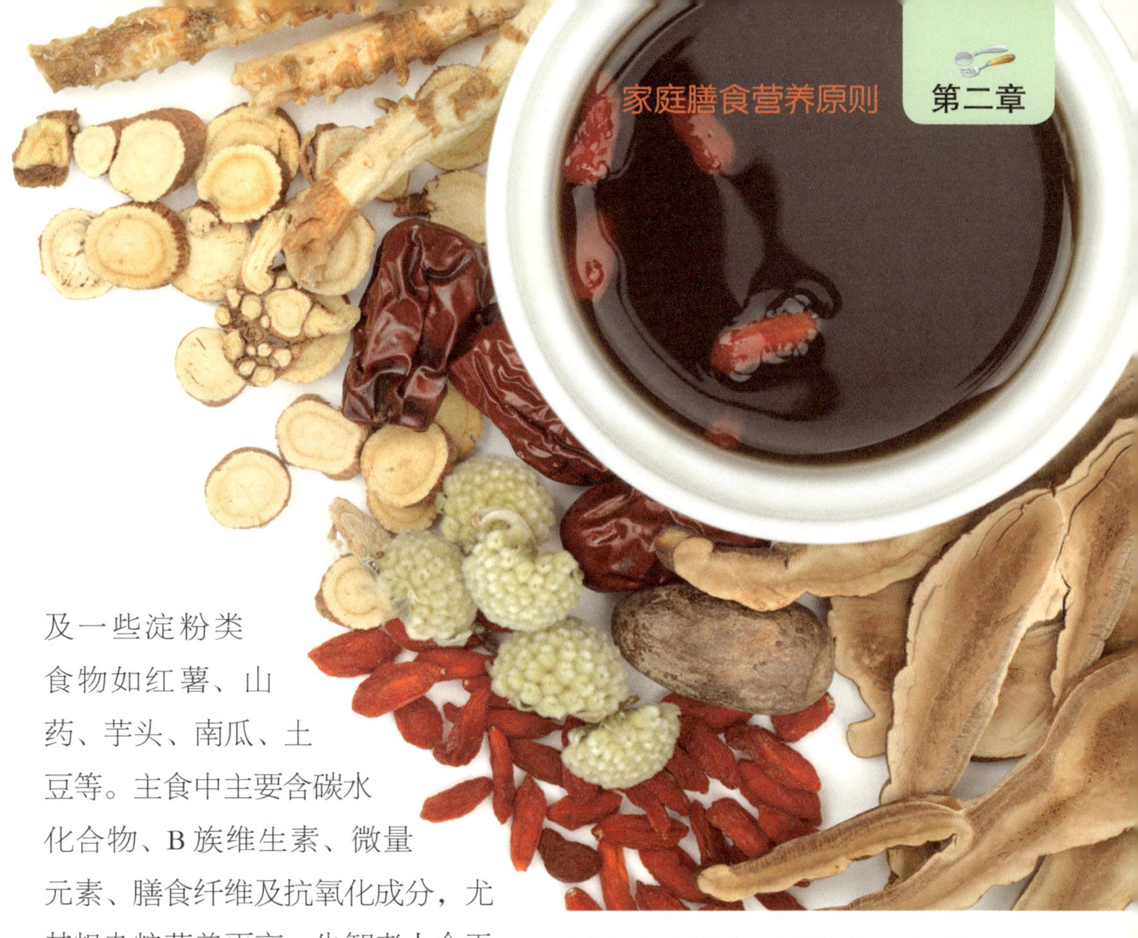

及一些淀粉类食物如红薯、山药、芋头、南瓜、土豆等。主食中主要含碳水化合物、B族维生素、微量元素、膳食纤维及抗氧化成分，尤其粗杂粮营养更高。失智老人全天主食的量可根据自己的活动量食用200～300克，其中一半最好是粗杂粮。建议粗细搭配、食物多样化。少选用油炸或含有精制糖的主食。

适量的蛋白质类食物：包括蛋类、奶类、鱼虾类、瘦肉类。蛋黄中含有丰富的卵磷脂、叶酸、维生素 B_{12} 和铁，非常适合失智老人食用，建议每天食用1个鸡蛋。奶类食品是最好的补钙食品，每天至少食用1袋牛奶(250毫升左右)，酸奶更好消化吸收，还含有对人体有益的益生菌。如有高脂血症可适当选择低脂奶或脱脂奶。鱼类肉质细嫩，易消化吸收，还含有丰富的必需脂肪酸，尤其富含ω-3多不饱和脂肪酸，可延缓认知功能减退，失智老人每周应食用1～2次鱼类食物，尤其深海鱼，每次100～150克。海产品虾和贝类富含锌，失智老人也应适量食用，延缓老年痴呆的进展。肉类包括鸡鸭等禽类肉和牛羊猪肉等红肉，红肉含铁丰富且易于消化吸收，还含有丰富的维生素 B_{12}，不可绝对禁止，也不可过多摄入，建议每天食用100～150克。

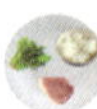

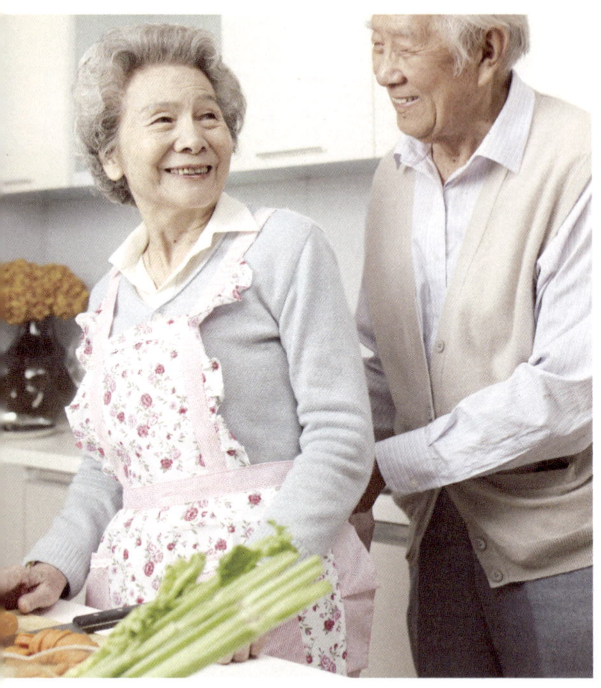

必需的大豆及其制品：失智老人应适当增加大豆及其制品的摄入，如豆浆、豆腐脑、豆腐、豆腐丝等制品，对治疗与老年性痴呆密切相关的疾病如心脑血管疾病、高血压、高脂血症、糖尿病等有重要作用。

丰富的蔬菜和水果：研究已经证明，老年性痴呆的发生与人体内发生的过氧化损伤脑神经细胞有关。蔬菜和水果中含有丰富的维生素和微量元素以及一些抗氧化物质，例如蔬菜和水果中的维生素 C、胡萝卜素、番茄红素以及一些多酚类物质具有很强的抗氧化作用，能够清除体内自由基，防治老年痴呆。因此，非常鼓励老年人多食用新鲜蔬菜和水果，尤其是绿叶菜、菌类、红黄色蔬菜水果。

烹调油选用植物油，每天不超过 25 克。盐每天不超过 6 克（酱油中的盐也要计算在内，一般 5 毫升酱油含 1 克盐）。少选用精制糖类。失智老人每天推荐 25 克硬果类食物如核桃、花生、瓜子、榛子、杏仁等。

（2）中度失智老人膳食安排。中度失智老人自理能力差，自我控制能力下降，认知功能障碍较为明显，同时注意力和执行功能的进行性下降，导致自主进餐的能力下降，逐渐出现挑食、偏食、食欲减退、进食不专心、口味异常等，失智老人食欲下降和拒绝进食的现象时有发生，有的失智老人还会出现吞咽困难。这些都会影响能量和各种营养素的摄取、吸收和利用，很容易出现体重下降、营养不良。体重下降，营养不良是失智老人最常见的问题，可以加速病程的进展。

中度失智老人补充营养的原则是保持营养摄入均衡，给予合理营养支持，此时的食物应细软易消化，易吞咽。忌用大块、带骨刺和坚硬的食物，少食多餐，并有人帮助其进食，但仍鼓励自行进食，速度要慢，不可催促，以防噎食。每日进餐六次。必要时配备肠内营养制剂以供营养补充。还应根据不同原因的进食困难有针对性的处理。

失智老人出现吞咽困难，照护人应注意以下几点：失智老人出现吞咽困难，要积极进行吞咽功能康复训练，功能训练越早效果越好。尽可能给患者易吞咽的食物，避免进食汤类及干硬食物。可将食物做成糊状，如蛋羹、藕粉、牛奶麦片糊、米糊、肉蓉菜蓉粥、果泥羹等，既便于咽下，又不容易呛入气管。进食速度不宜过快，并减少每次的进食量。进食后不宜立即平卧，应保持坐位或半卧位30分钟以上。禁吃刺激性食物，禁止饮酒和吸烟。

(3)重度失智老人膳食安排。 重度失智老人由于记忆损害、认知功能下降和活动功能受限等往往生活不能自理，特别表现在进食和吞咽困难，饮食不当容易发生意外，严重影响机体的营养状态，这一阶段的饮食以进食糊状饮食或管饲来提供营养，建议失智老人家属咨询营养门诊，根据失智老人具体情况安排个体化的营养支持方案，以下配方仅供参考：

糊状食物：

早餐：牛奶冲麦片糊。

加餐：蛋羹

午餐：肉蓉菜蓉米糊

加餐：果泥羹

晚餐：虾蓉西红柿面糊

加餐：酸奶

自制匀浆膳食：

将每天所需食物加工制熟后加适量液体用食物处理机打成浓稠度适当的液体后喂服或管饲。配方举例：米饭200克，鸡蛋1个，番茄150克，胡萝卜150克，牛奶500毫升，猪肉50克，豆腐50克，适量盐、食用油、多种维生素矿物质1片，加水至1 000毫升。

特殊医学用途食品商业配方：

根据自身条件，购买市场上整蛋白型营养或全营养制剂，包括能全素、佳膳、安素、配方匀浆膳等，在营养师指导下食用或管饲，可部分或全部替代家庭制作的糊状食品和匀浆膳。

（4）失能老人膳食安排。丧失生活自理能力的老人称为“失能老人”。按照国际通行标准分析，吃饭、穿衣、上下床、上厕所、室内走动、洗澡6项指标，一到两项“做不了”的，定义为“轻度失能”，三到四项“做不了”的定义为“中度失能”，五到六项“做不了”的定义为“重度失能”（完全失能老人）。

失能老人在营养需求上应注意在适当控制总热量基础上，每天食物按1 600千卡能量设计，满足各种蛋白质、维生素、矿物质和膳食纤维摄入，同时要提供充足的水。

失能老人在膳食安排上应：

❶ 根据老人的情况设定餐食次数，管饲或一次进食量少的要采用少量多次提供食物的方式。无法进食固体食物时应用家用食品加工机将食物制成食糜或糊状食品，制作方式参考失智老人膳食。

❷ 尽量做到食物多样化，至少包括主食、蛋白质类食物、蔬菜水果等保证营养供应。主食粗细搭配，米、面和1/3粗杂粮（燕麦、荞麦、莜麦、小米等），以及一些淀粉类食物如土豆、红薯、山药等，膳食纤维要适量，以免增加护理困难。适量动物性食物，提供优质蛋白质：满足每天100克左右的肉（瘦肉、鱼、禽肉）、1个蛋，1～2杯奶（牛奶或酸奶250～500毫升）。大豆及其制品：大豆包括黄豆、青豆和黑豆，大豆类食物不含胆固醇，应适当增加大豆及其制品的摄入，如豆浆、豆腐脑、豆腐、豆腐丝等制品。蔬菜：尽量选择选择粗纤维少的蔬菜，使食物易于咀嚼和吞咽。烹调油选用植物油，每天不超过25克。盐每天不超过5克， 少选用精制糖类。

❸ 根据老人口味，进行膳食搭配和烹调，烹调方法以蒸、煮、炖、氽、涮等少油少糖方法为主，少选用炸、熏、烤等方法。在烹调上多翻花样，以保证良好食欲。

❹ 多选择一些适合老人特点的易咀嚼、易吞咽、清淡易消化的食品。

❺ 失能老人进餐时应安排专人照料，但鼓励老人自己进食。

❻ 饮用的食品、汤水或茶水，冷热适宜，温度不可太高，以免烫伤。

第三章

家庭膳食备制要点

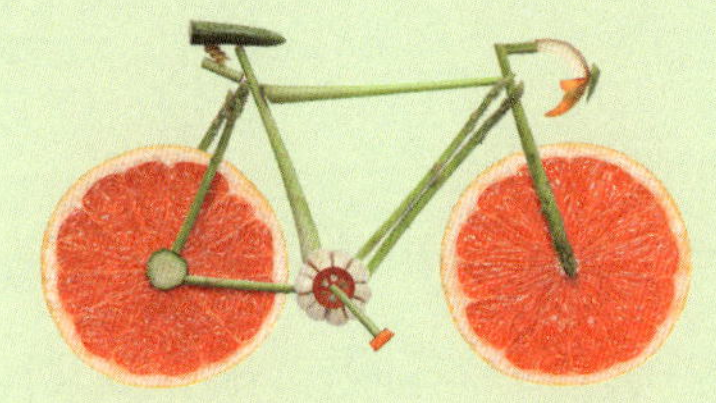

“从市场到餐桌”，家庭膳食的准备和制作涵盖了食物采购、储藏、处理和烹饪四道工序。大到食谱的制定原则，小到食品包装上的营养标签怎么看，都涵盖了大量信息。上一章解决了家庭膳食“吃什么”的问题，本章将重点解决家庭膳食“怎样做”的问题。同时，家庭就餐还要注意就餐环境的布置以及良好习惯的培养，而在外就餐也越来越成为一个普遍的饮食行为，这些都越来越影响家庭成员的营养和健康。

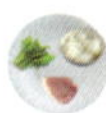

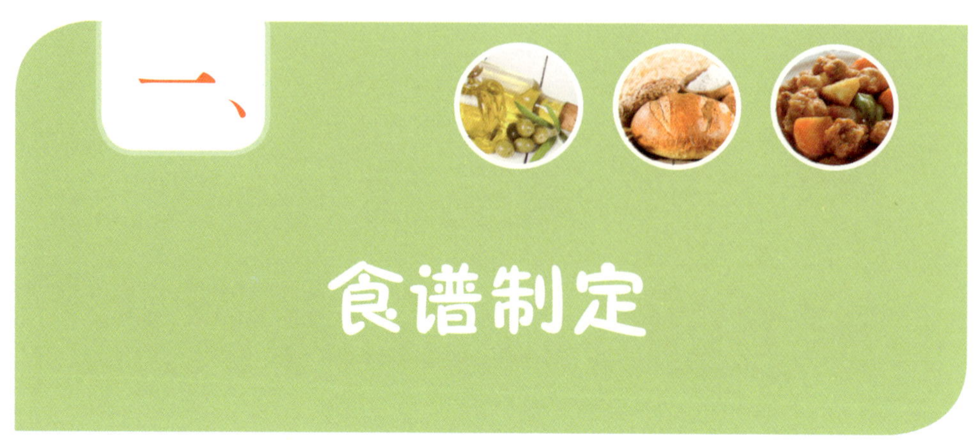

一、食谱制定

家庭可以结合各地的饮食习惯和季节特点，制定出适宜的家庭食谱，做到食物多样均衡。通常可以制作简化食谱，说明食物种类。如果有食物分析软件，可以制作带量食谱，进一步说明各种食物的重量。

（一）食谱制定方法

我国幅员辽阔，各地饮食特点差别很大，只有充分利用当地食物资源、结合各地不同的饮食习惯和季节特点，才能制定出适宜的家庭食谱。例如，生活在牧区的家庭可充分利用奶资源、适当提高蛋白质摄取量；山区的家庭可利用鸡蛋以及花生、核桃等食物提高蛋白质摄入。

食谱制定原则

（1）依据家庭的经济条件。经济收入比较低的家庭，设计食谱时可适当减少肉类或奶类的食用量，增加既经济实惠、营养价值又高的豆类及豆制品、蛋类的摄入，以保证家庭成员的优质蛋白质摄入。经济条件比较好的家庭，设计食谱时可以进一步丰富动物性食物的品种，如鱼禽畜肉或牛奶等。

（2）依据当地的食物特点和饮食习惯。在均衡营养的前提下，要根据当地食物种类和家庭成员的饮食习惯，因地制宜地制定食谱，如西北地区习惯吃面食，渔区水产品比较丰富，华北地区常吃馅类面食，而西南地区则习惯在早餐吃小包子、馄饨等。如果食谱不符合家庭的饮食习惯，则不具备可行性，将很难达到改善营养状况的初衷。

（3）依据家庭成员的营养状况。对于营养不良或瘦弱的家庭成员，应增加蛋类、鱼禽畜类、豆类及其制品的摄入。如果家庭成员存在某些微量营养素摄入不足时，应调整食物种类，增加富含这些微量营养素的食物。对于超重／肥胖的家庭成员，要适当减少油脂或动物性食物，而增加新鲜蔬菜水果的摄入。

（4）依据季节特点。不同季节出产的食物不同，特别是蔬菜水果，家庭设计食谱时最好选择当季供应的、新鲜的蔬菜水果。一方面应季的蔬菜水果经济便宜，另一方面时令的蔬菜水果也减少了长期储存带来的营养成分流失。

食谱的制作步骤

科学营养的家庭食谱制定通常以周为单位。首先，列出每天计划吃的食物名称和配料，称为简化食谱。食物品种要尽量丰富，每日食物种类要包含谷薯类、蔬菜、肉蛋鱼类、豆类或奶类及植物油五大种类，适当搭配水果。食物多样化，既要做到膳食结构合理，保证提供营养素种类齐全、含量充足，又要兼顾食物的色、香、味，做到易于消化、卫生安全。

家庭食谱应尽量为带量食谱，即包含各种食物的重量。尽量做到平均每天各种食物的摄入量达到《中国居民膳食指南》中推荐的各年龄段摄入量。食谱制作过程中也要考虑到各家庭成员在外就餐的食物种类和量，在家庭食物供给中及时调整补充，丰富食物的品种，使每个人都做到均衡膳食。

最后，有条件的家庭也可以通过软件或网络客户端，根据带量食谱计算出营养素含量，跟推荐的标准进行比较，及时调整食物种类和量，更加精确地达到均衡营养。

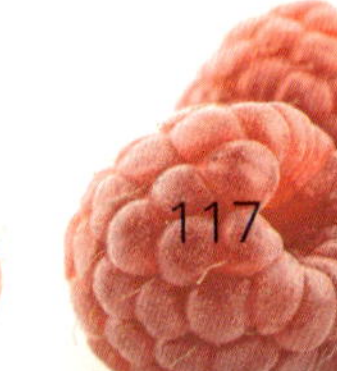

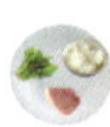

食谱的制定要求

为保证营养全面、均衡、适量，家庭食谱的食物种类应该丰富，食物的量应满足所有家庭成员的需要，做到三餐分布合理。

（1）食物量要适宜

各类食物建议量。不同年龄段家庭成员的生长发育要求、生理特点和运动量不同，需要的食物量有所不同。平均每天各类食物的建议量参考“中国居民膳食平衡宝塔”的要求范围（“中国居民膳食平衡宝塔”食物建议量均为生重，食谱中的各种食物的重量通常按照食物的可食部计算），这是制作食谱的基本要求。

营养素摄入量。食物要满足所有家庭成员对能量、蛋白质（尤其是优质蛋白质）、维生素和矿物质等营养素的需要，同时含有比例适宜的脂肪和碳水化合物，这需要采用专门软件进行计算。如果家中有儿童，他们的蛋白质中应该有一半以上来源于肉、蛋、奶等动物性食物或大豆及其制品的优质蛋白质，才能满足他们成长需要。通常情况下，每个家庭成员每天的能量可达到建议量的 90% ~ 100%；其他营养素可以以周为单位，平均每天摄入量达到建议量的 80% 以上。

（2）三餐食物分配要合理。为家庭成员准备的食物要按一定的比例分配到一日三餐中，做到三餐定时、定量，早餐、午餐和晚餐的能量和食物量比例基本达到全天的 25% ~ 30%、30% ~ 40%、30% ~ 40%。每一餐的食物品种都应该做到比较丰富。

对于生长发育比较迅速的儿童少年和家庭中的特殊个体（如孕妇），除三餐以外，家庭食谱中要合理地预留一部分食物作为零食，可以选择新鲜的蔬菜水果（如苹果、西红柿）、奶及奶制品及坚果（如瓜子、花生）等。

需要强调的是，一日三餐不得以糕点、甜食、方便面和零食取代主、副食。

（3）食物选择多样化。做到食物多样化，改善食物的色香味，才能保证各类营养素的充足摄入。在保证谷薯类、动物性食物、大豆及制品、蔬菜水果等各类食物都有的情况下，根据当地当季食物，在每类食物中进行不同品种的调换。

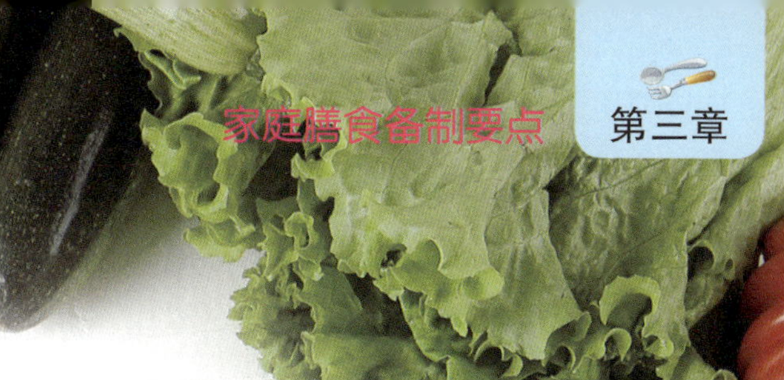

同时，菜肴的制作方法也应结合当地的饮食习惯，选择健康的烹调方式。

❶ 主食。经常更换主食品种，避免长期吃一种主食。可以选择大米和面粉，并在其中适当搭配粗杂粮和薯类。粗杂粮包括黑米、玉米面、小米、燕麦、荞麦、高粱米等，以及红豆、绿豆等杂豆。通常，粗杂粮可以同面粉或大米基本等量替换。需要注意的是，新鲜薯类按照所含能量折合时，100 克红薯或 120 克土豆提供的能量相当于 30 克谷类提供的能量。

蒸米饭时可以适当添加玉米、红薯、南瓜、红豆、杂豆、小米、豇豆或者芝麻等。煮粥时可以大米、小米、高粱米为基础，添加红豆、绿豆、杂豆、葡萄干等，或蔬菜、肉末等。煮面条或米粉时可以适当加些新鲜蔬菜。这样，既可以丰富食物种类，也可以实现蛋白质互补效果。

❷ 蔬菜。绿色、橙色和紫色等深色蔬菜所含的维生素和矿物质更为丰富，食谱中要保证每天的蔬菜一半以上是新鲜的深色蔬菜。经常搭配一些海带、蘑菇、木耳等菌藻类来丰富蔬菜的品种。争取达到每天 3 种以上、每周 7 种以上新鲜蔬菜，少吃腌菜或咸菜。

冬季新鲜蔬菜较少时，可以每周提供两次以上的豆芽、胡萝卜、白萝卜、海带；或者把价格较高的绿色蔬菜与白菜、土豆等大众蔬菜搭配。

❸ 蛋类。根据当地的情况选择适合的蛋类，鸡蛋、鸭蛋、鹅蛋、鹌鹑蛋等蛋类可进行等量替换。

对于儿童青少年来说，每天可以吃一个鸡蛋。烹调方式尽量多样，如煮鸡蛋、煎鸡蛋、蒸鸡蛋羹等，也可以配炒其他蔬菜，如西红柿炒鸡蛋、青椒炒鸡蛋等。对于老人或存在心血管疾病的人群，如果动物性食品摄入比较多，要适当控制蛋类的食用量。

❹ 大豆及其豆制品。大豆及其制品是具有中国传统特色的食品，也是优质蛋白质的重要来源，每天应有不同品种的豆制品，如豆腐、豆腐干、豆腐皮、豆浆、豆腐脑或煮黄豆等。

按照蛋白质含量相当的原则，大豆和各种豆制品替换比例如下：50 克干黄豆 =250 克豆腐 =125 克豆腐干 =37 克腐竹 =880 克豆腐脑 =800 毫升豆浆（两大杯）。

❺ 禽畜肉。可以在猪肉、牛肉、羊肉、鸡肉之间等量互相替换。肉类应以瘦肉为主，有条件的地区可以吃鱼虾。根据各地饮食习惯和食物资源，每周食谱中可以有一次动物肝脏，如猪肝、羊肝、鸡肝等，每人每次 25 克左右。

少数民族或信奉伊斯兰教地区的食谱中采用牛羊肉代替猪肉。

烹调方式可以采用肉丝、肉丁、炖肉、炖排骨或丸子等多种形式。

❻ 奶及奶制品。食谱中尽量提供足量的鲜奶、酸奶或奶粉等奶制品，用于改善钙营养状况。

经济条件有限的地区，可以考虑用其他含钙丰富的食物替换，如虾皮、海带、紫菜等海产品，或花生、芝麻酱等坚果及其制品。按照钙含量基本相当的原则，100 克鲜奶相当于 15 克奶粉或 10 克虾皮。

乳饮料或乳酸饮料的营养价值比较低，只能偶尔饮用，不能代替鲜奶或酸奶。

❼ 坚果。每周应适当吃些坚果。例如，每周吃 1 ～ 2 次花生米，可以作为配菜的一部分，或零食的组成部分。

❽ 水果。每人每天 200 克左右的水果。以本地生产的应季新鲜水果为主。

❾ 其他注意事项。食物烹制应该比较清淡，每人每日的食盐摄入量不超过 6 克，如果烹调过程中使用酱油、酱等调料，或食用腊肉、咸肉或咸菜等食品时，要适当减少食盐的用量。

油脂以植物油为主，尽量少用或不用动物油，尽量食用多种植物油。

有需要的家庭，可以采用维生素 A 强化油、铁强化酱油或营养强化面粉等强化食品，尤其在冬季新鲜蔬菜较少的季节。国内外许多经验证明，使用营养强化食品是改善微量营养素缺乏的有效措施之一。

（二）家庭食谱举例

简化食谱

有条件的家庭可以提前制定几天的食谱，食物尽量多样，营养更加均衡，口味富于变化。通常每顿饭要有粮谷类作为主食，蔬菜、肉类、豆制品作为配菜。可以把奶类作为早餐的一部分，或者作为零食的一部分。水果和坚果可以在正餐时作为配菜（如芹菜花生米）或零食的一部分。

通常，主食可以有 1 ～ 2 种，如红枣小米稀饭配馒头；或南瓜大米饭。配菜的数量可以与就餐人数相当，或根据具体情况加减 1，如 2 个成人 1 个儿童共 3 人，晚餐可以做 2 ～ 4 个菜。

下面是一家三口，包括 2 个成人和 1 个儿童的简化食谱举例：

	早　餐	午　餐	晚　餐
第一套	面包夹香肠和生菜 牛奶 苹果★	面条 西红柿鸡蛋卤 清炒卷心菜 鸡丝菠菜 酸奶★	金银卷（玉米面，标准粉） 红枣大米粥 红烧带鱼（带鱼，香菇，玉兰片） 芹菜油豆腐 青椒土豆丝

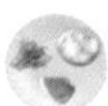

	早　餐	午　餐	晚　餐
第二套	花卷 豆浆 鸡蛋 芹菜花生米 酸奶★	大米饭 口蘑炒鸡丁 素炒西葫芦 三色豆腐（豆腐，胡萝卜，蒜苔） 豌豆苗鸡蛋汤 草莓★	红豆包 绿豆小米粥 红烧狮子头（猪瘦肉，荸荠） 拌芹菜（芹菜，胡萝卜，木耳） 虾仁冬瓜
第三套	切片面包夹奶酪和西红柿片 鸡蛋 牛奶 芦柑★	大米饭 火腿炒青笋、胡萝卜 红烧鸡翅 清炒四季豆 西红柿鸡蛋汤 酸奶★	红豆大米饭 酱猪肝 肉末茄子煲 清炒小白菜 虾皮紫菜汤
周末餐	八宝杂粮粥 鸡蛋葱油饼 黄豆雪里蕻 酸奶★	猪肉三鲜饺子 凉拌木耳藕片 拍黄瓜 菠萝★	西红柿菠菜汤面 红烧鲤鱼 地三鲜（土豆，茄子，青椒） 凉拌水萝卜

★为两餐之间零食

如果是两位老人的家庭，简化食谱可以是这样的：

	早　餐	午　餐	晚　餐
第一套	牛奶燕麦粥 煮鸡蛋 苹果★	面条 肉末茄子卤 清炒菠菜 葵花子★	金银卷（玉米面，标准粉） 红枣大米粥 红烧带鱼（带鱼，香菇，玉兰片） 青椒土豆胡萝卜丝
第二套	花卷 豆浆 芹菜花生米 酸奶★	大米饭 口蘑炒鸡丁 素炒西葫芦 西红柿鸡蛋汤 草莓★	红豆包 绿豆小米粥 肉末焖豆腐（猪瘦肉，豆腐） 拌芹菜（芹菜，胡萝卜，木耳）
第三套	八宝杂粮粥 肉包子 黄豆雪里蕻 酸奶★	大米饭 红烧鸡翅 香菇、胡萝卜炖四季豆 紫菜虾皮鸡蛋汤 酸奶★	红薯大米饭 酱猪肝 清炒油菜 白菜豆腐汤
周末餐	切片面包 鸡蛋 牛奶 西红柿 芦柑★	猪肉三鲜饺子 拍黄瓜 菠萝★	西红柿菠菜汤面 红烧鲤鱼 凉拌水萝卜

★为两餐之间零食

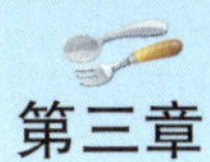

带量食谱

如果有膳食分析软件，或者请营养专业工作者，可以为家庭制定带量食谱。下图是华北地区家庭，包括父母二人和一个10岁左右的孩子，一周带量食谱如下：

	星期一			星期二		
	菜名	配料	重量（克）	菜名	配料	重量（克）
早餐	红豆包（3个）	面粉	300	馒头	面粉	300
		红豆	75	豆腐脑	豆腐脑	300
		白糖	30	清炒油菜	油菜	300
	紫菜蛋花汤	紫菜	5	煮鸡蛋	鸡蛋	150
		鸡蛋	50	食用油	菜籽油	15
	土豆胡萝卜丝	土豆	225			
		胡萝卜	75			
	食用油	菜籽油	15			
午餐	大米饭	大米	300	面条	面粉	450
		玉米楂	30	打卤	腐竹（干）	30
	蒜薹肉片	蒜薹	300		黑木耳（干）	15
		猪肉	75		猪肉	75
	黄瓜炒鸡蛋	黄瓜	450		金针菇（干）	15
		鸡蛋	100	虾爆笋片	海虾	150
	食用油	菜籽油	40		莴笋	200
				食用油	菜籽油	40
晚餐	二米粥	大米	30	小米绿豆粥	小米	75
		小米	30		绿豆	15
	馒头	面粉	300	花卷	面粉	300
	海带炖鸡块	海带	300	菜花炒肉片	菜花	300
		鸡块	200		猪肉	75
	食用油	色拉油	20	食用油	色拉油	20
零食	牛奶	—	750	牛奶	—	750
	西瓜	—	1 500	草莓	—	450

续表

	星期三			星期四			星期五		
	菜名	配料	重量（克）	菜名	配料	重量（克）	菜名	配料	重量（克）
早餐	糖包（3个）	面粉	300	芝麻烧饼（3个）	面粉	300	花卷（3个）	面粉	150
		红糖	30		芝麻	30	大米绿豆粥	大米	90
	小米粥	小米	75	豆浆	豆浆	750		绿豆	30
	蒜苗炒鸡蛋	蒜苗	250	清炒丝瓜	丝瓜	300	清炒菜花	菜花	300
		鸡蛋	50	煮鸡蛋	鸡蛋	150	煮鸡蛋	鸡蛋	150
	食用油	菜籽油	15	食用油	菜籽油	15	食用油	菜籽油	15
午餐	大米饭	大米	300	面条	面粉	150	大米饭	大米	300
	红薯	红薯	300	西红柿炒鸡蛋	西红柿	300		高粱米	30
	炒猪肝	猪肝	50		鸡蛋	150	红烧带鱼	带鱼	450
		莴笋	300	青椒肉丝	青椒	300		香菇	50
	茄子肉片	茄子	225		猪肉	75			
		猪肉	75	食用油	菜籽油	40	炒油麦菜	油麦菜	450
		西红柿	75				食用油	菜籽油	40
	食用油	菜籽油	40						
晚餐	八宝粥	大米	30	大米饭	大米	100	汤面	面粉	300
		小米	30	丸子虾皮紫菜汤	猪肉	150		土豆	150
		黑米	30		虾皮	10		白菜	150
		花生米	20		紫菜	10		猪肉	75
		红枣	30	炒西葫芦	西葫芦	300		黄豆	30
		红小豆	20	食用油	色拉油	20		海带	30
		绿豆	20					胡萝卜	60
	馒头	面粉	300					粉条	60
	清炒芹菜	芹菜	300				食用油	色拉油	20
	食用油	色拉油	20						
零食	酸奶	—	750	牛奶	—	750	酸奶	—	750
	桃子	—	450	杏	—	450	西瓜	—	1 000

说明：各种食物均为生重

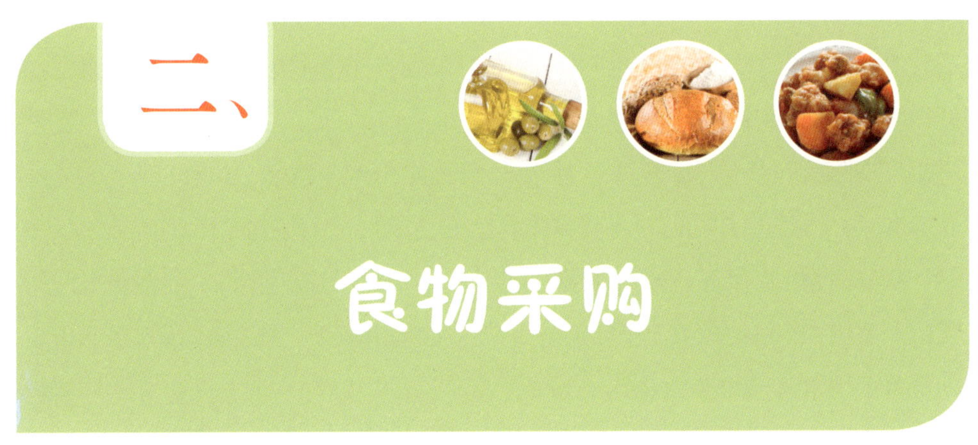

二、食物采购

随着社会经济的发展，百姓的餐桌变得越来越丰富多彩。市场上琳琅满目的食物、五颜六色的包装、各种各样的广告无不吸引着我们的眼球。面对众多美食的诱惑，我们如何排除干扰，从悬殊的价格背后，用科学的手段找到适合的、营养的食物，从购买食物的时候就开始注意营养，是保障家庭营养的前提。

（一）主食

谷类是我国传统膳食的主体，是最好的基础食物，也是最便宜的能量来源，包括小麦、大米、玉米、小米、高粱等。薯类包括马铃薯、红薯、山药、芋头等，因为其淀粉含量高，所以与谷类一起担当主食的重任。

营养价值特点

（1）谷类。谷类食物的营养素因其种类、品种、产地、施肥以及加工方法的不同而有差异。碳水化合物为谷类的主要成分，主要为淀粉。谷皮含有丰富的膳食纤维，加工越精细，膳食纤维丢失越多。全谷类食物是膳食纤维的重要来源。蛋白质含量一般在7.5% ~ 15%，可形成具有可塑性和延展性的面筋质网状结构，适宜制作面点。一般谷类蛋白质的必需氨基酸组成不合理，故谷类蛋白质的营养价值低于动物性食物。谷类脂肪含量普遍较低，主要集中在糊粉层和胚芽，经过加工研磨，易转入糠麸中。矿物质含量为 1.5% ~ 3%，主要是磷和钙，多以植酸盐存在，消化吸收较差。谷类中维生素是 B 族维生素摄入的重要来源，如维生素 B_1、维生素 B_2、烟酸、泛酸和维生素 B_6 等。玉米中烟酸为结合型，不易被人体利用，经加碱加工后可转化为游离型烟酸。玉米和小米含少量胡萝卜素，玉米和小麦胚芽中含有较多的维生素 E。

（2）薯类。薯类淀粉含量在 8% ~ 29%，蛋白质和脂肪含量较低，含一定量的维生素和矿物质。另外薯类也含有各种植物化学物。

选择主食的原则

第一，尽量选择天然的、简单加工的主食，比如米饭、馒头，仅仅是把大米和面粉蒸熟，除了水和酵母没有添加任何其他物质，就是非常好的主食。

第二，选择新鲜卫生的食品。发霉的粮食、变味的馒头以及腐烂的薯类等都不能购买。

第三，粗细搭配。粗粮包括两方面：一是传统意义上的粗粮，就是指除大米、白面外的谷类和杂豆，比如玉米、高粱、小米、燕麦、绿豆、红豆等；二是指加工精度比较低的米、面，比如糙米、全麦面粉等。选购时选择一些粗加工的米、面。

购买主食注意事项

在“质”方面，要认准主食购买的市场和品牌。一般来说，大型商场和连锁超市在食品卫生方面具有较好的保证性。散装食品容易受到污染，采购时需要更多的注意卫生问题。挑选大米时，一定要选择新鲜、干净的，要选有自然光泽、半透明、没有白点的，这样的大米比较新鲜。在买面粉的时候，建议购买标准粉，注意看一下外包装，看是否标明不含增白剂、荧光剂。如果购买蒸好的馒头，我们对特别白的馒头一定要注意，如果是馒头皮特别白，掰开后里面有黑点或者有点黄，多半用硫黄熏过。这种熏过的馒头，B 族维生素已经严重被破坏，对健康不利。

在“量”方面，虽然主食的消耗比较多，也较易保存，但还是应尽量选择新鲜的食物，不要一次购买大量主食进行囤积，建议备15 ~ 30天的用量即可。谷物等容易受到黄曲霉污染而产生黄曲霉素，黄曲霉素是一种强致癌物质，可以导致肝癌。薯类贮存时间过长，其淀粉和维生素C含量会大幅度降低，如果保存不当，块茎腐烂或发芽，其中一部分含氮物质会转化为有毒的并带有苦味的茄精物质。

粗粮的益处

绿豆、红豆等杂豆的赖氨酸含量很高，而白面、大米中赖氨酸含量比较低，粗细搭配，一同食用，可以起到蛋白质互补的作用。另外，大米、白面中的膳食纤维含量很低，而玉米、燕麦等都富含膳食纤维，可以补充细粮的不足，膳食纤维消化、吸收较慢，血糖生成指数低，对防治肥胖和糖尿病都有好处。

谷粒的许多营养成分，比如B族维生素、维生素E和矿物质，都是在靠外层的部分含量高，富含脂肪、蛋白质、矿物质、B族维生素和维生素E的胚芽也在比较靠外层的位置。在米、面加工精制过程中，这些外层成分被过多地磨耗掉了，其中包含的营养素也就随之流失了。因此，应多吃糙米和全麦面粉，即使是普通面粉，加工精度低的标准粉也比富强粉营养价值高一些。

（二）副食

副食包括蔬菜、水果、禽肉、畜肉、鱼虾、蛋、奶类、豆类及其制品，是我们菜篮子里的主要组成部分。

蔬菜、水果

（1）营养价值特点。蔬菜因其结构和可食部位不同，所含营养素差异较大。大部分蔬菜蛋白质含量很低，一般1% ~ 2%，鲜豆类平均可达4%，菌藻类中发菜、香菇和蘑菇的蛋白质含量可达20%以上，必需氨基酸含量较高且组成均衡。蔬菜脂肪含量极低，大多数不超过 1%。碳水化合物含量一般 4% 左右，蔬菜所含碳水化合物包括单糖、双糖和淀粉及膳食纤维，含单糖和双糖较多的蔬菜有胡萝卜、西红柿、南瓜等。叶菜类和茎类蔬菜中含有较多的膳食纤维。蘑菇、香菇和银耳等菌藻类中的多糖物质，具有提高人体免疫和抗肿瘤作用。蔬菜中含有的矿物质主要为钙、磷、铁、钾、钠、镁、铜等，其中钾含量最多，钙、镁含量也较丰富，是我国居民膳食中矿物质的重要来源。新鲜蔬菜含丰富的维生素 C、胡萝卜素、维生素 B_2 和叶酸。蔬菜的维生素含量与蔬菜本身品种、鲜嫩程度和颜色有关，一般叶部含量较根茎部高，嫩叶比枯老叶高，深色菜叶比浅色叶高。

新鲜水果含水分多。碳水化合物在 6% ~ 28%，主要是果糖、葡萄糖和蔗糖，还富含纤维素、半纤维素和果胶。水果含糖较蔬菜多，但因其种类和品种不同而有较大差异。水果中含有人体所需的各种矿物质如钾、钠、钙、镁、磷、铁、锌、铜等，以钾、钙、镁、磷含量较多。新鲜水果中维生素 C 和胡萝卜素较多，比如鲜枣、草莓、橘、猕猴桃中维生素 C 较多（见表 3–1），杧果、柑橘、杏等含胡萝卜素较多（见表 3–2）。水果还含有一些特殊成分，比如一些植物化学物和使水果呈酸味的有机酸。

表 3–1 富含维生素 C 的蔬菜和水果（以每 100 克可食部计）

蔬菜名称	维生素 C（毫克）	水果名称	维生素 C（毫克）
辣椒（红，小）	144	刺梨（茨梨，木梨子）	2 585
甜椒（灯笼椒、柿子椒）	130	酸枣	900
彩椒	104	冬枣	243
萝卜缨（白）	77	枣（鲜）	243
芥蓝（甘蓝菜，盖蓝菜）	76	沙棘	204
芥菜（大叶）（盖菜）	72	中华猕猴桃（毛叶猕猴桃）	62
小白菜（青菜）	64	红果（山里红，大山楂）	53
羽衣甘蓝	63	草莓（洋莓，凤阳草莓）	47
菜花（花椰菜）	61	桂圆	43

续表

蔬菜名称	维生素 C（毫克）	水果名称	维生素 C（毫克）
辣椒（青，尖）	59	荔枝	41
苦瓜（凉瓜，癞瓜）	56	红毛丹	35
西蓝花（绿菜花）	56	橙	33
香菜（芫荽）	48	木瓜（番木瓜）	31
苋菜（绿）	47	柿	30
水萝卜（脆萝卜）	45	柑橘（均值）	28
芦笋（石刁柏，龙须菜）	45	葡萄（均值）	25
藕（莲藕）	44	柚（文旦）	23

摘自《中国食物成分表 2002》和《中国食物成分表 2004》

表 3-2 富含胡萝卜素的蔬菜和水果（以每 100 克可食部计）

蔬菜名称	胡萝卜素（微克）	水果名称	胡萝卜素（微克）
豆瓣菜(西洋菜，水田芥)	9 550	沙棘	3 840
西蓝花（绿菜花）	7 210	刺梨（茨梨，木梨子）	2 900
冬寒菜（冬苋菜，冬葵）	6 950	杧果（大头）	2 080
羽衣甘蓝	4 368	哈密瓜	920
胡萝卜	4 107	柑橘（均值）	890
芥蓝（甘蓝菜，盖蓝菜）	3 450	木瓜（番木瓜）	870
薤（皎头）	3 360	海棠果（楸子）	710
芹菜叶	2 930	西瓜（均值）	450
菠菜（赤根菜）	2 920	杏	450
荠菜（蓟菜，菱角菜）	2 590	荷柿	440
茴香（小茴香）	2 410	樱桃	210
小白菜（青菜）	1 853	橙	160
蕹菜（空心菜、藤藤菜）	1 713	李子	150
芥菜（大叶）（盖菜）	1 700	中华猕猴桃（毛叶猕猴桃）	130
小白菜	1 680	柿	120

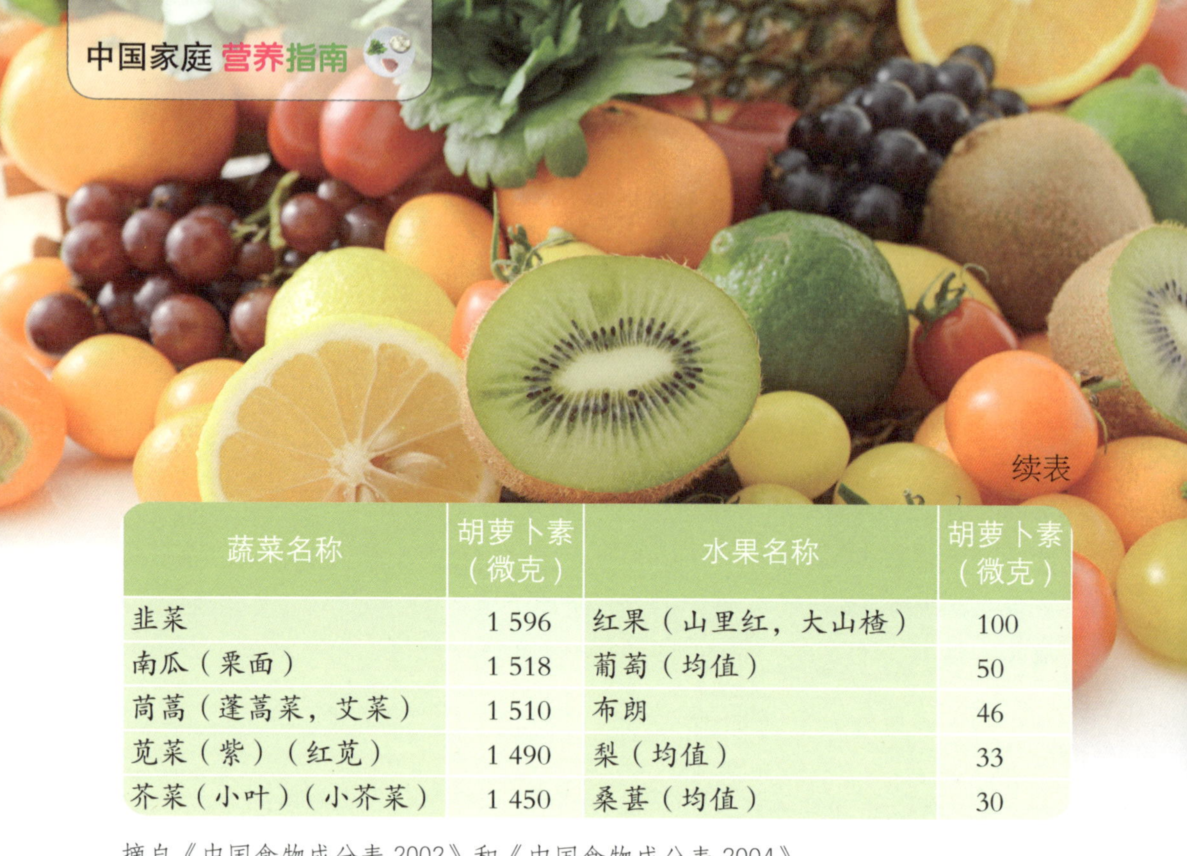

续表

蔬菜名称	胡萝卜素（微克）	水果名称	胡萝卜素（微克）
韭菜	1 596	红果（山里红，大山楂）	100
南瓜（栗面）	1 518	葡萄（均值）	50
茼蒿（蓬蒿菜，艾菜）	1 510	布朗	46
苋菜（紫）（红苋）	1 490	梨（均值）	33
芥菜（小叶）（小芥菜）	1 450	桑葚（均值）	30

摘自《中国食物成分表 2002》和《中国食物成分表 2004》

（2）选购原则。科学地选择蔬菜和水果，把握以下几个原则：

❶ 多种类：蔬菜、水果品种很多，不同的种类其营养价值相差很大，只有选择多种蔬菜、水果，合理搭配，才有利于健康。

❷ 新鲜：新鲜的蔬菜和水果大多颜色鲜艳、含水量高，营养素没有被破坏或流失，而且没有经过腌制、糖渍等过程处理，钠、糖含量低，对身体健康比较有利。放置过久则可引起颜色和形态的改变：

水分减少：果皮或蔬菜表面发皱，整体发蔫。

颜色变化：绿色蔬菜可变成黄色，有些水果的颜色变暗变淡。

质地变化：水果或蔬菜出现软化，发黏，有汁液渗出甚至果体或茎叶腐烂。

不要买腐烂的蔬菜、水果。市场上、超市里经常会有降价处理腐烂的蔬菜、水果，这种腐烂的蔬菜、水果中含有大量有毒物质，这些有毒物质会不断从腐烂部分通过汁液向未腐烂部分渗透、扩散，导致未腐烂部分同样含有微生物的代谢物。因此腐烂的蔬菜、水果不要购买，不要错误地认为挖掉腐烂部分

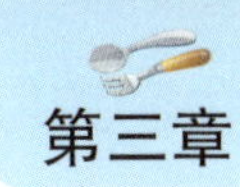

还可以继续食用。

❸ 应季：应季的蔬菜、水果，多是自然成熟，营养素含量高，未经长时间贮藏，营养素没有损失，风味、口感也更佳，价格还更加低廉。

❹ 多选深色蔬菜和十字花科蔬菜：深色蔬菜富含 β－胡萝卜素，营养价值高于浅色蔬菜，有利于心血管健康。而且深色蔬菜富含具有抗氧化、防癌、抗癌作用的叶绿素、叶黄素、番茄红色和花青素等。十字花科蔬菜具有特有的抗癌作用，可以降低胃癌、食管癌和肺癌等的发病率。

❺ 多选菌藻类：菌藻类食物都含有丰富的植物化学物质，具有抗氧化、抗肿瘤、抗衰老等多种用途。

❻ 蔬菜、水果不能相互替代：蔬菜和水果有其相似之处，但不可相互替代。蔬菜品种多，而且多数蔬菜的维生素、矿物质、膳食纤维和植物化学物质的含量高于水果。水果中的碳水化合物、有机酸和芳香物质比新鲜蔬菜多，且食用前无须加热，所以营养成分不受烹调因素的影响。

❼ 加工的水果制品不能替代新鲜水果：加工的水果制品会因为加工过程而损失一定量的维生素、膳食纤维，应尽量选择新鲜水果。在水果携带、摄入不方便或摄入不足的情况下，可以用水果制品进行补充。

常见深色蔬菜

深绿色蔬菜：菠菜、油菜、空心菜、芥蓝、西蓝花、小葱、茼蒿、韭菜、萝卜缨等。

橙红色蔬菜：番茄、胡萝卜、南瓜、红辣椒等。

紫色蔬菜：红苋菜、紫甘蓝等。

常见十字花科蔬菜：白菜、小白菜、菜心、油菜、紫甘蓝、菜花、卷心菜、西蓝花、芥蓝、盖菜、萝卜等。

常见菌藻类：口蘑、香菇、木耳、酵母、紫菜、海带等。

动物性食物

（1）营养价值特点。禽畜类、蛋类、鱼虾和奶类都属于动物性食物，具有较高的营养价值。同时，这类食物大都含有较多的脂肪，摄食过量也会给身体带来不必要的负担。随着生活水平的提高，人们对动物性食物的摄入有过剩的趋势。要做到既保证营养摄入足够又不给身体负担，因此，动物性食物的选择很关键。

❶ 鱼虾类。鱼、虾类水产品的蛋白质含量一般在 15% ～ 25%，因种类、年龄、肥瘦、捕获季节等不同而有区别，含有人体必需的各种氨基酸，属于优质蛋白。脂肪含量相对较低，且含有较多的多不饱和脂肪酸（见表 3–3），对预防血脂异常和心脑血管疾病等有重要作用。碳水化合物的含量低，约为 1.5%。矿物质含量为 1% ～ 2%，磷占其中的 40%，钙的含量较畜、禽肉高。鱼虾类还含有多种维生素，如维生素 A、维生素 B_1、维

表 3–3 常见动物性食物脂肪的含量及脂肪酸组成比较（克，以 100 克可食部计）

名称	脂肪	饱和脂肪酸	单不饱和脂肪酸	多不饱和脂肪酸
鲤鱼	4.1	0.8	1.3	0.6
青鱼	4.2	1.5	1.3	0.4
鲢鱼	3.6	0.8	1.0	0.5
鲫鱼	2.7	0.5	0.8	0.5
海鳗	5.0	1.2	1.4	0.8
黄鱼	2.5	0.7	0.7	0.3
沙丁鱼	1.1	0.3	0.2	0.3
鲈鱼	3.4	0.8	0.8	0.6
鲑鱼	7.8	2.0	4.3	0.7
鲳鱼	7.3	2.1	2.3	0.5
对虾	0.8	0.2	0.1	0.2
鸡	9.4	3.1	3.7	2.2
鸭	19.7	5.6	9.3	3.6
鹅	19.9	5.5	10.2	3.1
鸽	14.2	3.3	8.3	1.8
鹌鹑	3.1	1.1	1.0	0.8

续表

名称	脂肪	饱和脂肪酸	单不饱和脂肪酸	多不饱和脂肪酸
鸡肝	4.8	1.7	1.1	0.6
鸡心	11.8	2.7	4.0	2.7
鸭皮	50.2	14.9	27.7	4.7
鸭肝	7.5	2.8	2.0	0.8
鸭心	8.9	2.2	3.7	1.1
鹅肝	3.4	1.6	0.5	0.3
鸡蛋（白皮）	9.0	2.7	3.4	1.2
鸭蛋	13.0	3.8	5.6	1.1
鸭蛋黄	33.8	7.8	16.0	2.1
松花蛋	10.7	2.8	5.0	1.2
咸鸭蛋	12.7	3.7	5.4	1.1
鹅蛋	15.6	4.5	7.2	1.0
鹅蛋黄	26.4	7.2	12.6	1.7
鹌鹑蛋	11.1	4.1	4.1	1.0
猪肉(后臀尖）	30.8	10.8	13.4	3.6
牛肉（均值）	4.2	2.0	1.7	0.2
羊肉（均值）	14.1	6.2	4.9	1.8
驴肉（瘦）	3.2	1.2	1.1	0.6
马肉	4.6	1.6	1.5	1.1

摘自《中国食物成分表 2002》

生素 B_2、维生素 D、维生素 E 等，宜作为首选的动物性食物。

推荐成人每日鱼虾类的摄入量为 75 ~ 100 克。因新鲜鱼虾类产品营养较为丰富，而且鱼虾类产品保存不当极易腐坏，采购鱼虾类食物时，不要一次性买太多，现吃现买最好。考虑到深海鱼如金枪鱼、旗鱼等食肉性鱼类容易通过食物链在体内富集甲基汞，因此婴幼儿、孕妇、乳母等特殊人群应适量食用食肉性鱼类及其产品。

❷ 禽肉。禽类食品包括鸡、鸭、鹅等的肌肉及其制品，是一类食用价值很高的食物。鱼、禽类因为肉色较浅，呈白色，俗称“白肉”。禽类蛋白质含量为 16% ~ 20%，蛋白质的氨基酸组成与鱼类相似，与人体需要接近，利用率较高（见表 3–4）。脂肪含量差别较大，不

饱和脂肪酸中以单不饱和脂肪酸为主，多不饱和脂肪酸比例较低。胆固醇在肝中较高，一般每 100 克含 350 毫克左右，是肌肉中含量的 3 倍左右（见表 3–5）。禽肉中含有能溶于水的含氮浸出物，使肉汤具有鲜味，成年动物含氮浸出物高于幼年动物，且禽肉质地细嫩，故禽肉炖汤的味道鲜美。

❸ 畜肉。畜肉包括猪、牛、羊等的肌肉、内脏及其制品。因其肌色较深，呈暗红色，故有“红肉”之称。不同畜肉营养有一定差别。畜肉蛋白质大部分存在于肌肉组织中，含量为 10% ~ 20%，属于优质蛋白质；脂肪以饱和脂肪酸为主，主要成分是甘油三酯，还含有少量卵磷脂、胆固醇和游离脂肪酸；碳水化合物含量极少，存在于肌肉和肝脏中；矿物质含量为 0.8% ~ 1.2%，瘦肉中高于肥肉中，内脏高于瘦肉，瘦肉和动物血中铁含量丰富，是膳食铁的良好来源；畜肉中有多种维生素，其中主要以 B 族维生素和维生素 A 为主。畜肉中的含氮浸出物相对禽肉少一些。

❹ 蛋类。蛋类包括鸡蛋、鸭蛋、鹅蛋、鹌鹑蛋、鸽蛋及其加工制成的咸蛋、松花蛋等，品种多样，但其营养成分大致相同，营养价值较高。蛋白质含量一般在 10% 以上，蛋清中较低，蛋黄中较高，加工成咸蛋或皮蛋后蛋白质含量变化不大，且必需氨基酸与人体接近，是蛋白质生物学价值最高的食物。蛋类的脂肪、维生素和矿物质也很丰富，在蛋清中较少，主要集中在蛋黄中。蛋黄是磷脂的良好食物来源，其中磷脂主要是卵磷脂和脑磷脂，除此之外还有神经鞘磷脂，具有降低血胆固醇，促进脂溶性维生素吸收的作用。

❺ 奶类及其制品。奶类及其制品是指牛奶、羊奶、马奶等鲜奶，以及酸奶、奶粉、奶酪、奶片、炼乳等。冰激淋、黄油、乳饮料等不属于营养学上推荐的奶制品。

鲜奶主要是由水、脂肪、蛋白质、乳糖、矿物质等组成的一种复杂乳胶体，水分占 86% ~ 90%。奶中蛋白质消化吸收率高，属优质蛋白质。脂肪含量一般为 3.0% ~ 5.0%，主要是甘油三酯，少量磷脂和胆固醇。碳水化合物含量为 3.4% ~ 7.4%，主要是乳糖，有调节胃酸、促进胃肠蠕动和促进

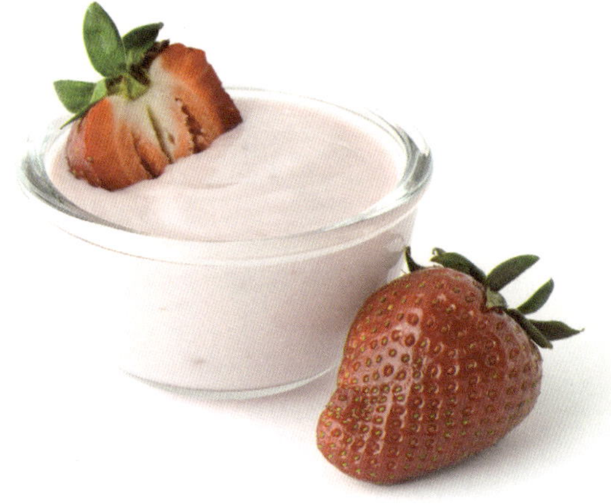

消化液分泌、促进钙吸收和促进肠道乳酸杆菌繁殖的作用，对肠道健康极为有益。奶中含有丰富的矿物质、维生素。不同动物的奶在营养成分上类似，可根据个人饮食、风俗习惯和当地资源选择不同动物的奶。牛奶是所有奶中消费量最大的一种，牛奶中含钙104毫克/100毫升，且吸收率高，是钙的良好来源，但是铁含量较低，不适宜直接喂哺1岁以内婴儿，如有需要则应选择婴儿配方粉。牛奶是B族维生素的良好来源，特别是维生素B_2。奶中还含有多种酶类、有机酸、生理活性物质、细胞成分等。

奶制品的营养素含量因加工工艺不同而产生差异。常见牛奶的包装、保存条件和保质期与其不同的消毒方式有很大关系。我们常见的牛奶消毒方法有巴氏消毒和超高温瞬时灭菌（UHT）。巴氏消毒奶的保质期比较短，只有1～3天，1～4℃低温保存。而保质期较长，能常温保存的是UHT奶。巴氏消毒奶尽可能保留了新鲜牛奶的各种营养素，而UHT奶经过高温处理和长期储存，其营养素会有损失，主要包括其中水溶性维生素的微量损失，而我们需要从牛奶中获得的主要营养素——钙和蛋白质，并不会因为超高温灭菌而有损失。

根据奶和奶粉的脂肪含量，分为全脂、低脂和脱脂。全脂牛奶的脂肪含量在3%左右，全脂奶粉的脂肪含量在20%左右。低脂牛奶的脂肪含量在0.5%～1.5%，低脂奶粉的脂肪含量在1.5%～3%。脱脂牛奶的脂肪含量低于0.5%，脱脂奶粉的脂肪含量低于1.5%。全脂、低脂和脱脂的奶和奶粉脂肪含量虽有不同，但对于一般人群，不必计较那一点脂肪，可以选购物美价廉的全脂牛奶，但是对于肥胖、高血脂和患有心血管病及脂肪性腹泻的人来说，最好选择脱脂奶或低脂奶。

酸奶中含有乳酸菌等益生菌，对肠道菌群有一定的调节作用。而且酸奶中不含乳糖，非常适合乳糖不耐受、消化功能弱的人群以及老人和孩子等人群食用。但是因为天然纯酸奶非常酸，市场上销售的酸奶大都加入了糖或甜味剂，因此不适合肥胖者、糖尿病患者食用。奶类及奶制品推荐摄入量成人为每日 300 克，一个三口之家一周的消费量为 6 300 克，约 220 克一袋的纯奶 30 袋。

奶片、奶酪、炼乳等奶制品在制作过程中都加了很多盐，属于高盐食品，我们应尽量少买少吃。

表 3–4 常见动物性食物蛋白质含量比较（克，以 100 克可食部计）

食物名称	含量	食物名称	含量	食物名称	含量
猪肉（肥瘦）	13.2	牛脑	12.5	鸡蛋黄	15.2
猪肉（肥）	2.4	猪肾	15.4	咸鸭蛋	12.7
猪肉（瘦）	20.3	鸡	19.3	鲤鱼	17.6
牛肉（肥瘦）	19.9	鸭	15.5	青鱼	20.1
牛肉（瘦）	20.2	鹅	17.9	带鱼	17.7
羊肉（肥瘦）	19.0	鸡肝	16.6	海鳗	18.8
羊肉（瘦）	20.5	鸭肝	14.5	对虾	18.6
猪肝	19.3	鹅肝	15.2	海蟹	13.8
牛肝	19.8	鸡蛋	12.7	赤贝	13.9
猪脑	10.8	鸭蛋	12.6	乌贼	15.2

摘自《中国食物成分表 2002》和《中国食物成分表 2004》

表 3–5 常见不同部位畜肉的脂肪含量及蛋白质含量比较（克，以 100 克可食部计）

名称	脂肪	蛋白质	名称	脂肪	蛋白质
猪肉（后臀尖）	30.8	14.6	牛肉（腑肋）	5.4	18.6
猪肉（后肘）	28.0	17.0	牛肉（后腿）	2.0	20.9
猪肉（肋条肉）	59.0	9.3	牛肉（后腱）	1.0	20.1
猪肉（里脊）	7.9	20.2	牛肉（里脊）	0.9	22.2
猪肉（奶脯 / 软五花）	35.3	7.7	牛肉（前腿）	1.8	19.2
猪肉（奶面 / 硬五花）	30.6	13.6	牛肉（前腱）	1.3	20.3
猪肉（前肘）	22.9	17.3	牛蹄筋	0.5	34.1
猪肉（腿）	12.8	17.9	羊肉（后腿）	3.4	19.5
猪肉（猪脖）	60.5	8.0	羊肉（颈）	4.6	21.3

续表

名称	脂肪	蛋白质	名称	脂肪	蛋白质
猪大排	20.4	18.3	羊肉（里脊）	1.6	20.5
猪小排	23.1	16.7	羊肉（前腿）	3.2	18.6
猪蹄	18.8	22.6	羊肉（胸脯）	6.2	19.4
猪蹄筋	1.4	35.3	羊蹄筋	2.4	34.3

摘自《中国食物成分表 2002》

（2）**选购原则**。动物性食物含有丰富的蛋白质，容易滋生细菌而发生腐败，采购时应鉴别这类食物是否新鲜，注意以下几点：

看、触、闻——鉴别畜禽肉类的新鲜度：❶看颜色：肉色发暗，脂肪缺乏光泽；❷试手感：外表干燥或黏手，指压后的凹陷恢复慢或不能完全恢复；❸闻异味：有氨味或酸味，甚至有臭味。发现上述现象就表明肉类不新鲜或已变质腐败。如果发现猪肉肉色较深，肉质鲜亮，后臀肌肉饱满突出，脂肪层非常薄，很可能是使用过“瘦肉精”的猪肉。

从五个部位鉴别变质鱼：不新鲜的鱼可在五个部位出现变化：❶体表发暗无光泽；❷鳞片不完整，易脱落；❸鱼鳃颜色暗红，有腥臭，鳃丝粘连；❹眼球浑浊或凹陷，角膜浑浊；❺肌肉松弛，弹性差。

从五种形态识别变质蛋类：微生物的污染可使禽蛋变质腐败。变质禽蛋可出现五种改变：❶蛋白质分解导致蛋黄移位，形成“贴壳蛋”；❷蛋黄膜分解形成“散黄蛋”；❸继续腐败，蛋清和蛋黄混为一体成为“浑汤蛋”；❹蛋白质进一步被细菌破坏分解形成硫化氢和氨类，可出现恶臭味，形成“臭鸡蛋”；❺真菌在蛋壳内壁和蛋膜上生长繁殖，形成暗色斑点，称为“黑斑蛋”。

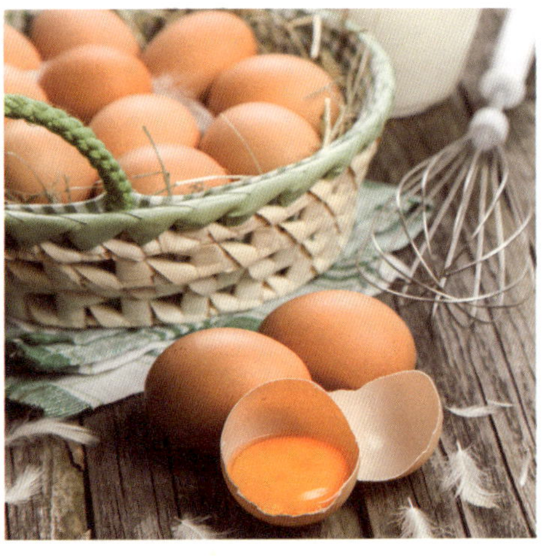

乳类食物变质的鉴别：乳类食物可从色泽、气味、形状等方面鉴别是否变质。如果发现有异味、沉淀或凝块出现，或乳中混杂黏稠物，应当丢弃。酸奶表面生霉、有气泡和有大量乳清析出时也不得食用。

不买非法小摊贩商品：动物性食物需要经过正规渠道的处理、检验等，一些非法小摊贩为了谋取更多的利润，贩卖一些不合法的动物性食物，如果食用了这类食物，极有可能对身体造成危害。

另外，少买加工肉制品。与新鲜肉相比，加工的肉制品往往含有较多的盐，常吃不利于维持健康血压。

豆类及其制品

（1）营养价值特点。豆类一般分为大豆类和其他豆类。大豆按种皮颜色分为黄、黑、青、褐及双色大豆，其他豆类包括豌豆、蚕豆、绿豆、小豆、芸豆等。豆制品是由大豆或其他豆类作为原料制作的发酵或非发酵食品如豆酱、豆浆、豆腐、豆腐干等，是膳食中优质蛋白质的重要来源。

大豆含蛋白质 35% ~ 40%，氨基酸模式较好，具有较高的营养价值。其中赖氨酸含量较多，但蛋氨酸较少，与谷类食物混合食用，可较好地发挥蛋白质的互补作

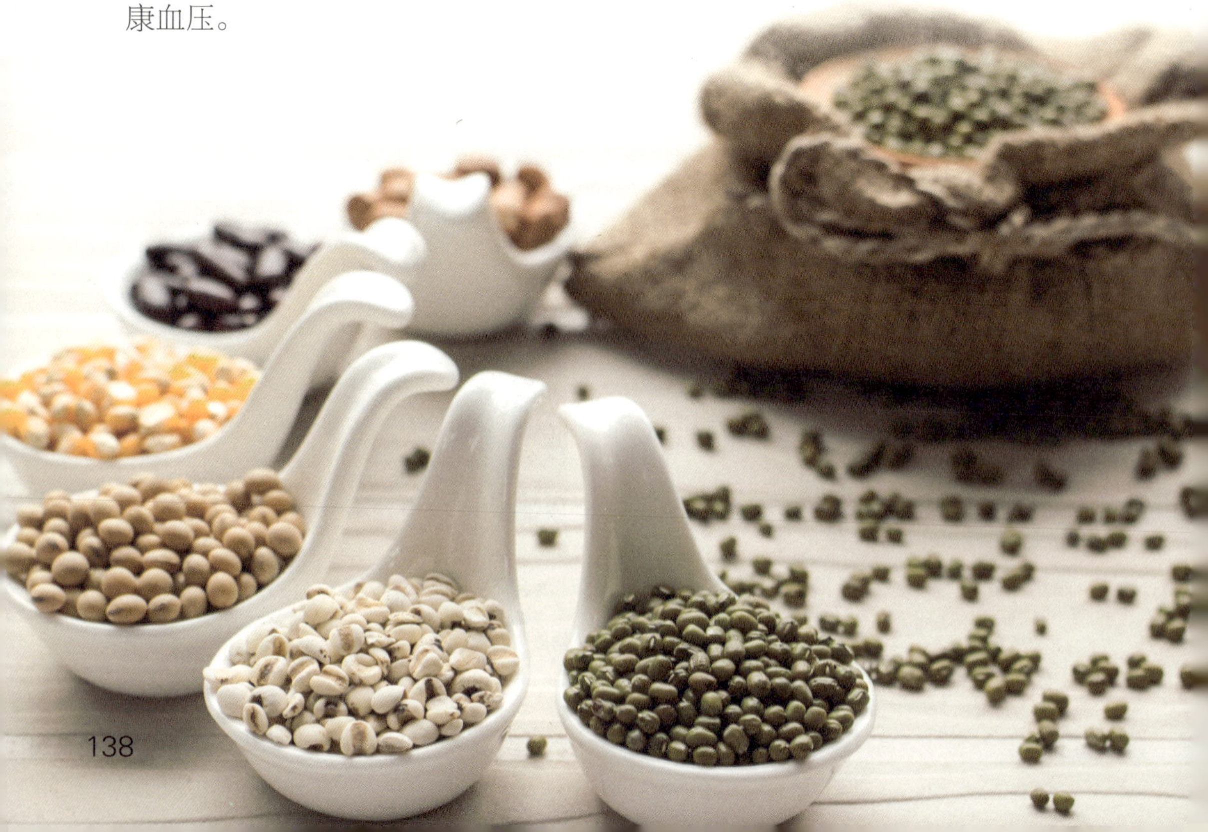

用。脂肪含量为15%～20%，黄豆和黑豆较高，总脂量约85%为不饱和脂肪酸。碳水化合物含量为25%～30%，其中一半可供利用，另一半为人体不能消化吸收的寡糖。钙、铁、维生素B_1、维生素B_2、维生素E在大豆中含量丰富。大豆中存在多种特殊成分，分为植物化学物类和抗营养因子，因此大豆具有了一些特殊的生理作用，比如降血脂、防治高血压、冠心病等心血管疾病、预防营养相关慢性病、维持肠道微生态平衡、提高免疫力等有益作用。其他豆类蛋白质含量低于大豆，一般在20%左右，脂肪含量极少，1%～2%，碳水化合物50%～60%，其他营养素与大豆近似，营养价值也很高。豆类经过多道加工工序后制作成豆制品，因工艺不同使其各具特点，豆腐中营养素的利用提高，豆腐干水分低，蛋白质含量更高，豆浆易于消化吸收，发酵豆制品消化率提高，维生素含量增高，而且不引起胀气等。

（2）选购原则。

❶ 多种类：各种豆类及豆制品营养价值都很丰富，我们可每日更换不同种类食用。不过，那种黄色的日本豆腐，虽美味却不属于豆制品，它主要是以鸡蛋为原料制成，里面没有大豆成分。

❷ 不买劣质豆制品：豆类及其制品的价格不算高，但仍有不法商贩会用工业染色剂为豆腐皮上色、用没营养的豆浆精勾兑豆浆，赚取暴利。在购买豆类及其制品时一定要注意：

购买豆浆时，可以看颜色，好的黄豆豆浆时乳白色或淡白色的，差一些的是白色或灰白色。也可以尝味道，鲜豆浆有豆香及豆腥味，用豆浆精兑出的豆浆豆味很淡。

买豆腐皮，不能光看颜色漂亮，要从色泽、质地、味道等多角度判断。好豆腐片呈淡黄色，外表光滑且有光泽，质地柔软且有一定韧性，薄厚均匀，味道是淡淡的豆香味。散装的豆腐皮保质期一般只有一天，最好当天买当天食。

区别好腐竹和毒腐竹。质量好的腐竹光泽自然，而且颜色黄中带白，韧性一般，比较容易折断，里面没有杂质、斑点、虫蛀，有股天然的豆香味，没有霉味、酸臭味或其他异味。而毒腐竹往往色泽非常鲜亮，韧性非常强，尝起来有异味。

（三）调味品

食用烹调油

（1）营养价值特点。烹调油属于脂肪，是纯能量食物。人们日常食用的烹调油包括植物油和动物性油脂，由于二者脂肪酸种类不同，对健康影响也不同。总体上动物性油脂中饱和脂肪酸和胆固醇含量高，对健康不利，应少吃。市场上常见植物油包括大豆油、花生油、菜籽油、玉米油、芝麻油、棉籽油、橄榄油等。由于脂肪酸构成不同，各种植物油各具营养特点。橄榄油、菜籽油的单不饱和脂肪酸含量较高，对降低胆固醇有益，但菜籽油中含有较多可能对健康不利的芥酸。玉米油、葵花子油则富含亚油酸。大豆油则富含两种必需脂肪酸——亚油酸和 α－亚麻酸。这两种必需脂肪酸具有降低血脂、胆固醇及促进孕期胎儿大脑的生长发育的作用。此外，菜籽油，尤其是低芥酸菜籽油也富含单不饱和脂肪酸及亚油酸，还含有一定量的 α－亚麻酸。由此看来，单一油种的脂肪酸构成不同，营养都不够全面，因此应经常更换烹调油的种类，食用多种植物油。建议每人每天烹调油用量不要超过 25 克。

表 3–6 常用食用油脂中主要脂肪酸的组成（占食物中脂肪总量的百分数）

食用油脂	饱和脂肪酸	不饱和脂肪酸			其他脂肪酸
		油酸（C18：1）	亚油酸（C18：2）	亚麻酸（C18：3）	
橄榄油[#]	13	72	9	1	5
菜籽油	13	20	16	8	43
花生油	19	40	38	Tr	3
油茶籽油	10	76	10	1	3
葵花子油	14	22	68	Tr	0
豆油	16	22	52	7	3
棉籽油	24	25	44	Tr	7
大麻油	15	39	45	Tr	1
芝麻油	14	39	46	1	0
玉米胚油	15	27	56	1	1

续表

食用油脂	饱和脂肪酸	不饱和脂肪酸			其他脂肪酸
		油酸（C18：1）	亚油酸（C18：2）	亚麻酸（C18：3）	
猪油	43	44	9	Tr	14
牛油	62	29	2	1	6
羊油	57	33	3	2	5
黄油	56	32	4	1	7

摘自《中国食物成分表 2002》和《中国食物成分表 2004》

引自美国农业部食物成分数据库 SR16，含量以克 /100 克表示

（2）选购原则。选择烹调油时要注意以下几个方面：

❶ 注意标签上标注的食用油的名称、加工工艺和生产日期等，一定要购买保质期内的食用油，而且油瓶开封后要在一个月内吃完，因为油开封后接触空气和阳光，易发生氧化反应，比较容易变质。家庭人口如果不多，建议买小瓶装。

❷ 选择正规品牌。油比较容易变质，而且原料容易受到黄曲霉污染，所以选择正规的品牌，保证整个生产过程的安全。

❸ 看外观。环境温度 20℃以上时，植物油的外观应该是清晰透明、不浑浊、无沉淀、无悬浮物。环境温度 20℃以下时，花生油可有沉淀、悬浮物，属于正常现象。

盐

（1）营养价值特点。食盐的化学成分是氯化钠，提供日常膳食中的咸味。按加工方法分类，食盐可分为精制盐、日晒盐、粉碎洗涤盐。精制盐氯化钠含量高，适用于家庭烹调、食品加工等。食盐经过调味和调配，可以制成各种盐产品。为了预防碘营养缺乏，我国自 1996 年起推广加碘食盐。我国人群的血压水平和高血压患病率均与食盐的摄入量密切相关，高盐饮食使发生心脑血管等意外的危险性也大大增加。为了防止危害严重的慢性病，倡导清淡少盐膳食。低钠食盐当中加入了 1/3 左右的钾盐，可以在基本不影响调味效果的同时减少钠的摄入量，适宜高血压、糖尿病等心

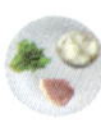

脑血管疾病患者家庭食用，但高血钾患者和肾功能异常的人群慎用。

（2）选购原则。碘盐中的碘在高温、潮湿环境或遇到食醋等酸性物质，很容易挥发掉，所以家庭在购买、保存和使用碘盐时应该注意下面一些问题：

❶ 购买小塑料袋包装的、指定商标、贴有碘盐标志的碘盐，不要随意购买私盐或无（低）碘盐。

❷ 不要存放时间太长，要随吃随买。

酱

（1）营养价值特点。酱是以小麦、大豆及其制品为主要原料，接种曲霉菌种，经发酵酿制而成，包括豆瓣酱、面酱、黄酱、甜面酱、番茄酱、虾酱、蟹酱等。酱油也属于酱的一种。酱类的营养素种类和含量与其原料有很大关系，含有蛋白质、脂肪、碳水化合物和少量的维生素、矿物质、有机酸和芳香物质。酱油和酱中的咸味来自氯化钠。酱油除含盐外，还有多种氨基酸、糖类、有机酸、色素及食用香料。按生产工艺酱油可分为酿造酱油和配制酱油（以酿造酱油为主体，与酸水解植物蛋白调味液、食品添加剂等配制而成）。酱油种类很多，各自特点不同，有加入了海带汁、鲣鱼汁、鸡精、鱼露、香菇汁等的风味酱油，添加了EDTA铁的铁强化酱油，添加了硒的富硒酱油，降低含盐量的减盐酱油等。

（2）选购原则。

❶ 酱类属高盐食物，不要买太多。平时饮食中如果需要用酱油和

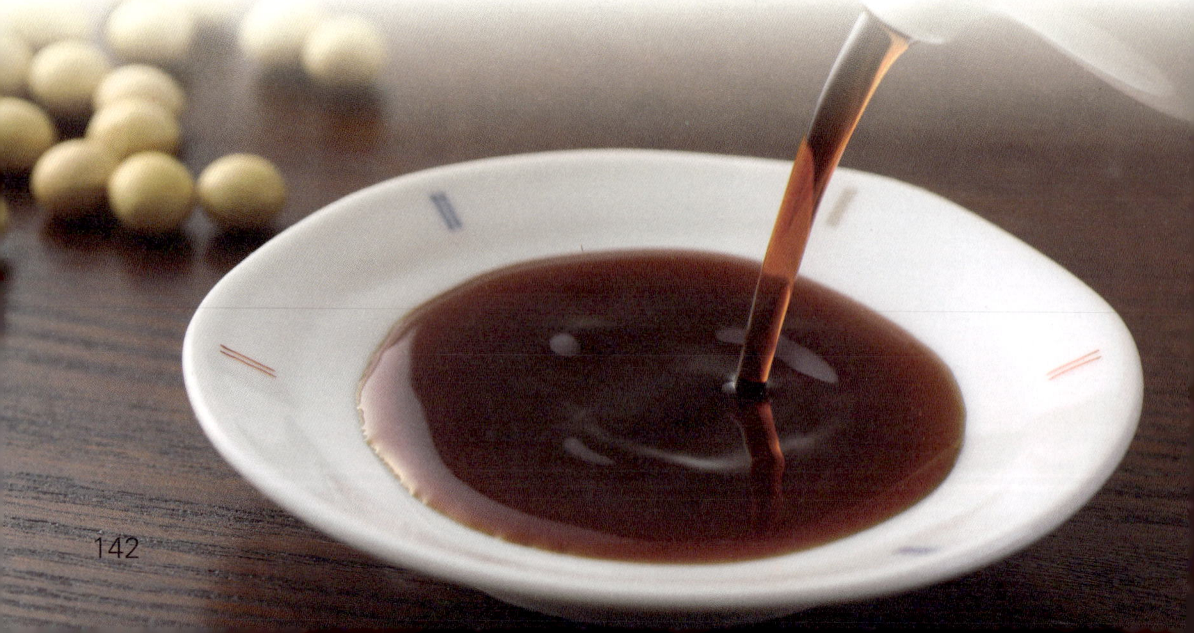

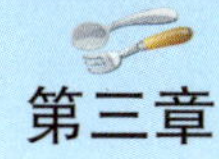

酱类，就应少用或不用盐。

❷ 购买时看标签，尽量选择含盐量比较低的产品。酱油可选择低钠酱油，但高血钾患者和肾功能异常的人群慎用。

❸ 可选购铁强化酱油，防治缺铁性贫血的发生。

❹ 家中常备烹调酱油和餐桌酱油，前者适用于烹调，后者适用于直接食用，市售的老抽酱油即为烹调酱油，而生抽酱油则为餐桌酱油。

醋

（1）营养价值特点。醋是一种常用的调味品，食醋可以促进唾液和胃液的分泌，有助于增强胃肠蠕动，促进食物消化。按原料醋可以分为粮食醋和水果醋；按生产工艺可以分为酿造醋、配制醋和调味醋；按颜色可以分为黑醋和白醋。与酱油相比，醋中蛋白质、脂肪和碳水化合物的含量都不高，但含有较为丰富的钙和铁。粮食醋的主要酸味来源是醋酸，经过发酵还可产生糖类，提供甜味，水果醋的主要原料中的糖分经过发酵产生各种有机酸类。

（2）选购原则。

❶ 看标签挑选。现在市面上售卖的醋有些是由淀粉、糖类发酵而成，称为酿造醋，营养丰富。而另外一种则是由冰醋酸勾兑而成的配制醋。这些会在包装上标明，选购时可留意看一下。

❷ 要察颜观色、闻品其香。质量好的粮食酿造醋，由于富含氨基酸、有机酸及糖类、维生素、无机盐、脂类等营养物质，具有琥珀色或红棕色，有光泽，有食醋特有的香味，吃起来绵酸稍甜、柔和醇厚、回味较长。而勾兑醋因不含上述成分，故入口即酸，且是刺激性酸味，一酸而过，只留下淡水味和苦味。最后仔细观察醋的瓶底和泡沫。酿造醋瓶底一般都会有少许沉淀，而勾兑醋瓶底十分干净，不会有什么沉淀。用手摇一摇，品质好的醋会有一层细小的泡沫浮在上面，能持续较长时间，而劣质的醋则会有大泡沫出现，且很快消失。

味精、鸡精

（1）营养价值特点。味精即谷氨酸单钠结晶而成的晶体，是以粮食为原料，经谷氨酸细菌发酵生产出来的天然物质，作为蛋白质的

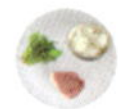

氨基酸成分之一，存在于几乎所有食物当中，是最主要的鲜味调味品，同时是咸味助味剂，也有调和其他味道、掩盖不良味道的作用。目前市场上销售的鸡精等复合鲜味调味品含有味精、鲜味核苷酸、糖、盐、肉类提取物等成分，调味后能赋予食品以复杂而自然的美味，增加食品鲜味的饱满度。

（2）选购原则。味精的掺假可从外观上进行初步判断，因味精有固定的结晶形态，掺入粉末或其他形态的盐类即可看出。味精、鸡精中都含有钠，因此要少吃。

香辛料类

（1）营养价值特点。香辛料被广泛地用于菜肴烹调，有明显芳香气味、精油含量较高，常以干燥状态使用。我国传统习惯将香辛料作为肉制品调料，包括大茴香、肉桂、陈皮、花椒、草果、白芷等18种原料。这些香辛料配合使用还可制成咖哩调料、五香粉、十三香调料等常用复合调味品。香辛料的特殊味道源自其所含的芳香油类，这些芳香油中富含丁香酚、芳樟醇、茴香醇等芳香化合物，具有一定的生理活性，所以香辛料不仅可以调味，而且具有防腐、抗氧化等功能。

（2）选购原则。香辛料都有其特殊的味道和形状，购买时应仔细辨认，以免买到假的香辛料。例如，八角有8个蓇葖，呈浅棕色或红棕色，整体果皮肥厚，蓇葖前端平直圆钝或有钝尖，香气浓郁而强烈，滋味辛、甜。

存放时间过久会使香辛料气味减弱，影响其调味效果，因此建议不要一次性购买大量的香辛料储存，最好购买小包装，随买随用。

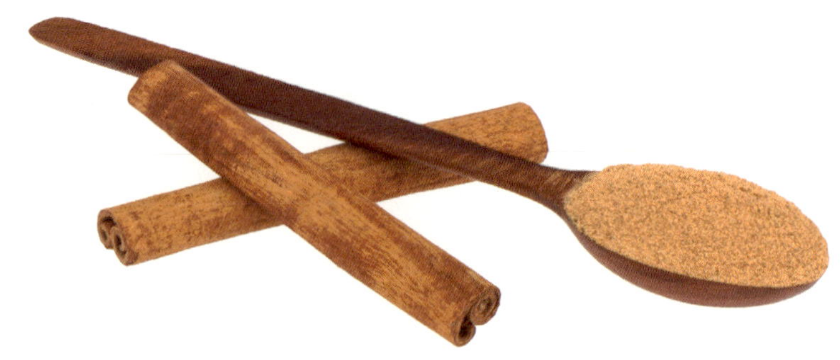

（四）零食

零食是指非正餐时间所吃的各种食物，作为一日三餐之外的食物，可以补充摄入机体所需的能量和营养素。零食所含的营养不够全面、均衡，所以合理选择、买对零食，合理有度地吃零食才能成为机体的有效补充。

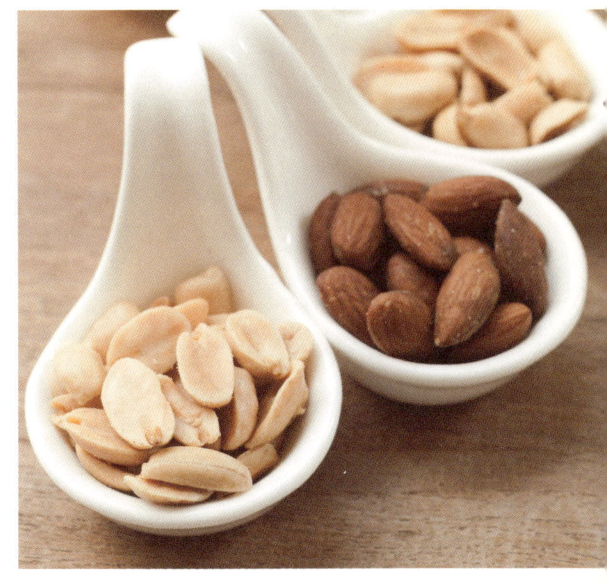

营养价值高的零食

一般来说，选择蔬菜、水果、奶及奶制品、坚果、鸡蛋、肉干、鱼干、豆腐干等作为零食，所提供的营养素可以作为正餐之外的一种补充，是营养价值高的零食。好的零食是一些新鲜的、天然的、加工程度低、低脂肪、低盐、低糖易消化的食物。购买零食一定要注意卫生，注意查看生产日期，一定要在保质期内的食品。杜绝变质、腐败的食物。

营养价值低的零食

含高脂肪、高盐、高糖的零食不利于健康，比如各种膨化食品（薯片、薯条、虾条等）、奶油夹心饼干、糖果（口香糖、泡泡糖、棒棒糖、奶糖、棉花糖、白巧克力、水果糖、软糖等）、冰棍、饮料（碳酸饮料、果汁含量小于 30% 的果味饮料）、果脯、蜜饯、蛋糕、火腿、炸鸡、炼乳等，这些零食在加工过程中往往会添加过多的盐、糖、香精、色素等，是营养价值低的零食。

零食选择原则

❶ 根据个人的身体情况及正餐的摄入状况选择适合零食，如果三餐能量摄入不足，可选择富含能量的零食加以补充；对于需要控制能量摄入的人，含糖或含脂肪较多的食品属于限制选择的零食，应尽量少吃；如果三餐蔬菜、水

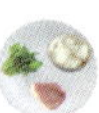

果摄入不足，应选择蔬菜、水果作为零食。

❷ 一般说来，应选择营养价值高的零食，如水果、奶制品、坚果等，所提供的营养素，可作为正餐之外的一种补充。

❸ 各种不符合卫生要求的街头小食品对健康无益，不宜作为零食选用。

（五）饮料和酒

饮料

饮料的主要功能是补充人体所需的水分，同时带给消费者愉悦的味觉感受。但是很多饮料产品都含有一定的能量，在补水同时会增加能量的摄入。饮料可分为十一类，例如碳酸饮料（汽水）类、果汁和蔬菜汁类、蛋白饮料类、饮用水类、茶饮料类、咖啡饮料类、植物饮料类、风味饮料类、特殊用途饮料类、固体饮料类以及其他饮料类。

选择饮料应该根据个人的身体情况而定。果蔬汁饮料可以补充水溶性维生素、矿物元素和膳食纤维，尽量选择100%纯果汁；运动大量出汗时可以选择富含电解质的运动饮料；对于需要控制能量或控制糖分摄入的人，可在同类饮料中选择能量低的产品；目前多数市售饮料都含有一定的能量，因此，不宜摄入太多饮料。足量饮水建议首选白开水。

茶

我国茶文化闻名于世，茶现已经成为人们生活中必不可少的一种饮料。茶叶中含有多种成分，如茶多酚、咖啡碱、茶氨酸、茶多糖等有益的物质，有阻隔致癌物质形成、降低糖尿病发病率、降低血压、调节血脂、降低血胆固醇等功效。适量饮茶对健康有益，但如果饮茶过浓、饮茶时间或方法不合适等，则可能带来一定的不良作用。

购买茶叶应注意：

❶ 茶叶的原产地是否正宗，不同品类的茶叶受特定地理生态区域气候、土壤等环境因素的影响，形成独特的色、香、味、形。

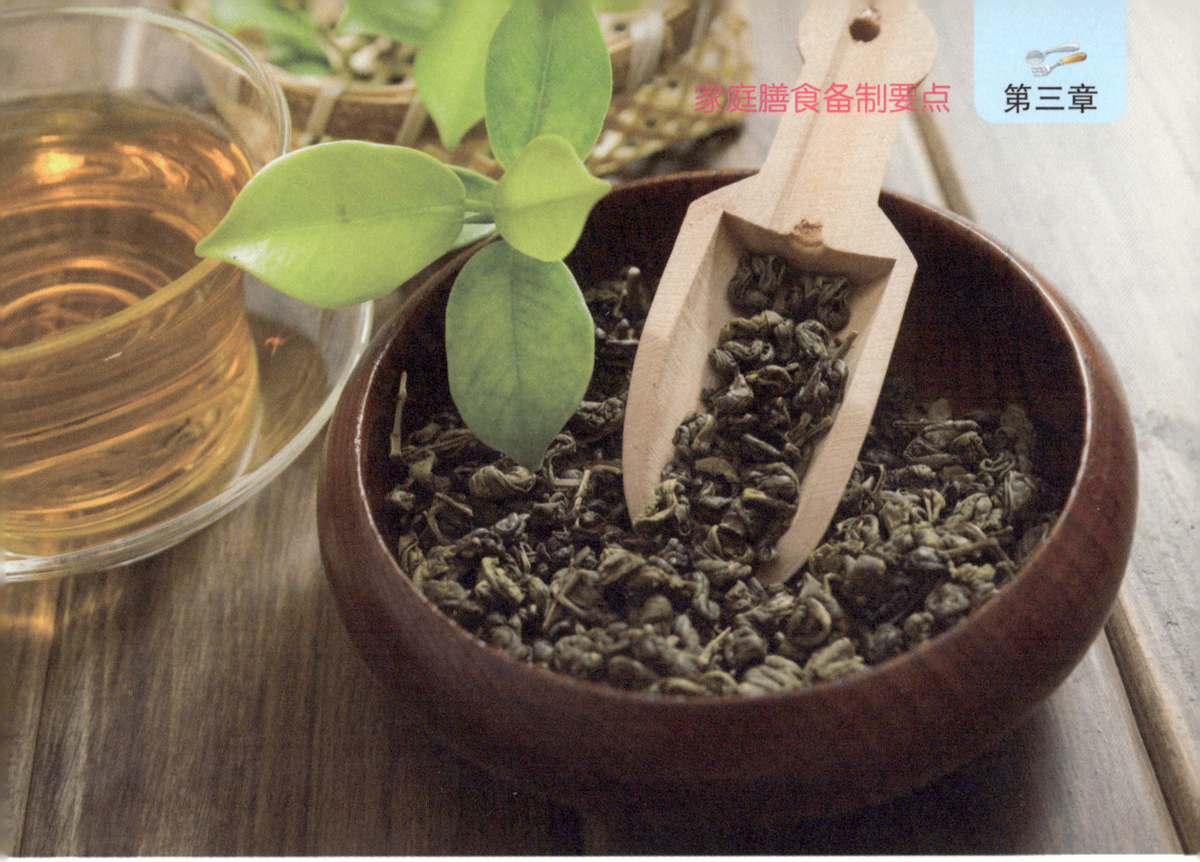

❷ 干茶的色泽是否鲜活、油润，富有光泽。不同品种的茶叶，颜色不同，但不是越鲜艳越好。

❸ 茶叶的水分含量是否达标。水分含量过高，茶叶易氧化变质，不易保管。一般而言，茶叶含水量为 5% ~ 7%。

❹ 茶叶的香气是否纯正。真正的好茶香气自然独特，不同茶种各自散发着不同花香、蜜香、果味香、板栗香等数百种天然香。

❺ 到正规商定购买。我国茶叶质量检测除对感官项目的审评外，对理化指标、卫生指标等测定都有专业化、科学化、严密化的规定。要买上品好茶，最佳选择是知名度高、信誉佳的茶叶专营店。

酒

酒类成分复杂。酒可以提供较多的能量，特别是高度的白酒。大量饮酒尤其是长期大量饮酒的人机体营养状况低下，每次大量饮酒以致醉酒，都是对健康特别是对肝脏的严重损害。应去正规的店面或者商场、超市，选择正规厂家的酒，避免买到假冒伪劣产品。

（六）营养素补充剂和营养强化食品

营养素补充剂

营养素补充剂是指以补充维生素、矿物质等营养物质保健功能而不以提供能量为目的的产品。其作用是补充膳食供给的不足，预防营养缺乏和降低发生某些慢性退行性疾病的风险。

营养素补充剂有多种剂型，比如胶囊剂、锭剂、片剂、丸剂、粉剂、液体等，它不是药物，不宜用来治疗疾病，也不可替代正常膳食。正常人群在均衡膳食的情况下，从饮食就能获得所需要的营养素，不需要额外补充营养素补充剂。一些特殊人群，如儿童、孕妇、产妇、老年人以及一些患有疾病遵医嘱补充营养素的人群，由于特殊的情况会缺少一些维生素、矿物质，或者对某种维生素、矿物质的需要量增加，需要营养补充剂。切记应遵医嘱，根据需要购买并服用正规厂家生产的补充剂，及时满足自身营养所需，又不会滥补给身体带来负担。

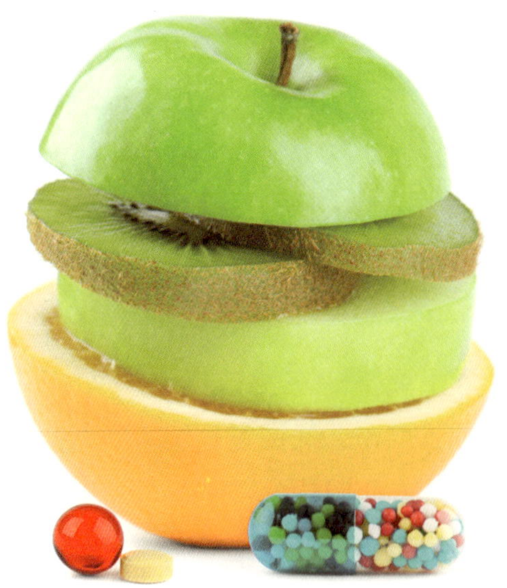

选购营养补充剂注意事项：

❶ 包装上是否有“蓝帽子”及保健食品批准文号。

❷ 包装上是否注明生产企业名称及其生产许可证号，生产许可证号可到企业所在地省级主管部门网站查询，确认其合法性。

❸ 产品说明书应当标明以下内容：a.“营养素补充剂”字样；b. 营养成分应当标示最小食用单元的营养素含量；c. 食用方法及食用量，应当明确不同人群具体推荐摄入量和食用方法；d. 注意事项应当明确“本品不能代替药物，不宜超过推荐量或与同类营养素补充剂同时食用”。补硒产品应当标明“高硒地区人群不宜食用”。

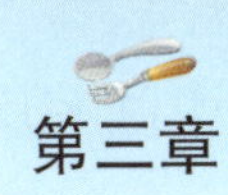

营养强化食品

营养强化食品是为了增强营养，向食品中添加天然或合成的营养素或者某些天然成分的食品。强化的营养素需要符合国家标准，无论所采用的强化剂化学结构、使用量，还是所用食物载体的应用范围都必须依法执行。在食品中强化营养主要是为了弥补天然食物的营养缺陷，如谷类食品缺少赖氨酸；补充食品加工、储存等过程中的损失，如面粉加工会造成维生素 B_1 丢失；简化膳食处理，满足不同人群的特殊需求，如在婴幼儿配方奶粉中强化维生素，可以保证婴幼儿的营养供给；针对人群营养状况预防营养不良，如中国妇女、儿童患缺铁性贫血的人很多，可以选择购买强化铁酱油。

（七）营养标签的使用

面对纷繁复杂的预包装食品，食品包装上的营养标签可以提供给我们重要的信息。营养标签是指在肉类、水果、蔬菜以及其他各种加工食品上描述其能量和营养素含量的标志，就是食物包装上的一个叫“营养成分表”的小表格，它就像食物的“身份证”。

目前上架销售的预包装食品大都已经按照国标印制了营养标签，它由三部分内容组成，分别为营养成分名称、含量值、占营养素参考值百分比（简称 NRV%）。“营养成分”主要是“四加一”，“四”就是四种核心营养素，即蛋白质、

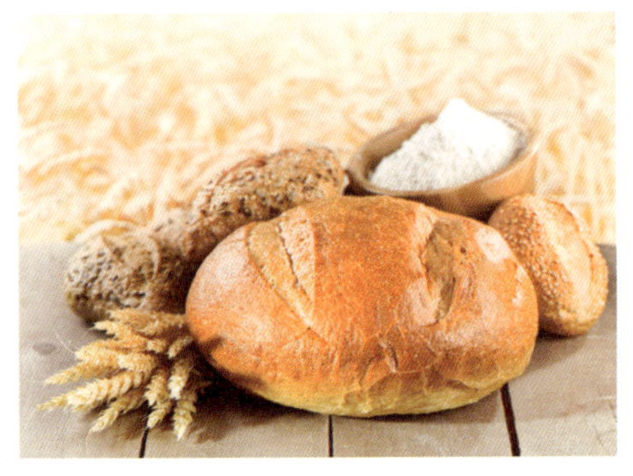

脂肪、碳水化合物和与人体健康关系比较密切的钠元素，“一”是指能量。“含量值”是指每 100 克 / 毫升预包装食品所含相应营养成分的量。“占营养素参考值百分比”是指营养素含量值与其参考值的百分比值，这个值很重要，它可以让我们大致了解这个食品能够满足我们身体能量或营养素的程度，也可以推算出每日最多可以食用该食品

的数量。比如营养标签中能量的NRV%为4%，那么，吃100克此类食物所含能量即达到每天能量推荐量的4%。

营养标签是消费者了解包装食品的营养价值、促进合理选择的有效工具。如何运用营养标签选择所需食物呢?

❶ 一般健康人，蛋白质是比较有益健康的营养素，可以参考营养标签中蛋白质指标，选择蛋白质含量高的产品。

❷ 糖尿病患者在选择食物时，可以参考营养标签中糖、碳水化合物等指标，选择含糖低的食物。

❸ 肥胖的人在选择食物时，能量、碳水化合物、脂肪等指标，选择低能量低脂肪的食物。

❹ 高血压患者，要特别关注“钠”的含量，选择钠低的食物。

❺ 对于有特殊需求的人群，可根据营养标签中声称“高钙”、“低脂肪”、“低胆固醇”等进行选择。

营养成分表示例

项目	每 100g	NRV%
能量	1823kJ	22%
蛋白质	90g	15%
脂肪	12.7g	21%
碳水化合物	70.6g	24%
钠	204mg	10%
维生素 A	72μgRE	9%
维生素 B_1	0.09mg	6%

营养标签中还有一个容易让消费者忽视的问题，预包装食品中能量和营养成分的含量可以以每100克或每100毫升或每份食品可食部中的具体数值来标示。当用“份”标示时，每份的含量可大可小，这时就不能简单看营养成分表中的各指标的数值，而应按照大多数产品每100克所标注的营养含量换算。

在购买食品时应该要学会习惯看营养标签，计算核心营养素的含量，根据自己身体状况选择适合自己食品，这样才更有利于健康。

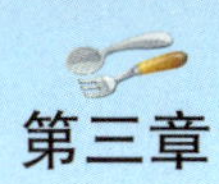

（八）采购中的食品安全

现代社会的工业化发展，使我们可以享用的食物品种越来越多，但也导致了各种有害物质对食物的污染机会明显增多，如残留农药、工业废水、生活垃圾、非法使用的有毒、有害添加等。

当前食品安全存在的主要问题

❶ 地质特点、矿山冶炼、废物排放等造成的农产品被重金属污染。

❷ 垃圾焚烧、生产废水排放等造成的食品中存在一定水平的持久性有机污染物。

❸ 未按照国家农药使用规定在蔬菜、水果和粮食种植中过量施用或使用禁用农药。

❹ 在畜、禽动物饲养过程中未按照国家规定的药物品种以及允许使用品种的合理休药期使用兽药。

❺ 由于种植环境、储存环境和自然灾害等造成的农作物中存在的真菌毒素问题。

❻ 在包装材料生产中使用国家未批准的有毒生产助剂而导致迁移至食品的问题。

❼ 在食品生产加工中未按照食品添加剂使用卫生标准的规定，在食品中滥用或违规使用食品添加剂。

❽ 在养殖环节和生产环节存在使用非法添加物质的现象。

❾ 生产加工过程工艺不合理，生产场所卫生状况差，导致成品中存在微生物指标不合格的现象。

❿ 部分生食食品中存在致病菌、病毒和寄生虫。

在采购过程中应该注意食品安全

（1）认准市场和品牌，远离小摊贩。一般来说，大型商场和连锁超市会将食品质量和卫生要求放到重要的位置，相对于传统的菜市场、小摊贩而言，我们在商场和超市购买的食品在卫生方面具有较好的安全性。正规品牌企业比较注重而且有条件控制产品的质量，购买品牌食品，卫生安全较有保障。

（2）注意食物包装的标识，

小心散装、“三无”、过期产品。按照国家要求，预包装食品必须在包装标识或者产品说明书上标出品名、配料、产地、厂名、生产日期、规格、保质期限、食用方法等内容。我们在购买食物时需要留心查看，特别应注意有无保质期和生产单位，不要选购所谓的“三无”产品及超过保质期的食品。散装食品容易受到污染，采购时需要更多的注意卫生问题。

（3）不买腐败、变质食物。谷物发霉会产生黄曲霉素，可以导致肝癌。动物性食物蛋白质含量高，容易发生腐败，细菌滋生。新鲜蔬菜若存放不当或时间过长容易产生亚硝酸盐，在腐烂时更容易形成亚硝酸盐。蒸煮灭菌或者化学药物消毒只能杀死食物中的微生物，对于食物中已经产生的毒素不能够完全消除，所以腐败变质食物应该坚决丢弃，千万不可购买。

正确认识食品添加剂，警惕非法添加物

食品添加剂按功能分为 23 个类别，平时经常听说的食品添加剂包括防腐剂、增稠剂、抗氧化剂、甜味剂、香精香料、色素等，还有一些大家不太熟悉的，比如加工助剂、营养强化剂等。我国目前批准使用的食品添加剂有 2 400 种左右。

按照国家标准合理使用食品添加剂，防止微生物污染、延缓食品

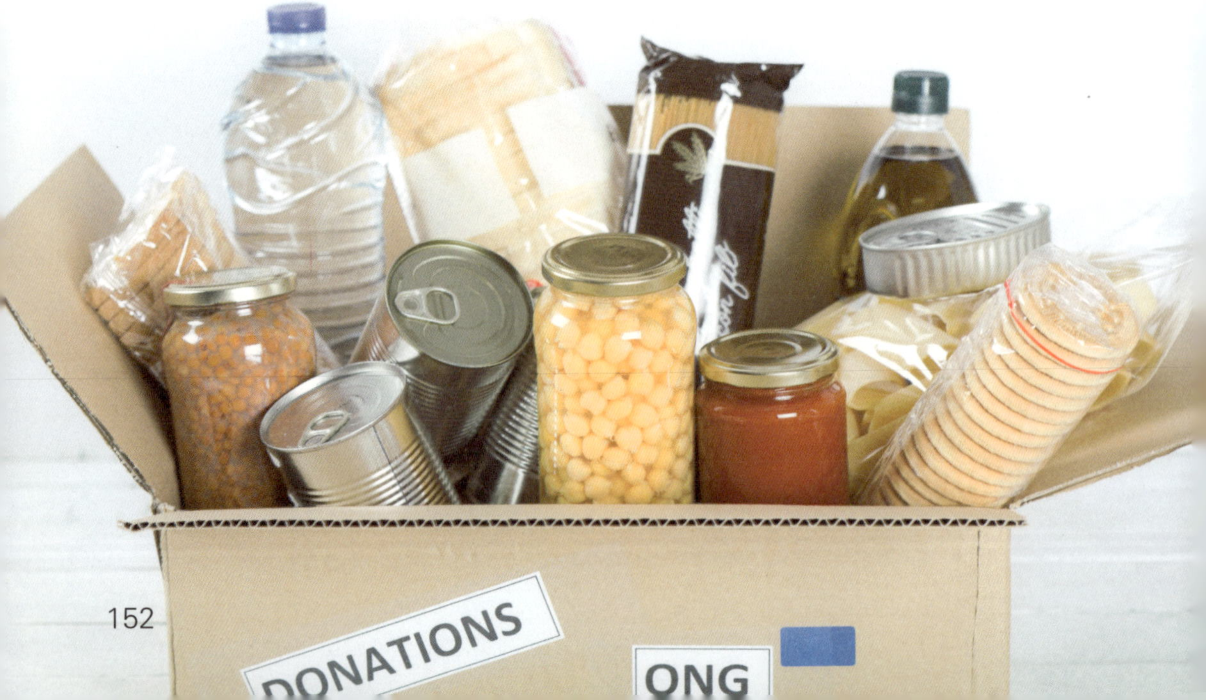

变质以及改善食品的感官性状具有重要意义，不应该简单排斥一切食品添加剂，比如食用油中的抗氧化剂能够延缓和抑制油脂变质、产生哈喇味；充气包装中的氮气能够便于食品的生产、加工、包装、运输或者贮藏；冰激凌中的乳化剂、增稠剂能够增进润滑的口感；高钙饼干、高铁酱油里的营养强化剂能够保持或提高食品本身的营养价值等。需要警惕的是有些企业违反国家规定，过量或滥用食品添加剂，在食品中加入有毒有害的非法添加物，危害消费者身体健康，比如，曾引起公众恐慌的苏丹红和三聚氰胺都不是食品添加剂。因此，在食物采购时应注意色香味的鉴别。例如，看起来特别白净鲜亮的鱼虾、毛肚、鱿鱼等产品或许用甲醛浸泡过；烧、烤、酱等肉类制品若有诱人的鲜红色，要提防使用了过量的亚硝酸盐；过于鲜艳的辣椒红色或蛋黄红色可能加入了苏丹红；颜色很白或口感过分筋道的面食，则可能添加了过量的增白剂或增筋剂。

食品安全五要点（世界卫生组织推荐）

★ 保持清洁：餐前便后要洗手，洗净双手再下厨。饮食用具勤清洗，昆虫老鼠要驱除。

★ 生熟分开：生熟食品定要分，切莫混杂共保存。刀砧容器各归各，避免污染惹病生。

★ 完全煮熟：肉禽蛋品要煮熟，贪吃生鲜是糊涂。虫卵病菌需杀尽，再度加热也要足。

★ 安全存放：熟食常温难久藏，食毕及时进冰箱。食前仍需加温煮，冰箱不是保险箱。

★ 材料安全：饮食用水要达标，菜果新鲜仔细挑。保质期过不再吃，莫为省钱把病招。

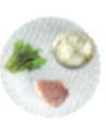

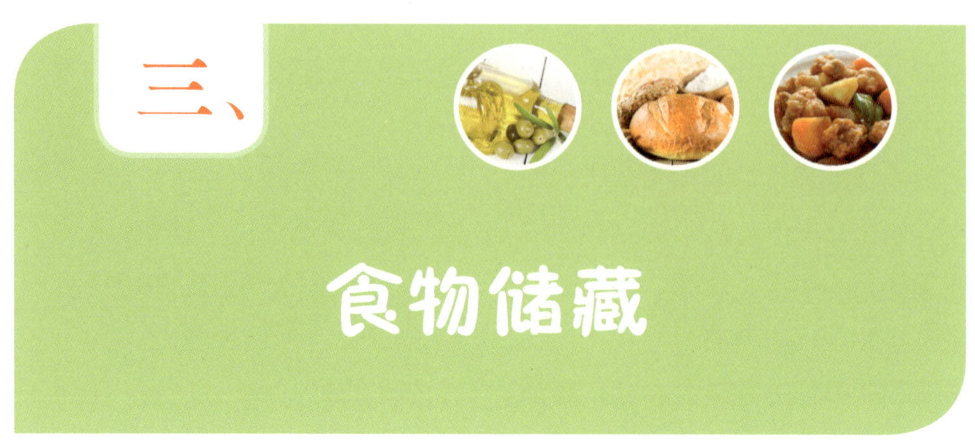

三、食物储藏

人们每天摄入的食物从种植、饲养到餐桌的整个过程中的一个重要环节就是食物的储藏。储藏方式不当，对食物营养成分、食物的卫生产生影响，甚至对人的身体健康造成不同程度的危害。

（一）食物储藏方式对食物营养的影响

食物储藏的方法很多，包括物理的、化学的和生物的储藏法。目前家庭最常用的食物储藏方法有常温贮藏、低温贮藏、罐装贮藏和干制贮藏。

常温储藏对营养素的影响

食物在储藏过程中营养素含量会发生变化，影响食物的营养价值。营养素含量的变化与储藏条件如温度、湿度、氧气、光照、贮藏方法及时间长短有关。

（1）粮谷类。适宜条件下粮谷类可较长时间储藏，其蛋白质、维生素、矿物质含量变化不大。当储藏条件改变，如相对湿度增大或温度升高时，谷粒内酶的活性变大、呼吸作用增强，使谷粒发热，促进霉菌生长，引起蛋白质、脂肪、碳水化合物分解、产物堆积，发生霉变，不仅改变了感观性状，而且会失去食用价值。

（2）蔬菜、水果。蔬菜、水果在贮藏时，其外观、口味及化学组分会随贮藏条件及贮藏时间发生改变，使其营养价值和食用价值降低。新鲜水果、蔬菜中含有丰富的维生素及少量的硝酸盐和亚硝酸盐。蔬菜、水果在常温贮藏过程中最容易蒸发散失水分，并且随着贮存时间的增加，维生素 B、维生素 C 在贮存过程中也日渐损失，亚硝酸盐的含量逐渐增加。温度越高，变化越快。因此，蔬菜、水果提倡现吃现买。

（3）奶类。牛奶在贮存过程中损失较多的是维生素 B_2、维生素 B_6，在室内光线条件下保存 1 天，维生素 B_2 损失 30%，维生素 B_6 损失 20%。紫外线照射可使奶中麦角固醇转化为维生素 D_3。可以常温储藏的牛奶，是经过超高温灭菌的，能将有害菌全部杀灭，无须冷藏，保质期 6 ~ 12 个月；但在超高温灭菌的过程中，牛奶含有的对热不稳定的营养素会受到破坏，如维生素 B_1、维生素 C、维生素 B_{12}、叶酸分别损失 35.2 %、31.6 %、20.0%和 35.2%。

（4）动物性食物。鱼肉禽类常温下储存易发生腐败。肉一旦变质，会产生肉毒素和黄曲霉菌等，对人体有强烈毒性和致癌性。

鲜蛋在贮存过程中，蛋内容物的物理、化学变化或者微生物引起的腐败变质都会影响到蛋的营养及食用价值。由于蛋壳上分布气孔，蛋内容物的水分不断地向外蒸发，以致蛋的重量减轻；同时蛋清中的水分也向蛋黄内渗透，使蛋黄中的含水量渐渐增加。随着储藏时间的延长，蛋清和蛋黄的 pH 渐渐上升，浓蛋清部分渐渐变稀，蛋黄系带消失，蛋黄从中央移开，蛋黄膜弹性减弱甚至破裂。在 0℃保藏鸡蛋一

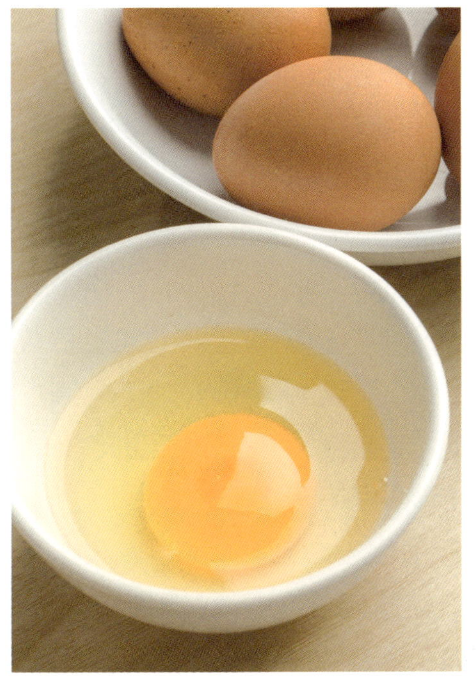

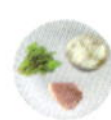

个月对维生素 A、维生素 D、维生素 B_1 无影响，但维生素 B_2、尼克酸和叶酸分别有 14%、17% 和 16% 的损失。

（5）油脂。在储藏的过程中油脂会被氧化发生酸败变质，油中的维生素 A、维生素 D 和维生素 E 还会遭到不同程度的氧化，致其营养价值变低，甚至产生对人体有害的醛、酮类物质。

低温储藏对食品营养素的影响

低温储藏可以保持食品的感官性状、营养质量，通常被认为是长期保藏食品的最好方法。冷冻储藏能使微生物生长受到抑制，某些酶化或非酶化速度变慢。食物在冷冻、冷藏期间，除了维生素会有较多的损失，其他的如蛋白质、碳水化合物、脂肪、微量元素等的损失很小。但是在解冻期间，各种水溶性的营养素，如碳水化合物、水溶性蛋白质、氨基酸、维生素和微量元素等，都有不同程度的流失。

（1）蔬菜、水果。蔬菜水果低温储存可以有效抑制细菌的繁殖、延缓腐败变质。维生素 C 在贮存过程中衰减最快，一般情况下，储藏温度为 1.5℃时，维生素 C 的损失最小。蔬菜水果在冰箱里保持 3 天维生素 C 损失率为 10% ～ 40%，保持 7 天损失率为 30% ～ 80%。蔬菜类经冷冻后会损失 37% ～ 56% 的维生素 B_6。

（2）动物性食物。肉类在冷冻贮藏过程中，可发生蛋白质变性、变色、干缩、汁液流失以及脂肪氧化从而降低食物的营养价值，

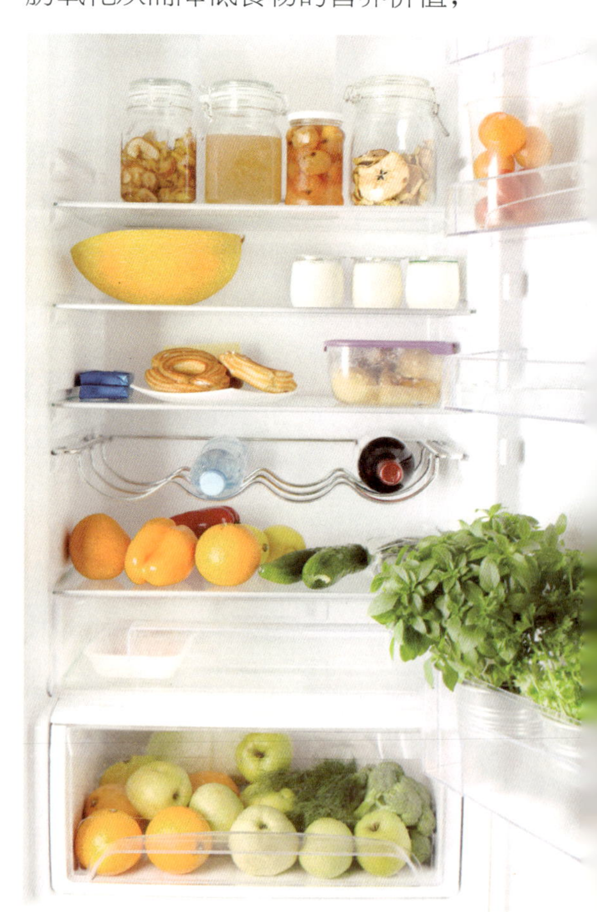

但不同种类的食品，其变化有所不同，如冷冻对牛、羊、猪肉蛋白质变性影响较小，但对鱼类蛋白质则会引起一定的变性。冷冻肉质的变化受冻结速度、储藏时间和解冻方式的影响。在解冻过程中，有极少量的水溶性物质随汁液流失。肉类食品经冷冻后泛酸的损失为21% ~ 70%。

蛋类在0℃冷藏一个月对维生素A、维生素D和维生素B_1无影响，但维生素B_2、烟酸和叶酸分别损失14%、17%和16%。此外，由于蛋的外壳有气孔，容易吸味及让细菌入侵。

（3）奶类。牛奶经过冷藏会损失一部分B族维生素，但钙和蛋白质大部分被保留。

干制储藏对食物营养素的影响

干制食物的营养成分相对于干制前，各营养成分含量都相对增加，每单位重量干制品中的蛋白质、脂肪、碳水合物的含量大于鲜食品。干制品复水后和新鲜食品比较，其营养成分却低于鲜制品。干制过程中，淀粉类、纤维类和糖类都发生不同程度的变化，含油脂的食品在干制过程中油脂极易氧化而发生变质。干制过程中由于温度的变化、光线照射以及氧气的存在，大部分不太稳定的维生素都会受到破坏，维生素C在干制过程中损失量为10% ~ 100%。

（二）食物储藏的卫生安全

在储藏食物过程中，经常由于储存的温度或方式不当，会导致细菌滋生，引发食物中毒。盛放食品的容器和包装物释放有害物质（例如酚、甲醛）也会污染食品。储藏位置不当，如未远离农药、杀虫剂、杀鼠剂、消毒剂和亚硝酸盐等有毒有害物质，可能错拿或者受到有毒有害物的污染，而造成食物中毒。每年有数百万人因食用不安全食品而患病，还有许多人因此而丧失生命。适当的食物储备可防止大多数食源性疾病发生，储藏食物时要做到生、熟分开。

食物储藏的环境和用具卫生安全

（1）环境卫生。厨房应注意防蝇防鼠或防止其他有害动物或昆虫生长繁殖。应经常保持厨房的整洁卫生。

（2）用具卫生。盛放食品的容器和包装物释放有害物质（如酚、甲醛）也会污染食品；餐具、饮具和盛放直接入口食品的容器，使用前必须洗净、消毒；炊具使用后应立即洗净，保持清洁，下次使用前应蒸煮消毒。

冰箱的发明极大程度上方便了日常生活，很多在常温下难以保存的食物可通过冰箱保存。但冰箱不是万能的“保鲜神器”，冰箱不具备灭菌功能，只是用来推迟食物腐败变质。如果冰箱长期存放食品又不经常清洗，会滋生出许多细菌，有些细菌又是嗜冷性细菌，如耶尔森菌、李斯特菌在 4 ~ 8℃时反而能迅速增长繁殖，如果食用感染了这类细菌的食品，就会引起肠道疾病。此外，还有一些放在冰箱里的食物虽然外表看起来还新鲜，但是实际上已经变质，在储存食物时，应注意各种食物的适宜保存时间。因此，最好每两周清洗一次冰箱，或至少每月清空冰箱一次，将过期、坏掉、不宜再存放的食物丢弃，并彻底清洗冰箱。

不同食物储藏的卫生安全

（1）粮豆类。粮豆类一般都是常温储藏，因此较容易受外界环境的影响。随着环境湿度增大、温度增高，霉菌易在粮豆中生长繁殖并分解其营养成分，产酸产气，使粮豆发生霉变，产生霉菌毒素，对人体健康造成危害。其次，粮豆类在储藏过程中经常受到仓储害虫的侵蚀，常见的仓储害虫有甲虫（大谷盗、米象、谷蠹和黑粉虫等）、螨虫及蛾类。

（2）蔬菜、水果。一般情况下蔬菜、水果中硝酸盐和亚硝酸盐含量很少，但在贮藏、腌制时，硝酸盐和亚硝酸盐含量增加，对人体产生不利影响；此外在贮藏过程中也可受到肠道致病菌的污染，污染程度和表皮破损有关。由于蔬菜、水果中含水分多、组织嫩脆，因此容易损伤和腐败变质。腐烂和生霉的蔬果则不可食用。

（3）动物性食物。动物性食物如果储存不当，容易导致细菌的侵入、繁殖，动物性食物中的蛋白质、含氮物质分解，使肉的pH上升，发生腐败，腐败变质的主要表现为食物发黏、发绿、发臭，肉一旦变质，会产生肉毒素和黄曲霉菌等，禁止食用。

（4）蛋类。蛋类储藏的主要卫生问题是微生物污染引起的腐败变质，鲜蛋因外界污染，蛋壳表面的枯草杆菌、假芽孢菌、大肠杆菌等细菌在适宜条件下，通过蛋壳气孔进入蛋内并迅速生长繁殖，使禽蛋腐败变质。此外，由于蛋白质分解还可形成硫化氢、胺类、粪臭素使蛋具有恶臭气味。腐败变质的蛋不得食用。

（5）奶类。奶富含多种营养成分，适宜微生物的生长繁殖，是天然的培养基。微生物污染后，在奶中大量繁殖并分解营养成分，造成奶的腐败变质。奶中的乳糖分解成乳酸，奶的pH下降呈酸味并导致蛋白质凝固。蛋白质分解产生硫化氢、吲哚等可使奶具有臭味，不仅影响奶的感官性状，还会失去食用价值。

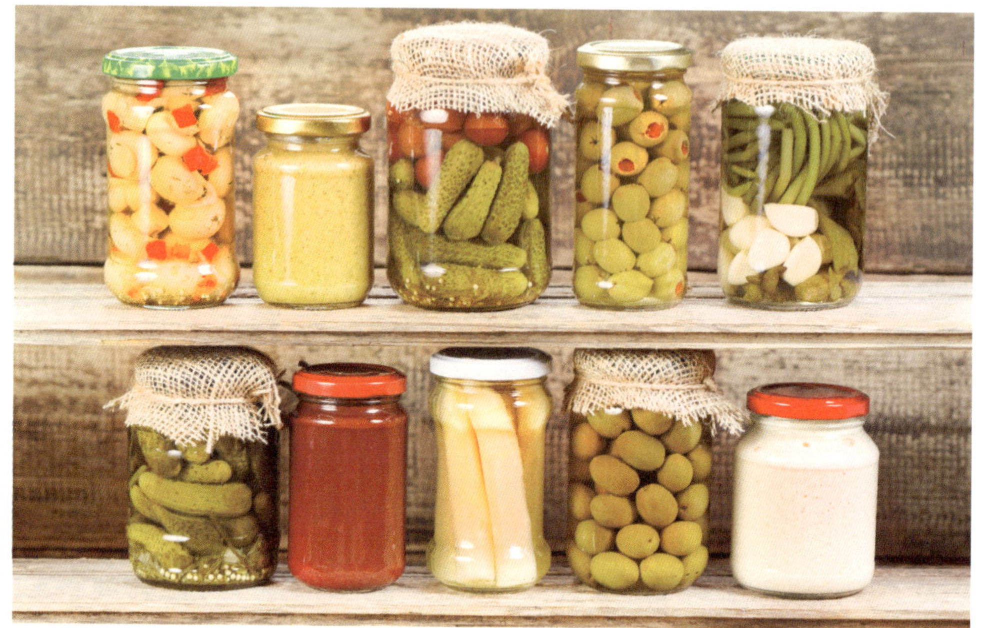

（6）食用油。油脂在家庭储藏过程中存在的主要问题是油脂酸败。为了方便拿取，许多家庭主妇常将食用油放在炉灶旁。殊不知，那里的高温会让油脂的氧化反应加快，更容易酸败变质。油脂酸败除引起感官性质的变化，还会导致不饱和脂肪酸、脂溶性维生素的氧化破坏，不同程度地降低油脂食用的营养价值，酸败产物还会对人体健康造成不良影响。

（7）罐装食品。胖听、漏听是罐头变质的重要外部特征。当水果罐头被微生物污染，失去食用价值时，经常会产生“胖听”现象。漏听是指密封失灵，有泄漏现象的罐头。金属罐包装的产品在运输过程中，受物体碰撞，会出现外壁内陷现象，空气容易进入，致使内容物的酸败变质，发现上述情形的产品不能食用。

此外，由于在尘埃中广泛存在着嗜热凝结芽孢杆菌、嗜热脂肪芽胞杆菌等平酸菌，所以罐装食品会受微生物的污染发生平酸腐败，平酸腐败的罐头不胖听（即产酸不产气），但也禁止食用。罐装储藏的动物性食物还有可能出现油脂酸败，或伴有汤汁浑浊、肉质液化。同时，储藏在金属罐中的食物，可能会受到有害金属的污染。

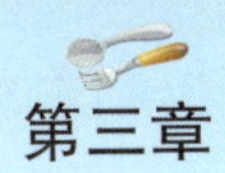

（三）家庭食物储藏适宜方式

食品在储藏过程中会伴随着营养成分的降解、微生物的繁殖、有害成分的增加等过程。在生活中我们尽量现买现做现吃，如果必须要储藏一些食品，为减缓以上过程的发生，就要掌握一些储藏方法。

粮谷类

粮谷类食品储藏的基本原则：低温、避光、通风、干燥，做好防尘、防蝇、防虫及防止霉变措施。保存时，大米和谷物最好放在不透明的容器或米袋里。糙米、芝麻、坚果类因含有油脂，室温环境中易变质、有哈喇味，所以需冷藏、甚至冷冻保存。米、面粉、豆类等生的主食都可保存在常温下干燥处。保存大米的地方最好定期通风散热；面粉和豆子都要密封。

粮谷类储藏小窍门

大米：把花椒、茴香等用纱布包起来，分别放在米桶的上、中、底部，这样既防霉变，又能驱虫。或在粮食内放几瓣大蒜。

面粉：可以把布口袋换成塑料口袋，塑料袋不透气，因此可以将面粉与空气隔绝，这样可使面粉不易返潮，同时也不易生虫。

豆类：先把买回的豆类用锅炒或烤箱烘烤一下，去去水汽，密封起来，放进冰箱冷冻室 3 ～ 4 周，然后拿出来继续保持密封状态，放在室温下即可，这样的豆类可存放很长时间，也不会生虫。

坚果：用锅先烤烤水汽，分装成小包密封起来，放进冰箱冷冻室 3 ～ 4 周，然后拿出来继续保持密封状态，放在室温下即可，这样的坚果可存放很长时间，不容易出现哈喇味，也不会生虫。

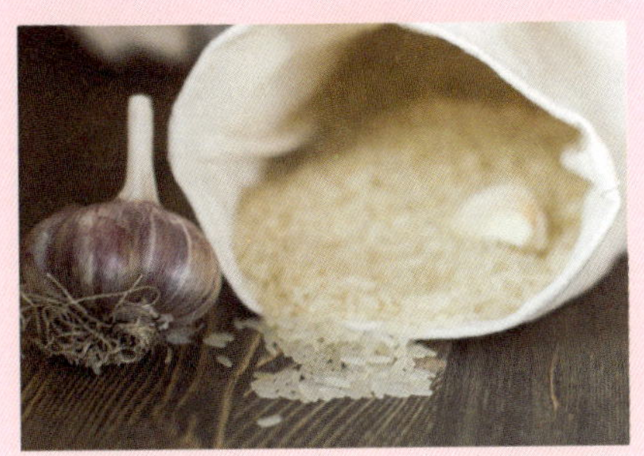

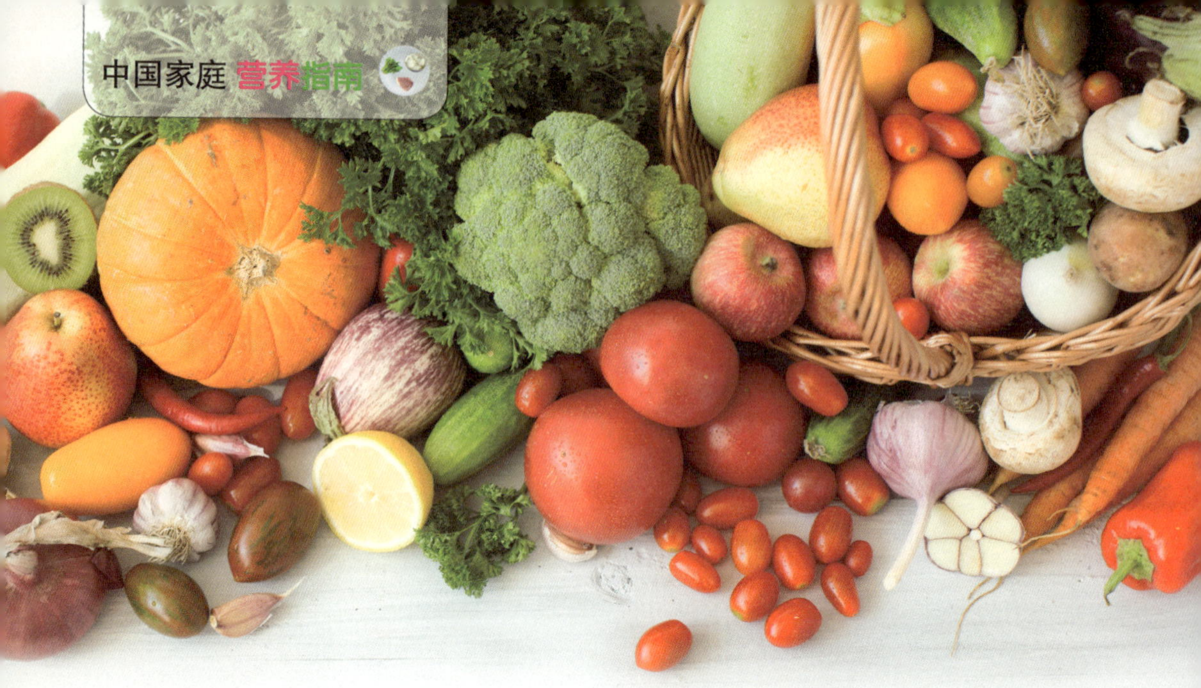

蔬菜、水果

蔬菜、水果应根据其不同特性进行贮藏，以不使蔬菜、水果受冻为原则。

蔬菜在需要短时间贮藏时，不宜放在室温下，以 0 ～ 4℃为宜，存放前最好用保鲜袋包好放入冰箱（包裹时不要太紧，因为果蔬会有水分渗出）。放入冰箱不要贴近冰箱内壁，避免冻伤。一般蔬菜在冰箱内可保存 1 周左右。在 −18℃以下冻藏蔬菜 3 个月，营养素含量的变化不大。水果的存放应注意对热带水果和温带水果区别对待，苹果、梨、柑橘等温带水果既可在常温下保存又可在冰箱中保存，但热带水果，比如香蕉、菠萝、木瓜、杧果等不能在冰箱中保存，以防发生冻伤，可室温阴凉储藏。绿色香蕉（未完全成熟）应贮藏在 12℃以上，柑橘在 2 ～ 7℃，而苹果可在 −1 ～ 1℃保藏。储存蔬菜、水果时最好不要先清洗，因为清洗虽然可除去大部分微生物，但仍会有相当的微生物残留，而清洗会破坏蔬菜、水果表面的蜡质，为微生物的入侵打开了方便之门。

有些蔬果如苹果、杏仁、红椒、桃子、哈密瓜、西红柿等会释放乙烯气体，同其他蔬果放在一起时让后者快速成熟、变质，因此最好能分开存放。

动物类食物

畜、禽、鱼、蛋等动物性食品一般采用低温贮藏，贮藏的温度、湿度根据食品的性质、贮藏的时间不同而定，包括冷藏和冷冻。冷冻是保持动物性食品感官性状、营养价值以及便于长期保藏动物性食品的较好方法，且存放时间不宜过长。

畜禽肉及鱼类食物可放于冰箱冷冻室中，存放时要事先用保鲜盒/袋包装成一次能吃完的数量、分类存放。

熟食可存放于冷藏室内，未开封的肉食应在保存期之前食用，一旦启封，存放时宜用保鲜膜包装好、分类存放，期限3～5天。

酱、卤类肉制品，比如酱肉、卤猪蹄等，需要放入保鲜盒在4℃以下冷藏，如果想较长时间保存，也要冷冻，但是解冻后口感会下降。

家庭烹调的带肉菜，如炒肉丝、炖肉等，也需要放入保鲜盒在4℃以下冷藏。

肉松类、肉干类和肉脯类，以及火腿肠、罐头等，常温保存即可，开封后尽快食用，没吃完的最好放进冰箱冷藏室。

市场上购回的鲜蛋，要先将沾有禽粪、血斑的蛋捡出，用湿布将禽粪、血斑擦掉，再放入冰箱货架上。

牛奶

日光、灯光均会破坏牛奶中的数种维生素，同时也会使其丧失芳香，所以牛奶均应避光保存。瓶盖要盖好，以免他种气味串入牛奶里；倒进杯子、茶壶等容器的牛奶，如没有喝完，也不可倒回原来的瓶子；牛奶不宜放到冷冻室，否则其品质会受损害。常温纯牛奶经过超高温灭菌，在常温下保存即可，而保鲜纯牛奶以及发酵酸奶买回家要立刻放在0～5℃冰箱冷藏室保存。

食用油

食用油最佳储存温度是10～25℃，储存时应远离热源，如煤气灶、电饭锅、微波炉旁。购买桶装食用油，最好买小桶装；如购买大桶装食用油，买回家后，可将其用小油壶分装，避免因不断开关瓶盖，油接触空气而氧化；并避免光线直接照射。

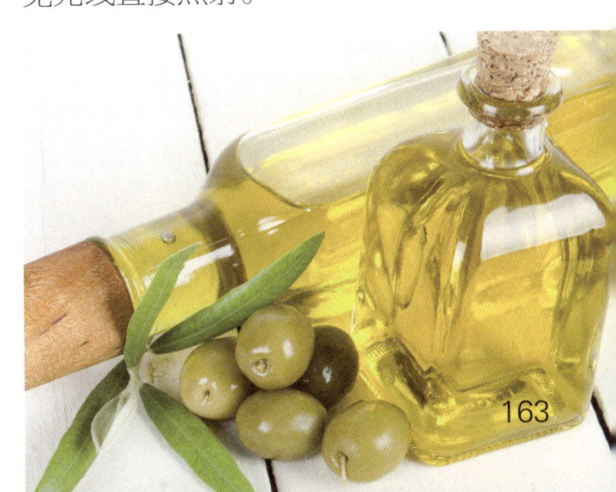

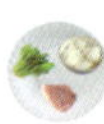

调味料

食盐具有很强的吸湿性，长时间暴露在空气中，受潮易结晶，而且我们食用的多为加碘食盐，碘容易氧化。因此食盐应放在加盖有色密封容器内，放在干燥、阴凉，避免日光暴晒和潮湿。

葱、姜、蒜俗称“香辛料小三类”，属于新鲜蔬菜，最好现买现吃，如果需要一次性购买很多，可用保鲜袋袋将葱、姜、蒜包起来，放在冰箱或常温地面上保存，一旦发生腐烂和生霉，则不可食用。

十三香、五香粉、花椒粉、胡椒粉等是由植物的茎、根、果实、叶等加工而成，含有大量的挥发油类，很容易生霉。因此，在保存调味粉时应将装调味粉的瓶子盖拧紧或是将袋口密封，注意干燥密闭保存以防潮防霉。调味粉如果放置不当很容易受潮，最好购买小包装，尽快用完。

花椒、大料、香叶、干辣椒这类干货调料也容易受潮霉变，最好不要放在灶台附近，需要装在无孔调料瓶中干燥密闭保存。使用时取相应的量，并用清水冲洗一下。

酱油、醋、油、辣椒油、花椒油、蚝油、料酒等液态调料，在保存的时候应根据容器区别对待。如果是瓶装的，只需在用过之后将盖拧紧即可。如果是袋装的，打开后需倒入一个干净且干燥的瓶子，然后将盖子拧紧，保存在远离灶火，且通风、无日晒的地方。

辣椒酱、豆瓣酱、大豆酱、面酱等酱类调味料应将盖旋紧密闭后放在阴凉通风处存放。如果每次需求量不大，建议可购买小包装。如想存放时间长，可放在冰箱冷藏室。

鸡精、味精在保存时应将装调味瓶盖拧紧密封，注意干燥密闭保存以防潮。

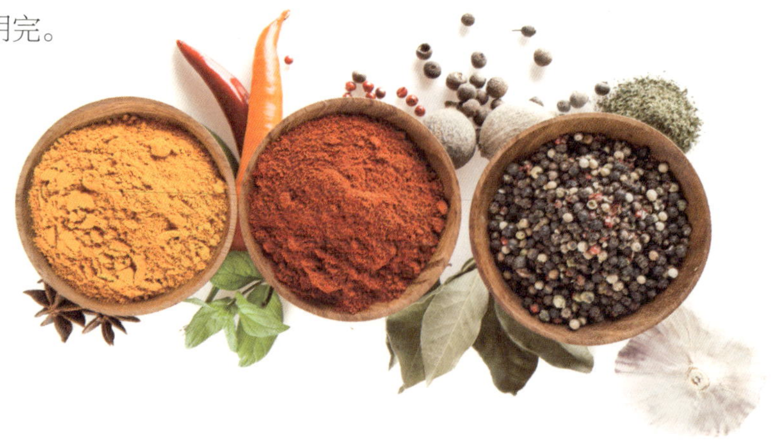

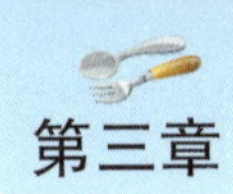

剩饭剩菜的储藏

最好按照分量进行烹饪制作，减少剩饭剩菜。进行剩饭剩菜储藏时，要将剩饭剩菜用保鲜膜封好或装到保鲜盒后在冰箱中存放。冷藏时要注意将熟食或剩饭剩菜放在上面，存放的顺序从上到下依次为剩饭、剩素菜、荤菜、生菜。米饭、馒头等主食，如果只是短时间储存，可以放进冰箱冷藏室。而如果存放时间超过三天，或者希望保持主食柔软的口感，最好放入冷冻室。汤羹类要加盖储存在冰箱冷藏室，置于4℃以下保存；如果要过两天后再吃，就要放入密封盒，放进冷冻室。

茶叶

常喝的绿茶可放在冰箱冷藏室5℃左右保存，未开封的茶叶，如果想保存一年以上，则应放入冷冻室。为防止茶叶变成冰箱的“除臭剂”，放入冰箱前最好用锡罐密封。乌龙茶、红茶、茉莉花茶不用存在冰箱里，只要放在干燥、密封、避光、避异味的容器中，就可较长时间保存。

巧用冰箱储藏食物

冰箱内位置不同，温度就会不同，所以食物摆放应按照类别分层收纳。

（1）冰箱冷藏室门架上：抗菌性较强的食物，如开了封的咸菜、果酱、芝麻酱、酸味食物以及鸡蛋、调味品，大多可保存两个月。由于冰箱门经常打开，暖空气会进入，所以这里最不适宜储存容易变质的食物，比如开了封的熟肉、牛奶等。

（2）冷藏室上层后壁处：剩饭菜、直接入口的包装豆制品等。由于这些食物容易滋长细菌，适合放在稍低于0℃的温度的地方。

（3）冷藏室上层靠门处：直接进口的熟食、酸奶、甜点等。储存这些食物时，应控制温度不要过低，并防止生熟食物交叉污染。

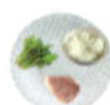

（4）冷藏室下层后壁处： 此处温度最低，适宜放没有烹调但又没必要冷冻储存的食物，如豆腐、海带等，以及有精密包装又不怕污染的食物和等着逐步解冻的食物。

（5）冷藏室下层靠门处： 各类蔬菜及苹果、梨等温带水果，而且要用保鲜袋装好，以免因温度过低而变坏。

（6）冷藏室保鲜盒里： 冷藏肉、半化冻的鱼、鲜虾等海鲜类适合放在保鲜盒里。保鲜盒既可以保鲜又可以减少交叉污染，还可以防止食物串味。

（7）冷冻室上层： 各种熟的面食、面点和其他淀粉类主食，以及各种冷饮等。

（8）冷冻室中层： 各种自己速冻的产品，比如自家包的冻包子冻饺子，自制的速冻豌豆、速冻香椿、速冻豆角、速冻草莓桑葚等。

（9）冷冻室下层： 需要充分加热的生食品，如生鱼、生肉、海鲜类、生豆腐等。

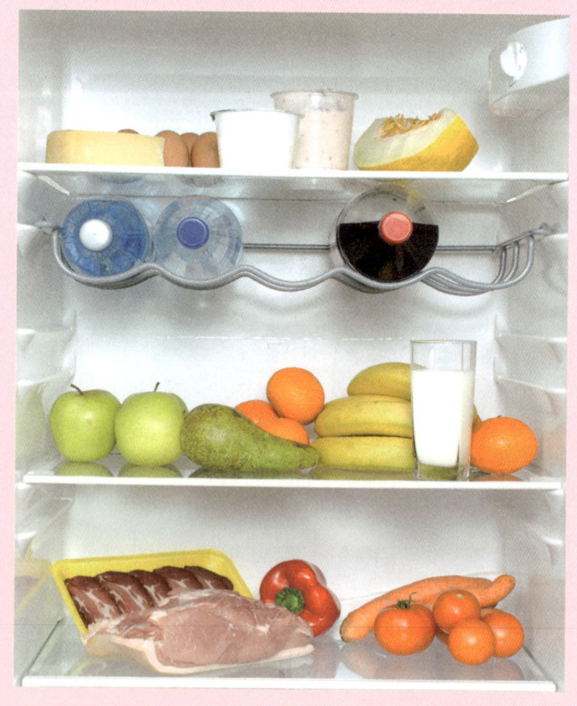

另外，还要注意，很多人把冰箱当成了家里的“食品安全柜”，有时冰箱里的食物虽然外表看起来还新鲜，但是实际上已经变质。不同食物都有一定的存放期限，见下表。

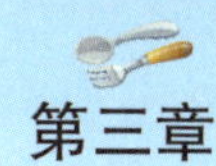

冰箱内常见食物的存放期限

食物名称	存放期限	食物名称	存放期限
酸奶	冷藏 7 ~ 10 天	瓜类	冷藏 7 天
鱼类	冷藏 1 ~ 2 天	绿叶蔬菜	冷藏 3 ~ 5 天
	冷冻 90 ~ 180 天	芹菜	冷藏 7 ~ 14 天
牛肉	冷藏 1 ~ 2 天	苹果	冷藏 7 ~ 12 天
	冷冻 270 天	柑橘	冷藏 7 天
香肠	冷藏 9 天	梨	冷藏 1 ~ 2 天
	冷冻 60 天	西红柿酱	已开封冷藏 12 天
鸡肉	冷藏 2 ~ 3 天	罐头食品	未开封冷藏 360 天
	冷冻 360 天	芝麻酱	已开罐冷藏 90 天
鲜蛋	冷藏 30 ~ 60 天	咖啡	已开封冷藏 14 天
熟蛋	冷藏 6 ~ 7 天		

不宜放入冰箱储存的食物举例

❶ 蔬菜：黄瓜、青椒、西红柿等；❷ 水果：香蕉、杧果、火龙果、荔枝、龙眼、木瓜等热带水果，苹果等有耐储性水果；❸ 肉类：腊肉、火腿等肉类腌制品；❹ 其他：蜂蜜、果酱、巧克力、果脯、坚果、饼干、豆类等。

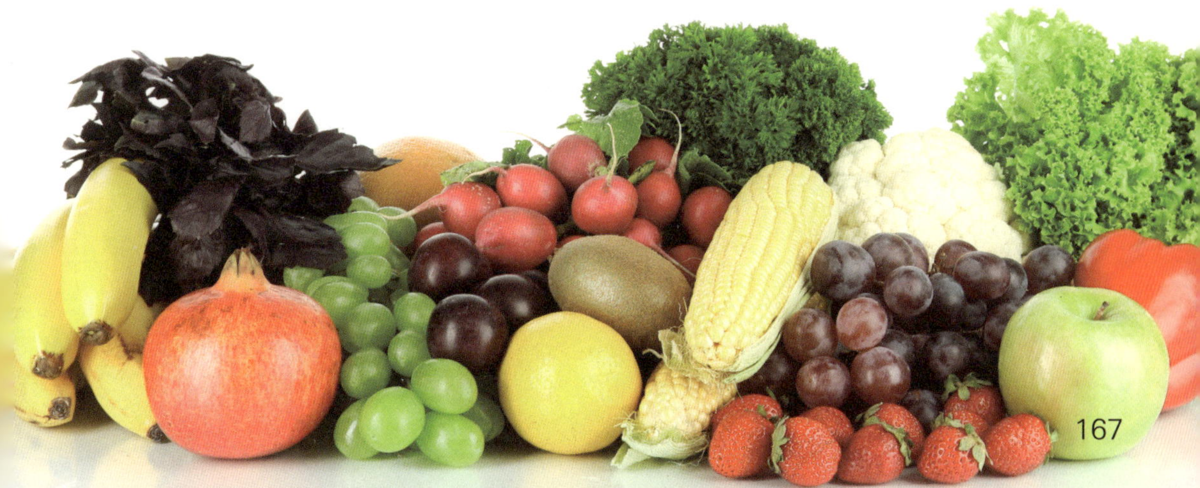

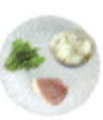

四、食物处理和烹饪

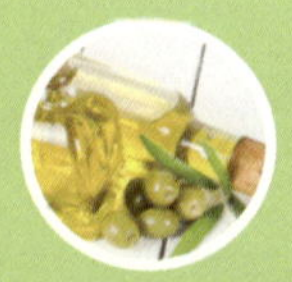
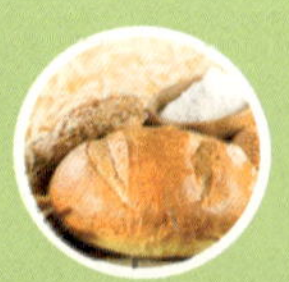
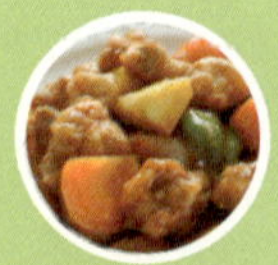

煮、蒸、炖、焖、烤、卤、炒……中华美食的烹饪方式多种多样，不同烹调方式对食物的营养素有不同影响。好的烹饪方式，可以促进食物中的营养成分在人体中更好地被吸收利用，减轻人体消化的负担；不当的烹饪方式则适得其反，甚至会产生对人体有害的物质。因此在家庭饮食中，不仅要注意吃什么，还要注意怎么吃。

（一）食物初加工对食物营养价值的影响

食物在烹调前要经历一系列初加工，包括解冻、清洗和切割等，其过程都会对食物中的营养物质产生一定的影响。只有了解其变化特点，才能避免营养物质不必要的损失，保持食物较高的营养价值。

解冻

许多冷冻储存的食物在食用前要进行解冻。冷冻被认为是保持食物感官性状、营养价值以及长期保藏的最好方法。尽管冷冻期间除了维生素外其他营养素损失较少，但在解冻期间，各种水溶性的营养素，如糖类、水溶性蛋白、氨基酸、维生素和微量元素等都有不同程度流失。我们通常的食物解冻方式主要有：放进雪柜解冻、流动的自来水

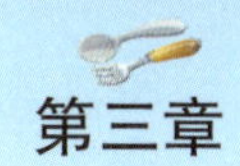

解冻、微波炉解冻和自然解冻。从解冻的速度和食物营养安全来看，微波炉解冻最快，但是解冻后食物的温度升高，必须立即食用，否则细菌会迅速滋生；放进雪柜解冻是在低温下解冻，虽然低温阻止细菌滋生，但是解冻时间太长，也不是很好的解冻方式；用流动的自来水解冻，食物中的维生素和微量元素容易随水流失；自然解冻的解冻时间和解冻后食物的营养安全性都比较好，是我们家庭较适宜的解冻方式。

漂洗与切割

食物生料在入锅烹调前要经过漂洗、切割等加工过程，切洗的习惯将直接影响最终菜肴的营养价值。对完整的蔬菜、水果进行清洗时，由于食物外面有天然外皮包裹保护，故不损失营养素。若将食物去皮后清洗，因失去表皮的机械阻挡作用会造成水溶性营养成分的流失，此外，丢弃表皮本身所含有的丰富的维生素和矿物质也会降低食物的营养价值。所以，提示蔬菜、水果要带皮清洗。同理，为避免可溶性营养素的损失，大米在淘洗时要轻，不要用力反复搓洗，用水量和淘米次数尽量减少。据测定：米淘洗 2 ～ 3 次，维生素 B_1 可损失 29% ～ 60%；维生素 B_2 和烟酸损失 23% ～ 25%；无机盐约损失 70%；蛋白质损失 16%；脂肪损失 43%；碳水化物损失 29%。之所以出现这样的情况主要是因为大力反复淘洗会使附着于米粒表面的细米糠大量的流失，细米糠比米粒本身含有更为丰富的营养物质，细米糠的蛋白质含量高达 14%，比米粒高出 6%，米糠中含有的维生素 B_1 含量高出米粒一倍多。

切割后食品原料的体积、形状对营养素的损失也会产生影响，原料被切割得越碎，单位体积越小，则营养素的损失越大，在完全相同

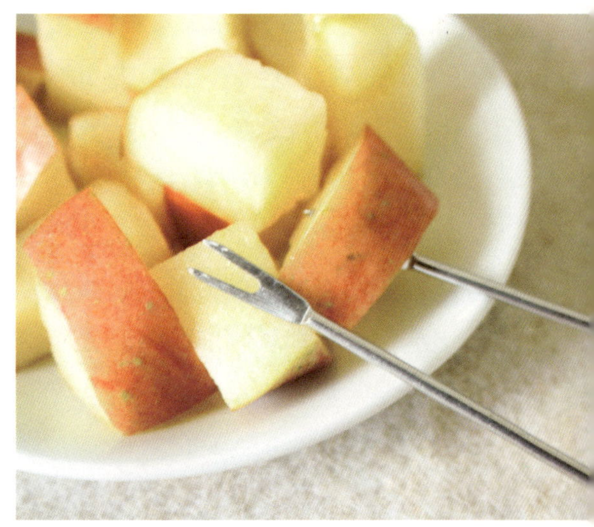

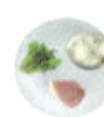

的烹饪过程中，土豆泥只保留 9% 的维生素 B_1，维生素 C 和叶酸的保留率均在 50% 以下，而土豆片可保留 63% 的维生素 B_1，维生素 C 和叶酸都达到 50% 以上。这是因为刀工越细，则原料与空气接触和受光面积增大，促进了维生素 C 和 B 族维生素的氧化和光解。但也不是说，刀工精细就不好，要视烹调方法和就餐者具体要求而定。例如，对于油炸食品而言，切割精细，有利于提高物料的吸油率，从而提高食物的脂肪含量和维生素 E 的含量。

蔬菜先洗后切与切后再洗，其营养价值差别很大。如新鲜绿叶蔬菜，在洗切后马上测定维生素 C 的损失率为 0 ~ 1%；切后浸泡 10 分钟会损失 16% ~ 18.5%，切后浸泡 30 分钟则维生素 C 会损失 30% 以上。先切后洗之所以不利于营养素的保留，是因为切割食物破坏了食物原有的组织结构，使其失去完整性，在用水冲洗的过程中，大量的水溶性营养素从切口溶出而流失。

焯水

对某些蔬菜烹调前进行焯水处理，可损失部分维生素 C、B 族维生素和可溶性无机盐，但也可以去除草酸，促进钙的吸收。草酸是一种有机酸，它可与钙结合成为不溶性的草酸钙，不能被小肠黏膜吸收。同时，草酸还会妨碍小肠黏膜对铁的吸收。但草酸易溶于水，尤其是在 100℃的沸水中，蔬菜组织中的草酸易扩散到水中。因此烹调含草酸较多的蔬菜时，如菠菜、苋菜、空心菜和茭白等，先用沸水焯一下可有效地去除草酸。焯水时应采用沸水，多水量、短时，尽量减少其他水溶性营养素的损失。

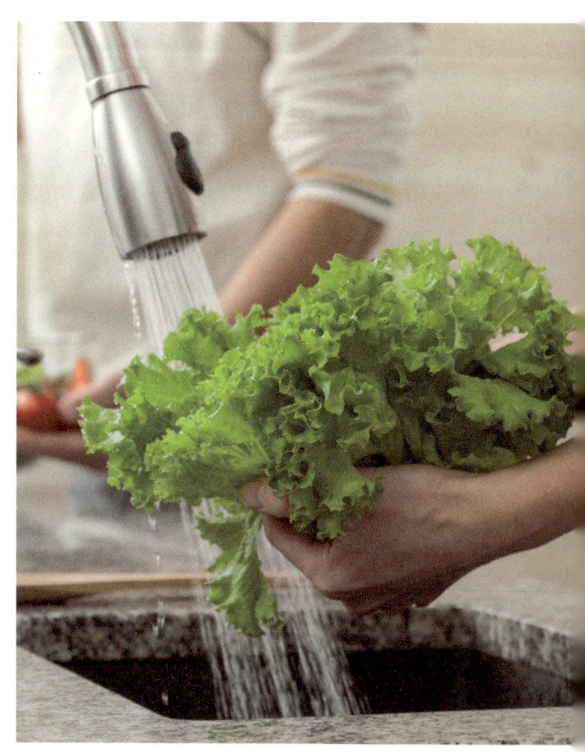

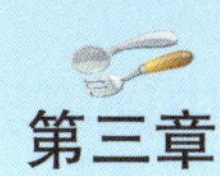

（二）烹饪方法对食物营养价值的影响

我国具有悠久的饮食文化和烹饪传统，在漫长的历史进程中，我国人民逐渐演变发展出了一整套具有东方特色的烹调工艺。了解食物的加工烹调对原料营养价值的影响，对于普通大众科学选择加工烹调方法、合理安排饮食生活，提高自身的营养学素质和改善生活质量都具有十分重要的现实意义。

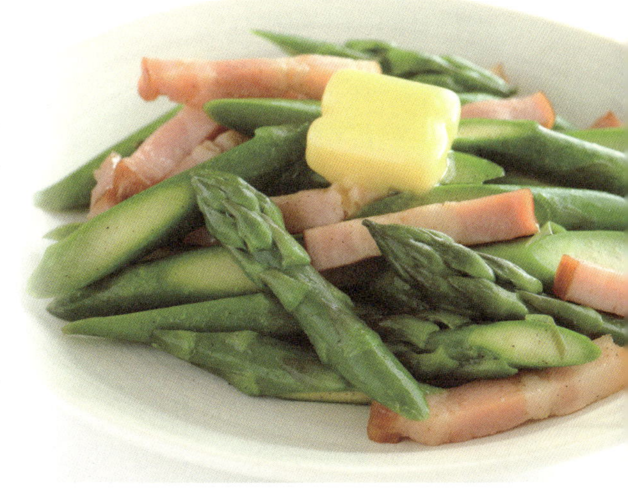

烹调的作用

（1）烹调后食物才容易被人体消化吸收。食物的营养成分，如蛋白质，必须经过加热，使蛋白质空间结构发生变化，形成变性蛋白质，才能被机体内蛋白酶分解成氨基酸，进而被吸收利用。谷类中的淀粉，必须吸水膨胀，遇热使淀粉糊化形成糊状淀粉，才能被人体内淀粉酶水解成葡萄糖，被人体利用。脂肪在热力作用下，才能乳化、分解。总之，食物经过烹调，就等于在人体外预先对食物做了初步的消化工作，减轻了人体内消化器官的负担，使食物更容易被消化吸收。

（2）烹调后的食物能促进食欲。烹调可以除去食物异味和腥膻等不良气味，通过调味还可以改进和提高其感官品质，形成新的风味特点，以其诱人的色、香、味、形刺激就餐者的食欲，间接地影响人体对营养素的消化和吸收。

（3）烹调保障食品安全。烹调加工过程是保证食品卫生安全的一个重要环节。有的食物生吃不但营养成分不易吸收，而且十分危险。例如，未煮熟的畜肉可能带有旋毛虫、囊虫或绦虫，淡水鱼未煮熟可能带有肺吸虫、肝吸虫等。在对卫生状况没有确切把握的情况下，肉、禽、鱼等动物性食物必须加热熟透再吃。所谓加热熟透，就是使食物

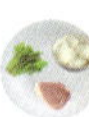

的温度达到100℃并保持一定的时间。如食物体积较大时，一定要注意延长时间，保证熟透，以免外熟里生。

生鸡蛋和刚挤出的牛奶含有较高的营养成分，但同时也含有大量的细菌，如果不加热直接食用，很可能因为细菌的污染而引起食源性疾病。

大豆含有一些抗营养因子，喝生豆浆或未煮开的豆浆容易引起恶心、呕吐、腹痛、腹胀和腹泻等胃肠道中毒症状，所以豆浆一定得大火煮沸再用文火维持5分钟左右后才能饮用，这样抗营养因子就能被彻底破坏。

烹调过程中的营养素损失

根据导热介质的不同将烹调方法分为三类：

❶ 缺乏导热介质的烹调方法，多是利用各种辐射热来烹调，如明火烧烤、电烤、微波；

❷ 以水为传热介质，如蒸、煮、炖；

❸ 以油为导热介质，如炒和炸。不同的烹饪方法可制出不同的菜肴，而原料中的营养素种类和数量在此过程中也会发生一系列的变化，使烹调后的菜肴与原料的营养价值产生一定的差异。

炒。炒是家庭烹调方式中最常用的方式之一。在炒的过程中，因为油温和炒制时间不同，食物的营养素损失也有所不同。高温短时的急火快炒，能够大大减少维生素的破坏。对于畜、禽、鱼、蛋类食物，上浆挂糊、急火快炒可使肉类外部蛋白质迅速凝固，汤汁浓稠，减少其营养素的外溢损失。炒菜出锅时放盐最佳，过早放盐，盐中的碘遇高温容易挥发，菜的成熟时间延长，而且出现较多的菜汁，水溶性的维生素、无机盐等营养溶出造成损失。

炸。炸是旺火加热，以大量食油为传热介质的烹调方法，油温较高。原料挂糊与否及油温高低可使

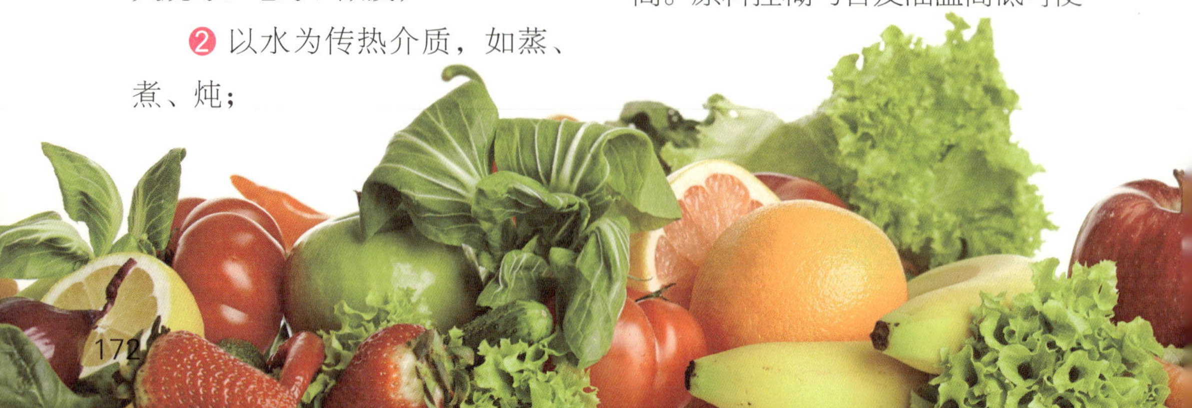

炸制品获得多种不同的质感。挂糊对原料中的营养素有一定的保护作用，它可以避免原料中的蛋白质、脂肪等直接与热油接触，同时防止了内部水的汽化，使原料内部保存有更多的汁液，有利于风味的形成；反之如果原料不挂糊，蛋白质因高温炸焦而严重变性，脂肪也因油炸发生一系列反应，使营养价值降低。原料内部的水分吸收大量的热量而迅速汽化，使炸制品具有脆、硬的特点。

对于蔬菜来说，油炸要比沸煮损失的维生素多一些。炸熟的肉会损失 B 族维生素，如油温为 163℃时油炸牛肉，当成品牛肉的内部温度达 74℃时，会损失约 30% 的维生素 B_1。

蒸和煮。蒸以水蒸气为传热介质，而煮是以较多的汤汁为传热介质。在相同的条件下，蒸比煮会保留更多的水溶性维生素。这是由于在蒸的过程中，原料与水蒸气基本上处于一个密闭的环境中，原料是在饱和热蒸汽下成熟的，所以可溶性物质的损失也就比较少，这一点在水溶性维生素的损失上尤为明显（见表 3–7）。但由于需要较长的烹调时间，故对热敏感的维生素 C 损失也较大。而煮采用较多的汤汁，容易造成水溶性维生素和矿物质（如维生素 B_1、维生素 C、钙、磷等）的溶出而损失。此外，碳水化物及蛋白质在加热过程中起部分水解作用，而脂肪不会发生显著的变化。但煮沸时间的长短、煮沸前原料的处理方法对营养素的损失也有影响。

表 3–7 土豆条在煮和蒸中维生素损失情况

单位：%

	煮	蒸
维生素 C	31	11
维生素 B_1	12	10
烟酸	22	7
维生素 B_6	23	3
叶酸	34	7

数据参考：赵洪静，杨月欣．食品加工、烹调中的维生素损失．国外医学卫生学分册，2003, 30(4): 221–226

烤。是利用热辐射和热空气的对流来传热的一种烹调方法，热量由表及里进行传递，因此原料表面的水分子首先获得热量汽化，导致表面失水，再加上表面蛋白质变性和碳水化物糊化形成一层硬壳，进一步阻止了食物内部水分的汽化，导致烤制品表皮水分含量低、内部水分含量高的特点。

烧烤时所采用的具体方法对食物中维生素的含量影响很大。如在明火上直接烤原料，因火力分散，烤制时间长，从而使维生素 A、B 族维生素、维生素 C 受到很大的损失，也可使脂肪受损失，另外，还会产生致癌物 3, 4- 苯并芘。而利用电烤炉来烧烤食物，因干热没有溶出、又受热均匀，所以大大减少了水溶性维生素的损失。土豆在 204℃的电炉中烧烤 1 小时，维生素 C、维生素 B_1、维生素 B_2、烟酸、维生素 B_6、叶酸的保留率均在 90% 以上。当食物用不同的方法烧烤时，其水溶性维生素的损失大小依次为微波 < 电炉 < 明火直接烧烤。此外烧烤所用肉类原料的肥瘦度和烧烤时的温度也会对维生素的损失产生影响。一般肥肉中的维生素损失小于瘦肉；较高的烧烤温度，由于用时短，反而会有利于维生素的保留。例如，在 121℃时，肥肉中的维生素 B_1 保留率为 75.5%，瘦肉为 68.1%；204℃时，肥肉和瘦肉中的维生素 B_1 保留率分别是 83.2% 和 70.0%，均高于前者。

微波。微波可以穿过玻璃、陶

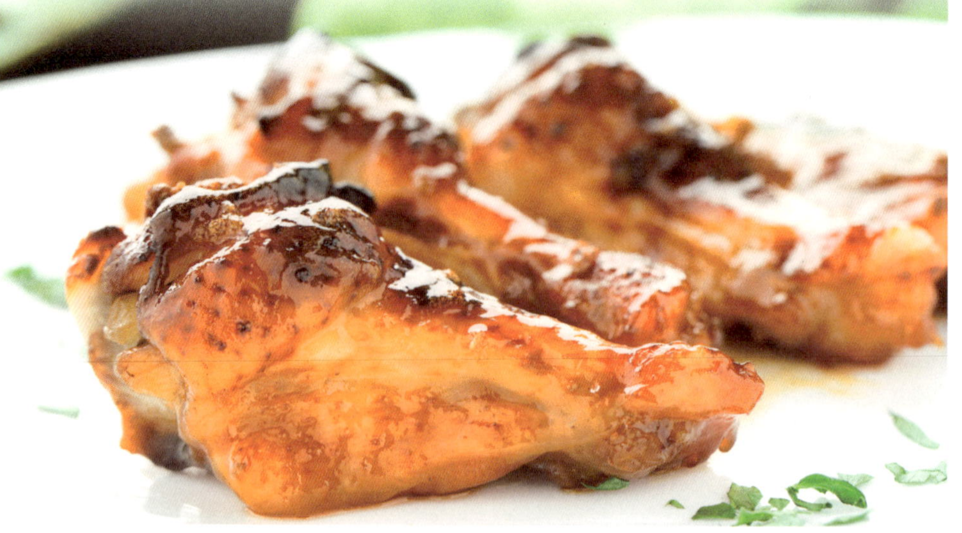

瓷、塑料等绝缘材料，但不会消耗能量；而含有水分的食物，微波不但不能透过，其能量反而会被吸收。微波通过引起食物内部的水分子和其他极性分子的振荡，振荡的分子间相互摩擦而产生热量，导致食物快速加热，对食物而言，微波加热不会引起辐射。

与传统的加热方式不同，微波加热的热量是由里向外传递的，使原料受热更加快速和均匀，相对减少了烹调时间，这是微波区别于传统烹调方法的最大优点。在相同的条件下，利用微波烹调与传统的烹饪方法相比会造成更多的重量损失和较高的食物成品内部温度，但却明显减少了维生素、矿物质等水溶性营养素的损失，其较短的烹制时间弥补了较高的烹调温度对营养素所造成的破坏。不同功率的微波炉对食物营养素含量的影响没有明显的区别。

微波会被金属反射。微波被反射后，不能被食物吸收而产热，所以用微波加热的器皿都不能采用金属材料。

自制植物油

自制花生油闻着香醇天然。但是其中风险确实存在。花生及其制品极易被黄曲霉毒素污染，小作坊土法榨油，原料的收购、储存以及后续工艺都很难达到标准，最终产品也缺乏检验的保障。比如，不进行去毒处理容易造成黄曲霉素超标；炒籽的时候温度过高，有可能会产生苯并芘之类的物质；榨出的油一般只经过简单的固体杂质过滤，这样的油里胶溶性杂质和脂溶性杂质还是很多。

自榨菜籽油也存在一定的安全风险。菜籽油中含有较多可能对健康不利的芥酸。粗榨菜籽油在制油过程中芥子甙受芥子酶作用发生水解，形成含硫化合物和其他有毒成分，任何土法工艺都无法保证完全去除这些物质。

自制葡萄酒

许多人自己酿制葡萄酒，觉得便宜、安全。殊不知，自己酿制的葡萄酒中可能隐藏着超过国家标准的有毒、有害的物质甲醇、杂醇油。它们主要来源于原料。一方面，葡萄皮中的果胶在果胶酶或热能的作用下分解出甲醇，霉变也会产生大量甲醇，发酵越彻底，甲醇含量会越高。另一方面，葡萄中的蛋白质水解为氨基酸，再经过酶的催化作用生成杂醇油。如果家庭酿制葡萄酒过程还没除甲醇和杂醇油的工艺，大家在自行酿制葡萄酒和饮用时应当心，避免此类有毒、有害物质对身体造成危害。

自制腌菜腌肉

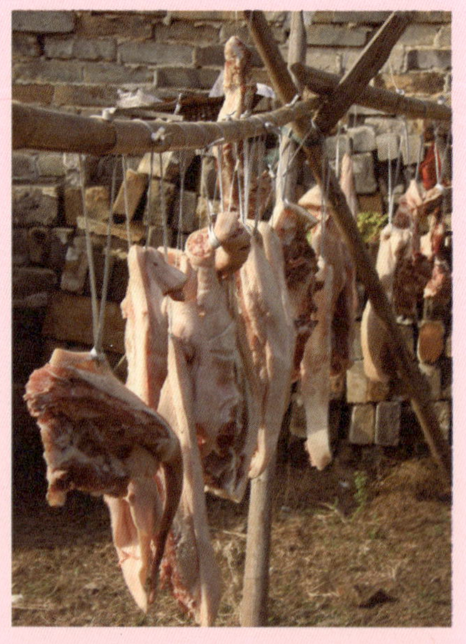

腌制是我国传统的一种食物保存方式，很多家庭仍保持着自己腌制菜肉的习惯。腌制食品要产生亚硝酸盐，除了温度、盐分、时间的因素，还有原料当中含有大量硝酸盐。腌制食品中亚硝酸盐主要是细菌将食物中的硝酸盐转变而成。

腌菜中亚硝酸盐最多的时候一般出现在开始腌制以后的两三天到十几天之间。随时间的推移，亚硝酸盐又渐渐被细菌利用或分解。我国北方地区腌咸菜、酸菜的时间通常在一个月以上，南方地区腌酸菜、泡菜也要20天以上，这时候吃，总体上是安全的。传统酱菜的酱制时间都很长，甚至长达几个月，也不必担心亚硝酸盐

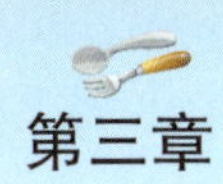

问题。泡菜加工中严格隔绝氧气可减少有害物质产生，腌制当中添加大蒜能降低亚硝酸盐产生，良好的工艺和菌种也会降低风险。真正危险的高亚硝酸盐腌菜是短期腌制蔬菜，也就是所谓的“暴腌菜”。

由于水体污染，水产品中可能含有较多亚硝酸盐。干制或腌制的水产品中部分蛋白质发生分解，产生胺类，和亚硝酸盐结合成致癌的亚硝胺，是不可忽视的问题。

另外，鸭蛋、豆腐之类食品本身不含大量硝酸盐，所以盐腌之后不会产生很多亚硝酸盐，不利健康的因素是本身的高盐。

从营养角度来说，与新鲜食品相比，腌制食品的营养素有较大损失，盐或糖的含量过高，还是少吃为好。

（三）减盐技巧

流行病学调查证实，人群的血压水平和高血压的患病率均与食盐的摄入量密切相关。临床高血压的干预治疗证实，当食盐摄入增加时，血压就升高。如每天食盐摄入量减少 2.4 克，健康人的平均收缩压可下降 0.3 千帕 (2.3 毫米汞柱)，舒张压可降低 0.19 千帕（1.4 毫米汞柱）；而高血压患者的收缩压平均可降低 0.77 千帕（5.8 毫米汞柱），舒张压可降低 0.33 千帕（2.5 毫米汞柱）。食盐的摄入与高血压如此密切，联合国大会预防和控制非传染性疾病高级别会议提出：将减盐作为预防控制非传染性疾病的重要一环。

如何改变多年的重口味习惯，实现清淡饮食呢?

自觉纠正口味过咸，逐渐改变过量添加食盐和酱油的不良习惯，对每天食盐摄入采取总量控制，用量具量出，每餐按量放入菜肴。

❶ 要充分认识到高盐对健康的危害，逐步养成少用盐的习惯。

❷ 对自己和家人每天用盐的量进行一次计量，看看现在实际用的盐量大概是多少，超出了建议量多少，然后制订减盐的目标。

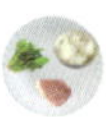

❸ 使用限盐罐和限盐勺，对每天的食盐进行总量控制。根据家庭的人口数，按照一人 5 克盐的量，把一天全家吃的盐量出，每餐按量放入菜肴。坚持一天不超出建议食用量，少于 5 克更好。原则是宁少勿多。如果觉得一下子很难做到，那就要逐渐减少盐的使用量，一天减一点，循序渐进。若家里没有限盐罐和限盐勺，可以采用啤酒瓶盖测量盐的简单方法：一只普通的啤酒瓶盖，装满一平盖盐大约是 5 克。

❹ 控制酱油、酱等高盐调味品的摄入。一般 20 毫升酱油中含有 3 克食盐，10 克黄酱含食盐 1.5 克，如果菜肴中用到了酱油和酱类，应按比例减少其中的食盐用量。

❺ 习惯了过咸味食物者，为满足其口感的需要，可在烹制菜肴时加入少许醋，提高菜肴的鲜香味，帮助自己适应少盐食物。

❻ 炒菜时，先放鲜味调料再放盐，把盐直接撒在菜上，如有需要放淀粉勾芡，则把盐溶于芡汁里，等菜出锅时浇在菜的表面。

❼ 咸味和甜味可以相互抵消。烹制菜肴时如果加糖会掩盖咸味，所以不能仅凭品尝来判断食盐是否过量，应该使用量具更准确。

❽ 爱喝汤的人需要注意，在温度高时，味觉对咸度的敏感度降低，容易导致加盐过多。因此，等汤的温度降低时再加盐。以菌藻类为主料的汤菜，味鲜色浓，可少加

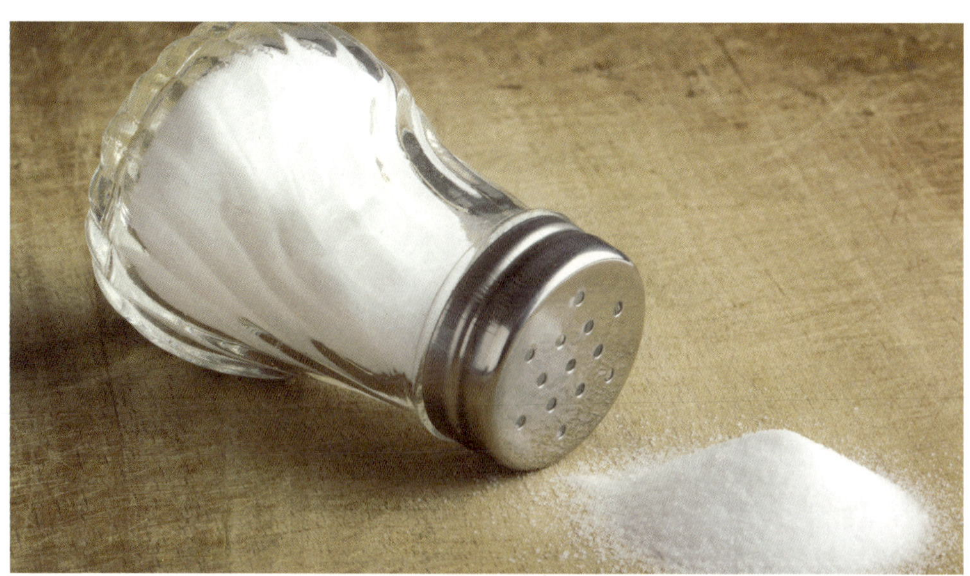

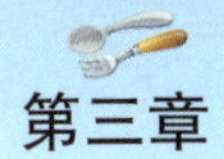

盐。建议不喝或少喝炒菜后产生的菜汤。

❾ 凉拌菜上桌前放盐可以减少用盐量。

❿ 购买盐时，选择低钠盐，在不太影响食物口感的同时，降低食盐对高血压和心血管疾病患者的影响。但是高血钾患者、肾功能不全者慎用低钠盐。

⓫ 选择精美餐具，刺激食欲，或者注重食物的形和色的搭配。

⓬ 可适当加些去油无盐的汤类，增加其鲜美感。

除了减少烹调用盐和高盐调味品外，还应注意减少高盐加工食品的摄入（见表3-8）。

表3-8 常见含盐高食物及含盐量

名称	钠（毫克）/100克	含盐量*（克）/100克
方便面	1 144	2.9
瓜子（炒）	1 322	3.4
话梅	9 593	24.4
凤爪	1 864	4.7
榨菜	4 252.6	10.8
火腿	1 086.7	2.8
咸鸭蛋	2 706.1	6.9
芝士	1 277	3.2
腐乳（白）	2 466	6.3
腐乳（红）	3 091	7.9
味精	8 160	20.7

摘自《中国食物成分表2002》。

★食物含盐量（克）=食物钠含量（毫克）/1 000×2.54

（四）少油技巧

世界卫生组织推荐合理膳食模式脂肪的供能比为20%～30%，不宜超过30%。根据我国居民能量实际摄入计算，只有通过烹调油摄入量的脂肪不超过25克或30克，才能符合这个合理膳食的基本要求。而我国居民已习惯高油烹调，人均每日用油量达40克/天。如何做出美味菜肴，又少用油，可以采用以下方法：

选择正确的烹调方式

烹调食物尽可能选择蒸、煮、炖、焖、氽、拌、急火快炒等方式，不但可以少用油甚至不用油，做出来的菜还保留了原味，营养丰富。用煎的方法代替炸也可减少烹调油的使用量。

另外，同一种烹调方式，可以运用一些小窍门，达到控油的目的。比如，炒菜前先把菜用开水焯一下，炒时只放 2 ~ 3 毫升的油，等菜下锅后可加点水，如果是炒肉，炒制过程中可以勾芡。这样炒的菜味道不错，而且菜里的油也很少。

定量用油，控制总量

根据家庭人口数及在家吃饭次数，计算出一周全家用油量，倒入带有刻度的控油瓶，做到心中有数。例如，一个三口之家，每周推荐摄入烹调油 525 克，每个人一周在家吃 15 次饭，在外吃 6 次饭，那么该家庭每周的用油量为 375 克。

选用合适的烹调器皿

可用平底锅炒菜，用 5 克油即可铺满锅底，还增加了油与菜的接触面积。做出来的菜味道一点不差，而且只用 5 克油。而用圆底锅炒菜，30 克油放进去也不觉很多。

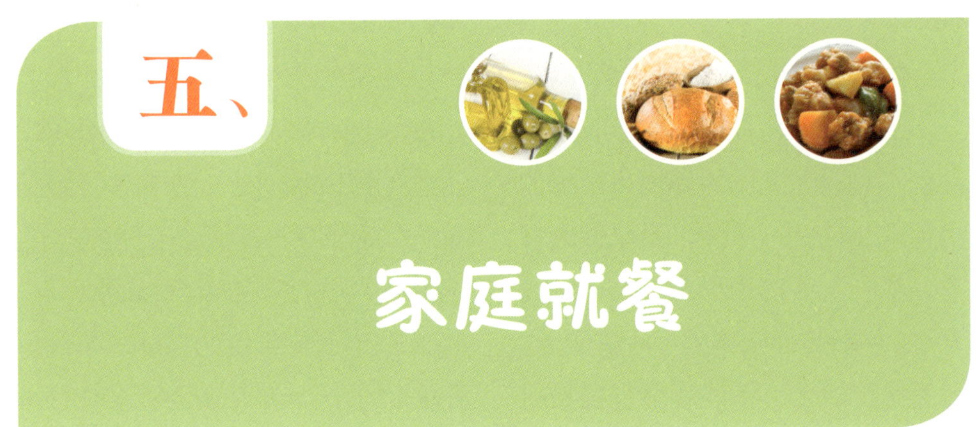

五、家庭就餐

除了食物多样、营养均衡，就餐环境和就餐习惯也是影响食物营养消化、吸收和就餐者的身体健康的重要因素。营造一个良好的家庭就餐环境，养成良好的就餐习惯，将对健康大有好处。

（一）就餐环境

就餐环境一定程度上决定了就餐的质量，甚至也关系着食物营养的吸收、就餐者的身体健康。在不愉快的环境中就餐，会直接影响食物的消化吸收。因此，营造一个良好的环境就餐，不仅愉悦身心，也让就餐过程变得更加和谐。

色彩配置淡雅

就餐环境的色彩配置，对人们的就餐心理影响很大。食物的色彩能影响人的食欲，餐厅环境的色彩同样也能影响人们就餐时的情绪。餐厅色彩宜以明朗轻快的色调为主，这些色彩都有刺激食欲的功效，它们不仅能给人以温馨感，而且能提高进餐者的兴致。餐桌和餐具颜色以淡雅色调为好，这样才能衬托出菜肴的色彩。如条件允许，可以购买配套的餐桌餐椅，以及色调和谐的餐具，这些搭配会给人以清新、舒适的感觉，有益于增进食欲。

安静

喧闹、脏乱、嘈杂的就餐环境，会影响食欲、食物的消化吸收，对健康不利；而优雅的环境、温馨的气氛以及轻快的乐曲，可以促进食欲，有利于食物的消化吸收，愉悦身心。英国曼彻斯特大学研究显示，随着噪声增大，受试者感受食物甜味和咸味的敏感度降低。研究还证明，嘈杂的就餐环境会使人的味觉变得迟钝。因此，吃饭时要有一个安静的就餐环境，最好不要开电视或电视音量不要太高，如播放音乐，应选择柔和优美的音乐。

心情舒畅

愉悦的心情，可以营造轻松的就餐氛围，有利于消化液的分泌、食物的摄取和消化。把愤怒、忧愁、悲伤、惊恐等不良情绪带到餐桌上，会影响食欲，影响血液的正常循环，降低整个消化系统的功能，对健康不利。生气、发怒还会引起交感神经兴奋，使胃肠中的血流量减少，蠕动减慢，食欲变差，严重时还会引起胃溃疡。因此，要避免在餐桌上谈论不愉快的事及争吵；避免在就餐时批评、训斥和指责孩子，影响孩子的进食；可谈论些在工作或学习中的趣事、开心事。

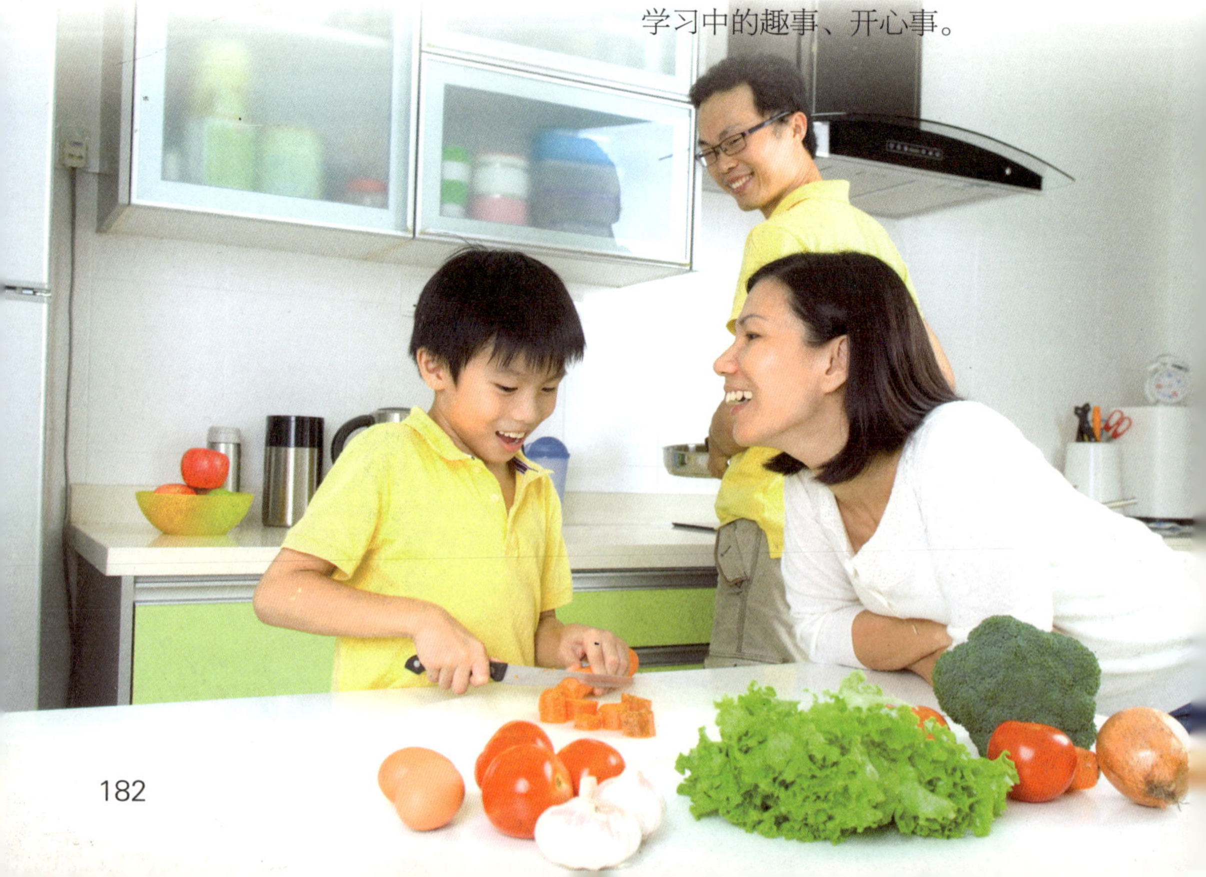

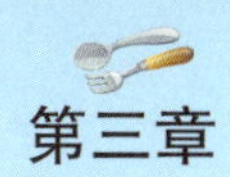

干净卫生

最好的就餐环境还表现在餐桌、餐具的洁净卫生上，餐具应该洗刷干净，并用开水或消毒用品去除可能致病的微生物，干净的就餐环境能增加就餐的食欲又能保证就餐者的健康。

（二）就餐习惯

良好的就餐习惯，是保证充足、均衡营养摄入的前提。良好的就餐习惯主要有：

饭前洗手

吃饭之前要洗手，这是一个重要的卫生习惯。俗话说："饭前要洗手，病菌不入口。"在日常生活中，手扮演了很重要的作用，因而也就容易沾染上许多病原体微生物。饭前洗手可以有效减少很多病菌、病毒和寄生虫卵的感染。能更有效预防肠道传染病，如痢疾、肠胃炎、肝炎，还有蛔虫、蛲虫病等。

三餐规律

人们平时一日三餐，间隔时间是根据消化系统的功能和食物从胃内排空的时间来确定的。两餐

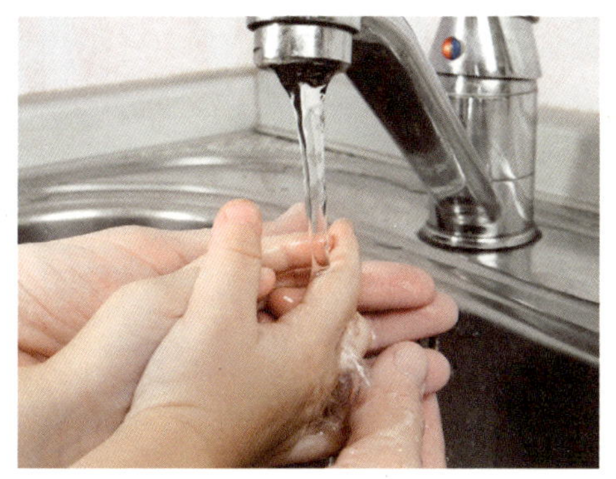

之间的间隔以 4 ～ 6 小时为宜，两餐间隔时间太长会引起高度饥饿，降低工作和学习的效率；间隔时间太短，食物在胃里未排空的情况下接着摄入食物致使消化器官得不到适当的休息，会逐步降低消化功能，影响食欲。因此，建议早餐在 6 ： 30 ～ 8 ： 00，所用时间 15 ～ 20 分钟为宜；午餐在 11 ： 30 ～ 13 ： 00，晚餐在 18 ： 00 ～ 20 ： 00，午餐、晚餐所用时间以 30 分钟为宜。进餐时间不宜过长也不宜过短，过短不利于消化液的分泌、消化液和食物的充分混合，影响食物的消化，引起胃肠不适；过长会导致摄取过量的食物，造成营养过剩，并给胃肠道增加负担，长期以往可发展成肥胖。

不挑食偏食

食物的种类要多种多样，每种

食物所含的营养成分不完全相同，没有一种天然食物可以提供人体所需的全部营养物质。因此，我们的膳食必须由多种食物组成，才能满足人体对各种营养素的需求。长期偏食或者只吃某一种或几种食物，会使我们的身体持续缺少某些营养素，对健康十分不利。如果孩子有挑食偏食，父母应耐心引导、以身作则，带头做到平衡膳食。通过改变制作方法、提高烹调技术并经常变化食物品种，让孩子慢慢接受不爱吃的食物。

不暴饮暴食

人的消化器官的活动是有规律的，吃东西时，胃、小肠、胆囊和胰腺分泌出各种消化液，使食物中的营养素易被人体吸收。如果突然吃得太饱，或喝得太多，就需要更多的消化液来进行消化。可是消化液的分泌量有一定限度，加上胃胀得很大，肠胃蠕动困难，大量油腻食物停留在胃肠内，造成消化不良，产生气体和其他有害物质。这些气体和有害物质刺激胃肠道，可导致肠胃炎或肠胃溃疡等。此外，暴饮暴食除给胃造成很大的负担，还会明显加重胰腺的负担，使得十二指肠内压力增高，很可能导致急性胰腺炎或急性胆囊炎。

细嚼慢咽

细嚼慢咽能够使食物充分研磨，并与唾液充分混合，以便吞咽。同时，咀嚼还能反射性的引起唾液、胃液和胰腺等消化液的分泌，为食物的进一步消化提供有利条件。所以，细嚼慢咽能够减轻胃肠道消化食物的负担，提高食物的消化吸收能力，保护胃肠道。

“食不言”

早在两千多年前孔子就提出“食不言，寝不语”。因为边吃饭边说话，注意力不能集中，正常的神经反射活动会受到抑制，食物不能很好地被消化；而且说话影响牙齿的咀嚼和唾液、胃酸的分泌，食物未经嚼烂，就被吞进胃里，从而加重了胃的负担，有损胃黏膜，不利胃肠对营养的吸收。进餐过程中，边吃边谈，味觉处于休止状态，会导致饮食无味，长此以往会促使食欲减退。此外，边吃边谈还可使口腔里的病菌随唾沫飞溅传染他人；

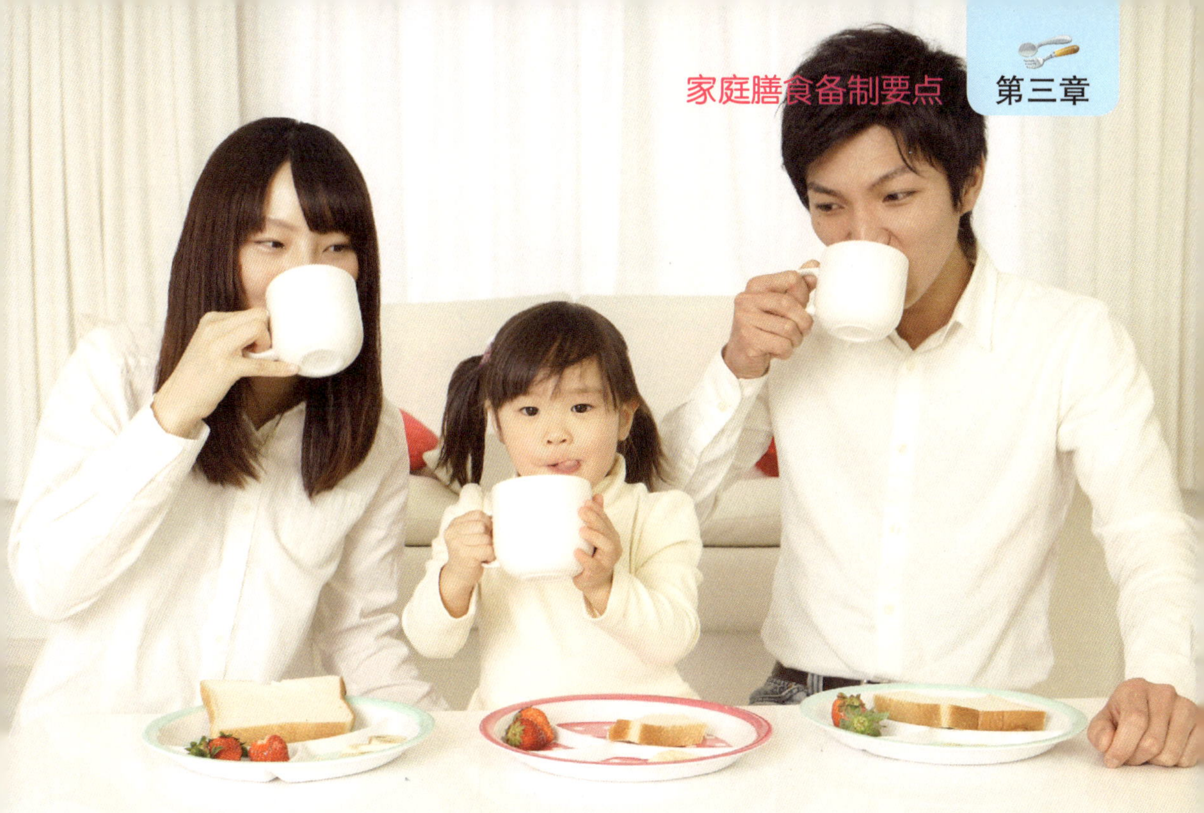

谈话兴奋，忘乎所以，很容易把食物带进气管和肺部，容易导致咳呛，甚至有造成吸入性肺炎和支气管阻塞的危险。然而吃饭、说话皆为嘴的天生本能，而且家庭就餐时愉悦的交流是增进家人感情的方式，因此在此提倡的“食不言”是指轻声愉悦的交流。

吃饭时挺直腰背

人们吃饭时身体处于放松状态，很容易含胸驼背。殊不知，这会使食道和胃部受压，影响消化。此外，在矮桌前吃饭、坐在沙发上以及蹲着吃饭，都会造成腹部受压，影响消化道的血液循环，久而久之可引发胃病、影响心肺功能。正确的进餐姿势是：挺直腰背，让胃部不受任何压迫。

不做餐桌“清道夫”

在家吃饭时，常常有人被委以重任，担当餐桌上“清道夫”的角色。还有一块馒头、一口米饭或一碗粥或一口菜，为了节约或不想剩到下顿就统统吃完、打扫干净；还有些人爱吃菜汤，米饭拌菜汤、馒头蘸菜汤；或者认为菜汤有营养，把香香的菜汤加点开水喝了。从节约的角度无可厚非，但经常这么做，会造成能量过剩带来健康上的问题。因此，从健康的角度出发，不要去承担“清道夫”的角色，如果吃不完放冰箱保存，这顿吃不完下顿接着吃，米饭在下顿可以加点水熬成粥。

饭后漱口

饭后残留在口腔中的食物残渣与黏附在牙面上的细菌形成牙菌斑，其中的细菌将糖分解产酸，酸性产物长期滞留在牙齿表面，逐渐腐蚀牙齿，使牙齿脱钙、软化、造成组织缺损，形成龋洞。因此，要注意口腔清洁，养成饭后漱口的习惯。

“一心不可二用”

很多人喜欢吃饭的时候看电视、看书或玩手机，其实这是最常见的不良就餐习惯之一。一项调查研究发现，“边看电视边吃饭”排在不良就餐习惯的第一位。这一不良习惯会增加慢性肠胃疾病的风险，如胃溃疡；还会影响食物的消化与营养的吸收。因为在进食时，为了保证胃肠道正常运作，体内血液都集中供应胃肠道，若在此时看电视、看书等脑力活动，大脑活动增加，使得脑组织供血需求增多，而我们的循环血量是有限的，因此就会出现大脑与胃肠道相互争夺血液供应，造成二者血液供应均相对不足。长此以往会使得胃黏膜发生缺血缺氧，使得对抗致溃疡因素的防御机制受损，提高溃疡发生的概率。因此，切忌吃饭时“一心二用”。

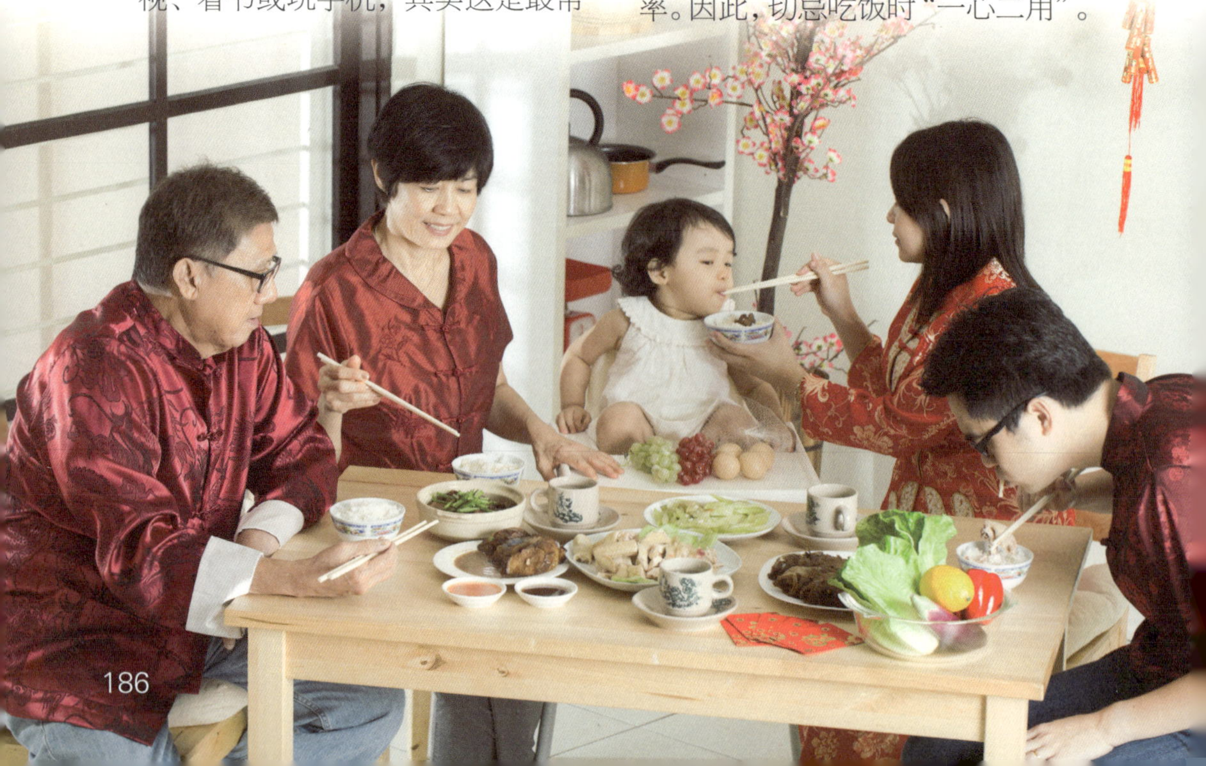

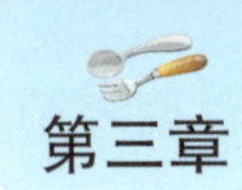

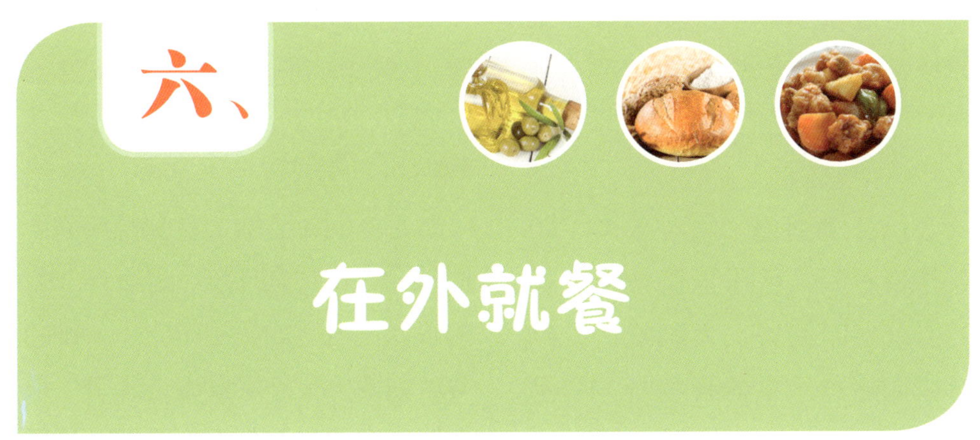

六、在外就餐

随着生活节奏的加快，餐饮业、快餐业的迅速发展，越来越多的家庭选择在外就餐，在外就餐对健康的影响越来越大。家庭成员要掌握在外点菜的技巧和注意事项，预防慢性病。

（一）在外就餐的营养与食品安全

在外就餐的营养特点

在外就餐具有三多二少易过量的特点：

（1）动物性菜肴多。根据我国的传统，认为点大量的肉菜体现了主人的热情和对对方的尊重，家庭聚餐点的大多也是肉类、油炸类、家里不容易做的菜肴，有调查显示，外出就餐时，动物性食物的摄入超了近一倍以上。

（2）油、盐、糖多。一般餐厅对热菜的加工会有一道“过油”的程序，增加了菜肴中油脂含量，而且为了味道鲜美，放较多的盐和糖。

（3）饮料、酒类多。中国酒文化的核心要素是“礼”和“德”，餐桌上有酒代表重德明理、人际和谐，因此无酒不成席，无酒不成礼；不喝酒的人便以饮料代替。

（4）蔬菜少。很多人认为在餐厅点素菜不值，尽量不点素菜。

（5）主食少。根据我国上菜的特点，主食最后才上，等到上主食的时候人们已经吃的差不多了，因此很少吃主食。

（6）易过量。在外就餐，特别是聚餐时，由于点菜较多，再加上就餐时间长，人们吃的食物量往往超过平常的食物量，容易造成过量。

在外就餐的这些营养特点，使得经常在外就餐的人增加了患肥胖、高血压、心血管疾病等的风险。

在外就餐的卫生问题

在外就餐会增加食源性疾病传播机会，特别是环境、卫生条件差的餐饮地点，如街边小吃、大排档等。因此，在外就餐应选择卫生条件好、有《餐饮服务许可证》的餐饮服务单位。

（二）在外就餐的点菜技巧

桌餐点菜技巧

家庭聚餐、朋友聚会最常见的在外就餐形式就是桌餐。桌餐点菜时要做到以下几点：

（1）不过量。一般餐厅点餐时做到一人一菜是比较适宜的。如果菜量特别小的餐厅，要根据实际情况把握量；如果菜量太多吃不完的话，不强吃，打包带走并在下一餐尽快吃掉。

（2）一荤三素。多点素菜，少点荤菜，荤素比例建议为一荤配三素。荤菜优先选鱼虾类，其次是不带皮的瘦肉，避免香肠、腌肉等加工食品做的菜肴；蔬菜至少选一种深色新鲜蔬菜，少点经过油炸的蔬菜，如地三鲜、过油茄子、干煸豆角等。选一份豆制品，也最好不选油炸豆制品。

（3）主食不能少。不吃主食容易导致动物性食物等摄入过多，因此主食不能少，并要注意粗细搭配。另外，最好是主食和菜肴一起上，不要最后再上。

（4）低油、低盐、低糖。尽量选择蒸、炖、煮、拌、焖等方式烹调的菜肴，避免煎炸和高脂肪菜肴；可向服务员要求少放油、盐以及酱油、味精等含盐高的调味品。有的餐厅设有低油低盐的菜品，可

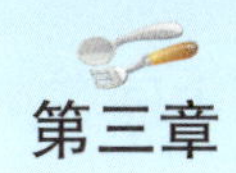

选择。

（5）选择清淡饮品，少点或不点酒类。尽量不点酒，若饮酒，应在饮酒前吃一些主食，饮酒需限量，避免空腹饮酒或过量饮酒，不建议未成年人喝酒或含酒精的饮料。如果点饮料，尽量选择绿茶、菊花茶、乌龙茶、豆浆等代替含糖饮料。

若家庭、朋友聚餐带有老人或小孩还要考虑到其特殊情况：

（1）注意老人营养需求。由于老年人的消化系统的功能逐渐衰退，咀嚼能力减弱，消化液分泌和胃肠蠕动减弱，家庭带有老人在外聚餐时，建议为老人点容易消化的菜肴，如粥、面食、豆制品、蔬菜、烹调较软的肉类等。

（2）注意孩子营养需求。家庭带有小孩在外聚餐时，不要让孩子吃太多肉，可适当点一些深海鱼，如三文鱼、沙丁鱼等，也要避免吃太多导致胃胀、积食、消化不良等情况发生；少点易引起儿童肠胃紊乱的凉菜和油煎烧烤类食物；点一些鲜榨果汁或酸奶，尽量不让儿童喝含糖饮料，更不能喝酒精饮料。

快餐的选择技巧

随着生活节奏的加快和生活方式的改变，越来越多的人选择快餐作为早餐、午餐、晚餐。不同餐次、形式的快餐应掌握不同的技巧，尽可能做到合理营养。

（1）早餐。早餐是一天中非常重要的一餐，应做到营养充足。

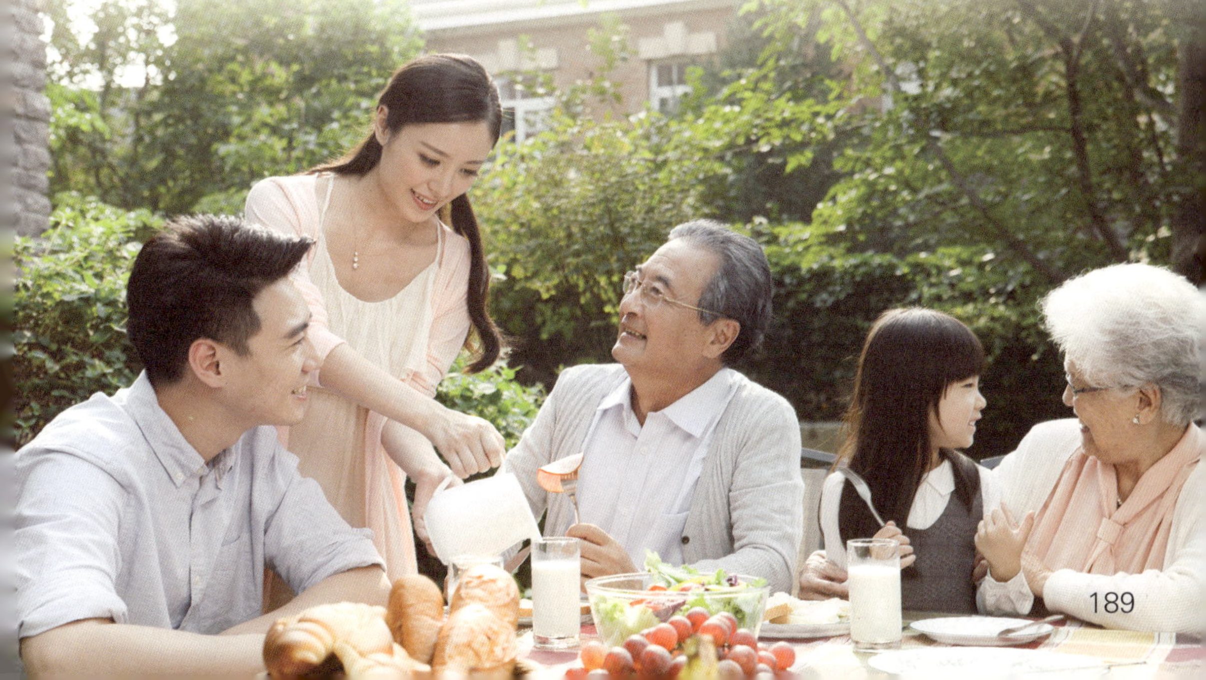

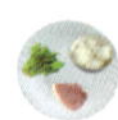

所以从食物种类上讲，早餐应包含谷类、动物性食物（肉类、蛋）、奶制品/豆制品、蔬菜/水果4类食物，至少要包括以上三类（见表3–9）。

表3–9 不同营养的早餐举例

早餐组合	营养是否充足
肉菜包子（面粉、肉类、蔬菜等）+豆腐脑	充足
肉夹馍（饼、瘦肉、青椒）+豆浆	充足
蛋炒饭（米饭、鸡蛋、胡萝卜）+牛奶	充足
西红柿鸡蛋面+酸奶	充足
三明治（面包、生菜、芝士）+鲜榨果汁	充足
馒头+水果+杂粮豆浆	较充足
饼干+酸奶	不充足
油条+豆浆	不充足
馒头+咸菜+鸡蛋+粥	不充足
面包+牛奶	不充足

不推荐经常作为早餐的食物和用餐方式

油炸、油煎、含反式脂肪酸的食物：如油条、油饼、煎饺、鸡蛋灌饼、方便面、炸鸡、薯条、面包、汉堡等；

腌制、加工肉制品：咸鸡蛋、咸鸭蛋、火腿、酱肉、腐乳、腌菜、咸菜等；

零食：饼干、雪饼、蛋酥卷、糕点等；

建议：以上早餐食物一星期不超过一次，同时搭配蔬菜水果、奶制品及豆制品，且当天的午、晚餐要注重食物的量和质，并少油少盐。

边走边吃的危害

上班族早餐大都在匆忙中度过，尤其是住处离单位远的，往往在小区门口、公交站附近买包子、肉夹馍、煎饼果子、茶叶蛋、粥、豆浆等食物在路上边走边吃。这种吃法不仅不利于消化和吸收，损伤肠胃，也体会不到享受食物的乐趣，路边空气的浮尘等也不卫生。

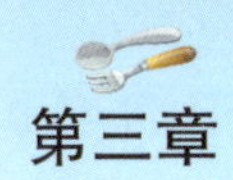

（2）**午餐/晚餐**。很多人午餐/晚餐选择快餐的形式，就餐地点包括食堂、小饭馆、快餐店等，食物包括打卤面、米线、蛋炒饭、盖饭、汉堡、包子等。快餐包含的食物种类较少，往往以主食为主，配以少量的肉或菜。不同就餐地点和食物的快餐有不同的特点，选择时应加以注意。

外卖盒饭和小饭馆快餐：优点是便利、便宜、快捷，缺点是多油多盐、食物种类少、卫生条件无保障。应选择有质量保证的快餐公司/餐馆，确保食品安全和新鲜；选择有菜有肉的菜品，并要求餐馆少放盐和油。

西式快餐：优点是环境舒适，缺点是食物以煎炸烹调方式为主，能量高、蔬菜少。应注意：不要常吃；多点蔬菜品种；少喝含糖饮料。

食堂：相对于外卖盒饭和小饭馆快餐，食堂在食品安全等方面相对较好，但食堂的饭菜同样多油多盐。应保证食物多样，荤素搭配。

自助餐

一些人在吃自助餐时“扶墙进，扶墙出”，想把本钱吃回来，喜欢取食海鲜或肉食等贵的食物，使摄入的总能量增加，容易发胖，还容易导致胃容量增加，出现腹胀、食

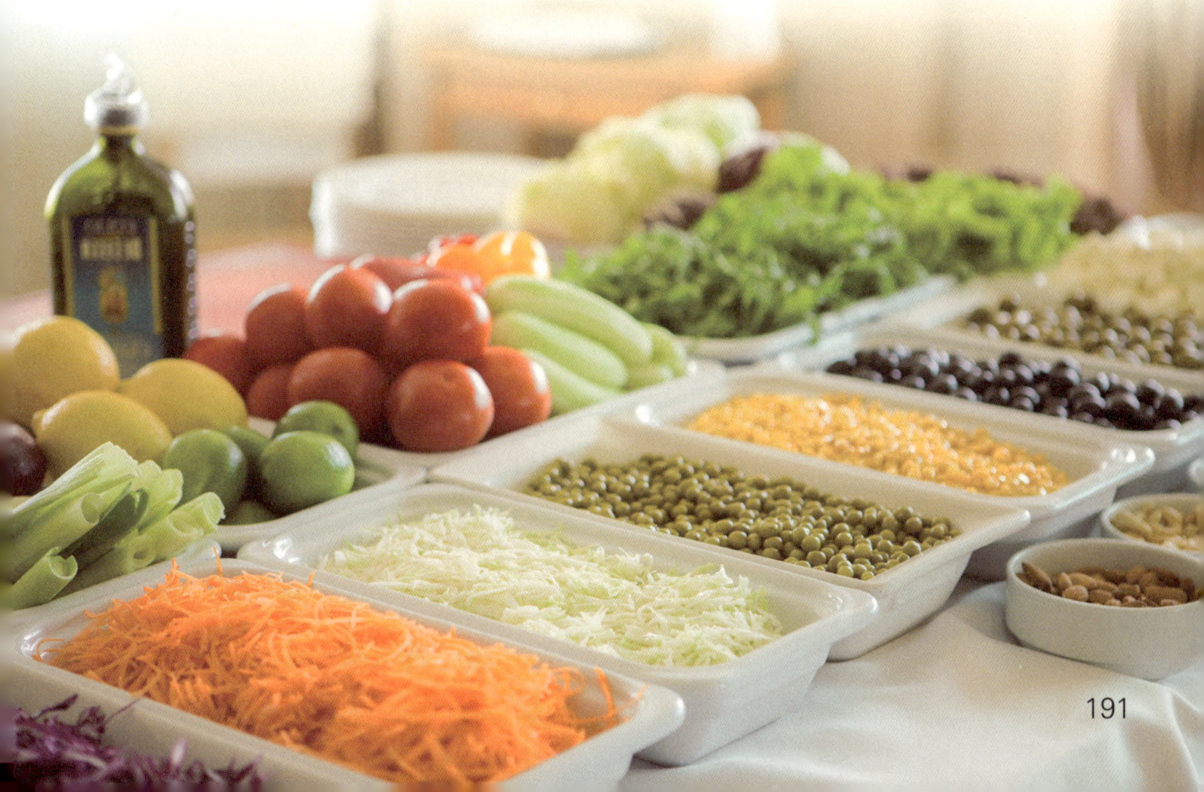

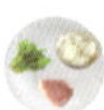

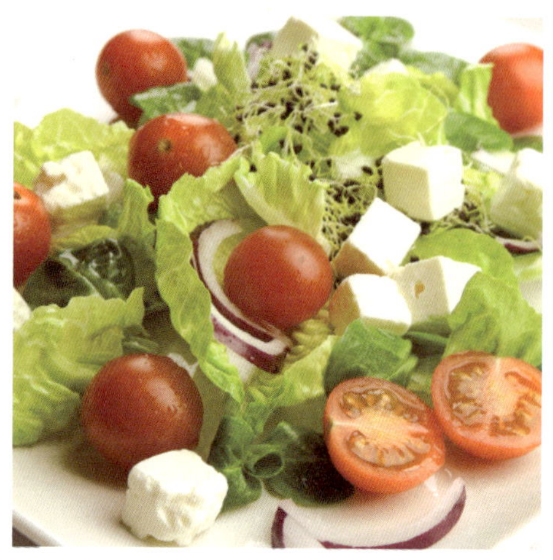

滞、消化不良等，表面上是占了小便宜，实际上吃了大亏，对健康很不利。

（1）自助餐食物选择。

❶ 新鲜蔬果先开胃：自助餐先吃新鲜蔬菜、水果、凉拌菜，不仅营养丰富、热量低，还能够开胃。尽量少选择高能量的沙拉。

❷ 清淡主食粗粮佳：自助餐的主食类主要有炒饭、炒河粉、炸酱面、比萨、蛋糕、红薯、玉米等，由于吃自助餐本身就容易吃多导致高能量，所以不宜再吃高能量的主食，适宜选择清淡的主食，如蒸煮的薯类、玉米、杂粮粥等。

❸ 肉类食物要适量：自助餐中的肉类、海鲜类食物放调味品较多，高盐高油，最好不要超过 100 克。建议按照食物类别，鱼、虾、牛肉、鸡肉等肉类选择 2 ~ 3 种，每种不超过 2 块。

❹ 冷饮甜品不多吃：冷饮、甜品营养价值低，能量高，可以选择一点品尝，但不适宜多吃，尤其甜点含有较多的反式脂肪酸，更不宜多食。

（2）自助餐常见误区。

❶ 刻意长时间饿肚子：有些人为了吃够本，刻意在自助餐前长时间饿肚子，损伤肠胃。

❷ 只吃贵的：在吃自助餐时，人们往往喜欢选取贵的海鲜或肉类食物，导致蛋白质和脂肪摄入过量，不易消化。

❸ 不吃主食：吃自助餐时不吃主食，吃过多的肉类食物导致能量、脂肪等摄入过多，引发肥胖、超重、慢性病等风险增加。

❹ 暴饮暴食：一次摄入过多的食物和饮料，会打乱胃肠道对食物消化吸收的正常规律。大量油腻食物停留在肠胃内，造成消化不良，产生气体和其他有害物质，对胃、胰腺造成很大负担，导致急性胰腺炎或急性胆囊炎。另外，研究发现，暴饮暴食后 2 小时，心脏病急性发作的危险概率明显增加。

第四章

常见营养相关疾病的家庭防治

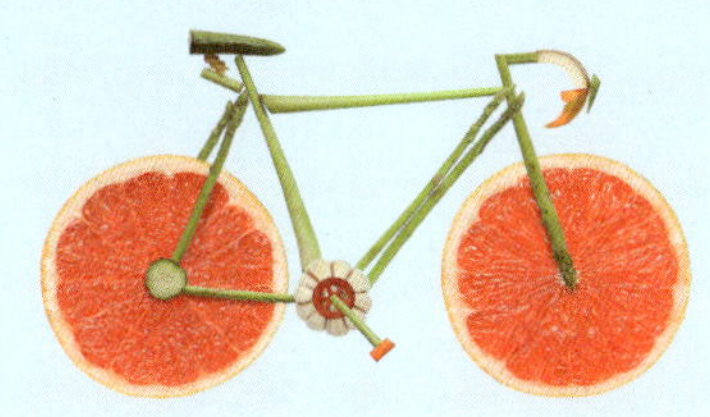

“病从口入”，许多疾病的发生都与饮食密切相关。一方面是营养摄入不足或不均衡，导致营养素的缺乏性疾病；另一方面是能量摄入大于消耗，导致的体重增加，从而引起许多慢性病。除此之外，在一些消化系统疾病中，饮食因素也是直接诱因。因此，膳食因素在疾病预防、发生、发展、预后等全过程中都起着非常重要的作用。

对于患有疾病尤其是慢性疾病的家庭成员来说，家庭往往需要投入更多精力和物力对其进行治疗和照护，这对家庭发展能力造成了一定程度的影响。患者在遵守医嘱的同时，接受必要且适宜的营养照护，对促进疾病的缓解和康复、以至于提高家庭发展能力显得非常重要。

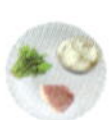

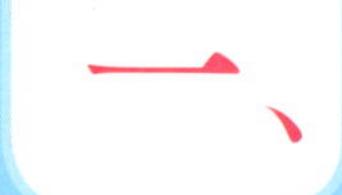
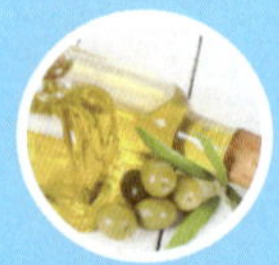
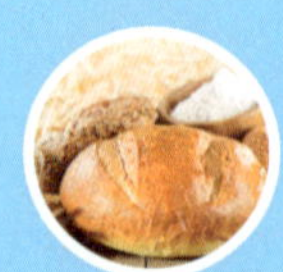
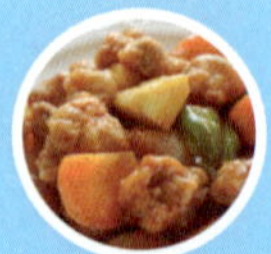

一、缺铁性贫血

（一）发生原因及危害

铁是人体必需的微量元素之一，其营养水平对维持人体健康、抵御疾病起着重要作用。铁缺乏可导致缺铁性贫血，是我国主要的营养缺乏病。世界卫生组织估计世界范围内铁缺乏的发生率约在 30% 以上。

缺铁性贫血的原因不仅包括铁摄入不足的问题，如经济水平偏低造成含铁丰富的食物摄入量较少；不良的饮食习惯如挑食、偏食，影响了摄入食物的种类，从而限制了含铁丰富食物的摄入等；也包括生物利用率低的问题，如食物中动物性铁含量太低等。长期膳食铁供给不足，可引起体内铁缺乏，最终导致缺铁性贫血。

婴幼儿及儿童

母乳含铁低，但吸收率高。正常新生儿体内的铁贮存，可以满足 4 个月内婴儿对铁的需要。婴儿 6 个月后，贮存铁逐渐消耗，处于快速生长发育期的婴儿对膳食铁需要增加。所以，在 6 个月至 2 岁的儿童很容易出现缺铁性贫血；一般不管是否患有贫血，这个年龄段的儿童都应开始添加含铁辅食（如蛋黄、肝泥等），并逐步增加辅食的种类和数量。

6 月龄以后的婴儿若未及时添加含铁丰富的食品、以植物性食物为主，或幼儿偏食、挑食等，均易造成铁缺乏。

铁是儿童身体和智力发育的重要保障。缺铁性贫血的儿童容易出现全身乏力、脸色苍白、易疲劳、头晕、爱激动、易烦躁、食欲差、易感冒等症状，还容易注意力不集中、记忆力下降，学习成绩也受影响，长期贫血还会影响他们的智力和体格发育。

孕妇

孕期母、胎对铁的需要量明显增加，供应不足易造成孕期贫血。孕期缺铁会影响血红蛋白把氧气和营养物质携带到胎儿的组织细胞里，导致各器官组织不同程度的缺氧。为了多输送氧来满足母、胎的需要，孕妇自身只能靠加快呼吸和心跳次数来补偿，贫血严重时可出现头晕、眼花、心慌、水肿等不适，容易并发先兆子痫。伴有贫血的产妇产后阴道、腹部伤口愈合较正常孕妇慢，容易产褥感染。此外，孕期缺铁会影响胎儿的新陈代谢，容易使胎儿发生缺铁性贫血；还会阻碍胎儿的生长发育，导致胎儿出生体重过低。所以，孕期贫血不但影响母体健康，也影响胎儿的生长发育以及出生后的神经行为及智力水平。

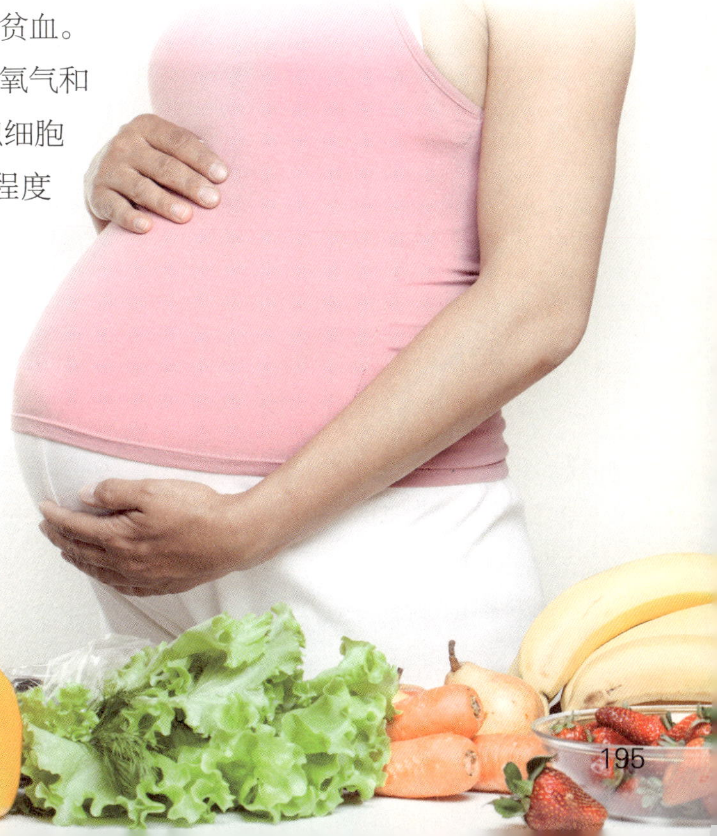

中老年人

老年人，因为食物摄入量不足、消化吸收能力差、急慢性疾病导致消耗增加等原因，容易发生贫血，且多为缺铁性贫血。

贫血的判断标准

测量血常规时，化验单里有一项指标为血红蛋白（Hb），通过这个指标就是来判断是否贫血。如果低于下表的分年龄、性别的血红蛋白界值，则为贫血。

血红蛋白含量界值

年龄	界值（克/升）
5～11岁	115
12～14岁	120
15岁及以上男性	130
15岁及以上女性（非孕妇）	120

注：海拔调整后的贫血诊断标准＝原诊断标准×［1+4%×调查点海拔高度（米）/1 000］

（二）膳食指导原则

注意选择动物性食物

防治缺铁性贫血最直接的方法是增加膳食铁的摄入量，多摄入含铁丰富的动物性食物，如健康动物肝、瘦肉、蛋黄、动物全血、禽类等。多吃动物性食物可改善缺铁性贫血，但应注意，多吃动物性食物可能会带来能量、脂肪过量的问题，因此一定要适量。

增加富含维生素C的食物

维生素C可以增加膳食中铁的吸收率，因此预防缺铁性贫血还要经常吃富含维生素C的新鲜蔬菜和水果，如绿色和红黄色辣椒、菠菜、西红柿、山楂、柑橘、柚子等，以促进肠道内铁的吸收。

适当补充铁营养强化食品

目前市场上出现的一些铁营养强化食品，也是铁营养改善的有效措施，如铁强化酱油、铁强化面粉等。尤其对于易发生铁缺乏的人群，如：孕妇、乳母、婴幼儿、老人、消化道疾病患者等，可适量摄入铁强化食品，或在医生指导下补充小剂量的铁剂。

避免或减少抑制铁吸收的食物

日常膳食中应避免干扰铁吸收的因素，如不要饮浓茶，喝茶时间不要在进餐前后的 1 个小时以内，因为茶中含有的鞣酸可抑制铁的吸收；富含草酸的蔬菜，如菠菜可先在水中焯一下再烹调；富含植酸的面粉可用发酵的方法减少植酸含量等。

（三）食谱举例

妊娠期贫血食谱举例：

早餐：牡蛎瘦肉粥（米 25 克、牡蛎 25 克、瘦肉 25 克），馒头 75 克。

间餐：酱肝 25 克，草莓 100 克；

午餐：米饭（米 100 克），太阳蛋（牛肉 75 克，鸡蛋 40 克）；西芹百合（西芹 150 克、百合 15 克）；

间餐：牛奶 250 克，饼干 25 克；

晚餐：枸杞红枣粥（米 25 克、枸杞 8 克、红枣 15 克），紫米馒头 75 克，清蒸草鱼 200 克，凉拌芝麻菠菜 300 克，鸡鸭血汤（鸡血、鸭血各 50 克）；

间餐：牛奶 250 克、芝麻糊 35 克。

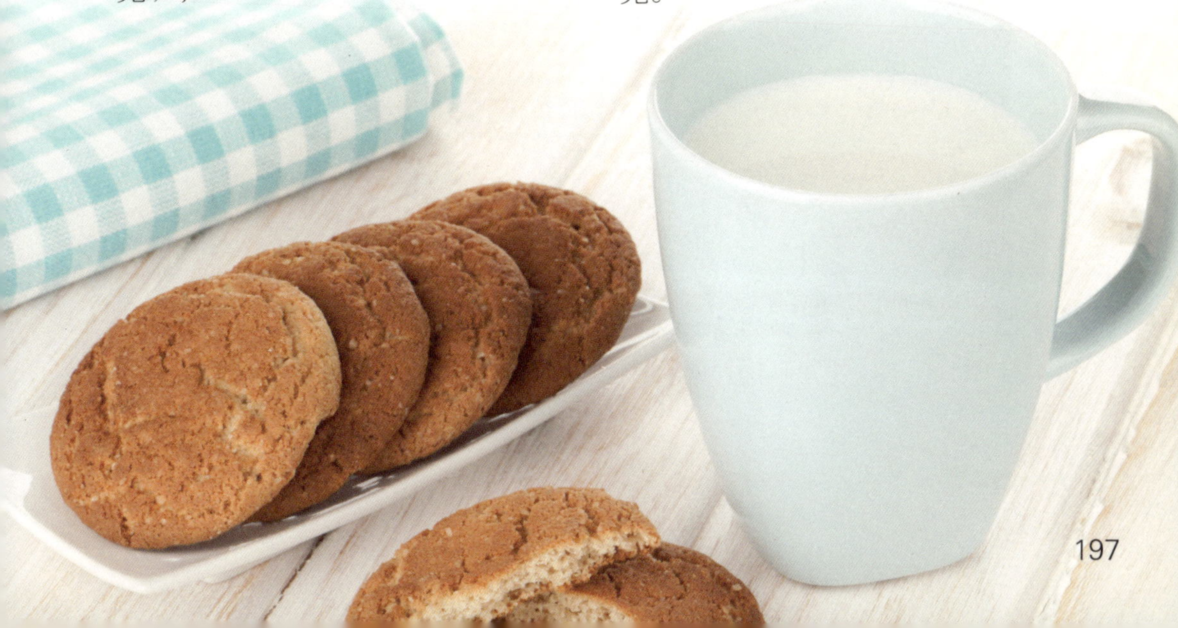

隐性饥饿

隐性饥饿是指由于营养不平衡或者缺乏某种维生素及人体必需的矿物质，同时又存在其他营养成分过度摄入，从而产生隐蔽性营养需求的饥饿症状。世界卫生组织也将微量元素缺乏称为“隐性饥饿”，并估计目前大概有 20 亿人遭受着隐性饥饿。

合理营养能够维持人体正常生长，确保人体能够完成重要的生理功能。一旦营养不均衡，表现出部分成分过剩、部分成分缺乏时，就出现了隐性饥饿，即使感觉不到饥饿的状态，但在不知不觉中已危害着人体的健康。

我国居民中钙、铁、锌、维生素 A、维生素 C 和 B 族维生素缺乏较为普遍。目前，我国隐性饥饿人数悄然上升，其潜在危害巨大，尤其是对学龄前儿童的危害更值得重视。儿童隐性饥饿的原因主要有家庭环境的影响，如食物供应不足，家长缺乏营养均衡的理念，孩子存在挑食、偏食等不良习惯等；此外，托幼机构的营养搭配不够合理也是造成儿童隐性饥饿的一个原因。

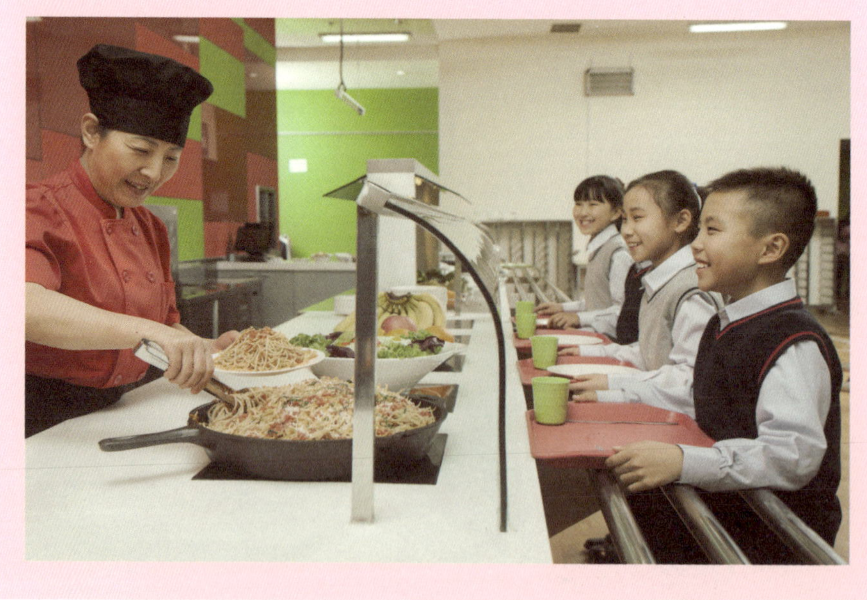

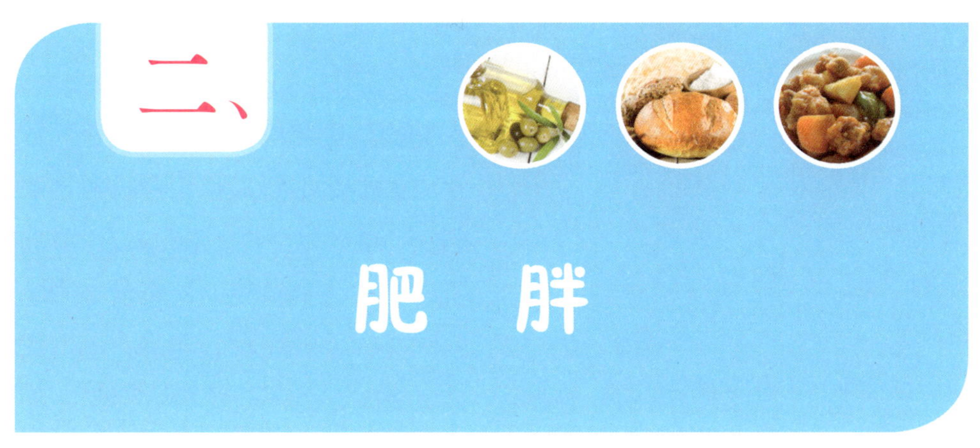

二、肥胖

（一）发生原因

肥胖是一种由于长期能量摄入超过能量消耗，导致体内脂肪过量堆积和（或）异常分布，并达到危害健康程度的一种由多因素引起的慢性代谢性疾病。肥胖症可以出现在任何人群中。

目前世界公认的一种评定肥胖程度的分级方法为体质指数法（BMI）。具体计算方法是以体重的千克数除以身高的平方（米为单位），其公式为：体质指数（BMI）= 体重（千克）/ 身高（米）^{2}，例如：一个人的身高为 1.75 米，体重为 68 千克，他的 BMI=68/1.75^2=22.2（千克 / 米^2）。以我国成年人为例，当 BMI 为 18.5 千克 / 米^2 以下时为消瘦，当此指数为 18.5 ～ 23.9 千克 / 米^2 时是正常，24.0 ～ 27.9 千克 / 米^2 为超重，28.0 千克 / 米^2 以上为肥胖。儿童超重肥胖的判断标准见附录Ⅳ。

肥胖的危害是全身性的。肥胖可增加高血压、糖尿病、血脂异常、高尿酸血症、脑卒中、胆囊炎等疾病的风险。而儿童青少年时期肥胖，不仅对儿童现时的健康不利，还会持续到成年期，增加成年期慢性病的风险。肥胖还能引起骨关节病、影响生殖功能、增加孕妇的难产发生率和妊高症、妊娠糖尿病。不仅如此，肥胖还造成一定的心理问题。肥胖儿童

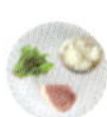

因笨拙的身体使活动受到限制，自信心降低，失去很多和朋友一起玩耍的机会，心理上变得孤僻。此外，治疗肥胖以及由肥胖引发的多种疾病需要大量医疗费用，也加重个人、家庭和社会的经济负担。

尽管肥胖的发病原因相当复杂，但毋庸置疑，肥胖是能量摄入长期超过能量消耗，致使多余的能量变为脂肪囤积在体内的结果。肥胖的发生发展受遗传、生活方式和社会环境多种因素共同影响。

遗传因素

肥胖具有遗传性，家庭中父母与子女肥胖发生率存在关联性，父母肥胖子女可能也肥胖。但遗传因素对肥胖形成的影响作用占20% ~ 40%，更多的还是生活方式和环境及社会等因素造成肥胖。

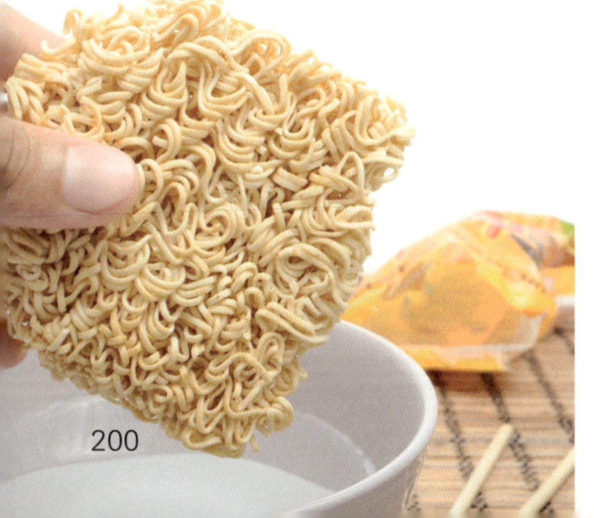

生活方式

一方面，随着生活水平的提高，人们的膳食结构发生巨大变化。饮食中的能量主要来源于食物所含的脂肪、碳水化合物、蛋白质及酒精。肥胖者往往食量较大，喜食高脂肪的肉类食物和甜食。此外，不良的饮食方式，如不吃早餐、经常在外就餐、进餐速度过快、晚餐进食过多、经常性的暴饮暴食、夜间加餐、喜欢高能量零食，尤其是在看电视时，进食过多零食，也是引起许多人肥胖的原因。另一方面，长时间缺少运动和身体活动，无法消耗过多的能量而导致肥胖。

社会环境因素

社会经济的快速发展，食品供应极大丰富，居民购买力提升，创造了享受美食的物质条件；食品生产、加工技术的提高，大量高脂肪、高能量、高盐、高糖的加工食品或半成品进入家庭餐桌；生活节奏加快，社交范围扩大，在外就餐机会增多；媒体广告对食品的误导，特别是对儿童、青少年产生不良影响；这些因素也都为肥胖的产生创造了便利条件。

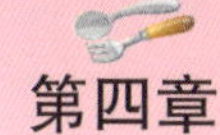

（二）膳食指导

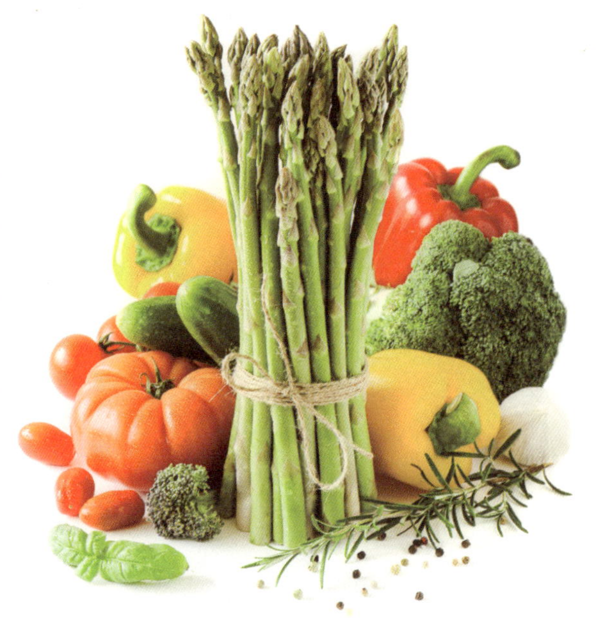

肥胖的家庭膳食防治主要通过减少饮食中的能量摄入、调整饮食结构。饮食治疗原则应以不损害肥胖者身心健康为前提，在控制总能量摄入、减少体脂的同时，尽量兼顾食物喜好及健康风险进行饮食规划，通过合理搭配饮食，满足身体对营养素的基本需求，并帮助其建立良好的饮食习惯。

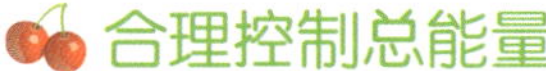

合理控制总能量

能量摄入大于消耗是肥胖的根本原因，所以肥胖治疗初始阶段的饮食安排首先要控制总能量摄入，使饮食供给的能量低于实际消耗能量，让机体能量代谢处于“负平衡”状态，从而逐渐减少体内多余的脂肪。

能量控制要结合肥胖者的年龄、性别、伴有的慢性疾病、身体状况、生活和饮食习惯、肥胖程度等诸多因素综合考虑。

绝大多数肥胖者适合选择低能量平衡饮食，能量控制范围在每日 1 200 ～ 1 800 千卡。为保证人体对营养素的基本需求，达到能长期坚持控制饮食的效果，一般男性每日能量不宜低于 1 500 千卡、女性不低于 1 200 千卡。具体能量标准可按每千克理想体重 20 ～ 25 千卡。也可以采用比较简单的方法，就是在平日饮食的水平上减少 15% ～ 30% 的能量摄取，或者每天减少能量摄入 500 ～ 600 千卡，如果运动量保持不变，每周大约可减轻体重 0.5 千克。

处在特殊生理时期的儿童、青少年、孕妇和乳母的能量控制不宜过严，要考虑其生长发育、妊娠及哺乳的生理需要。老年肥胖患者多数有漫长的肥胖史和多种慢性疾病，缓慢减少体重或保持体重不再继续增长要比快速减少体重更为现实和安全。

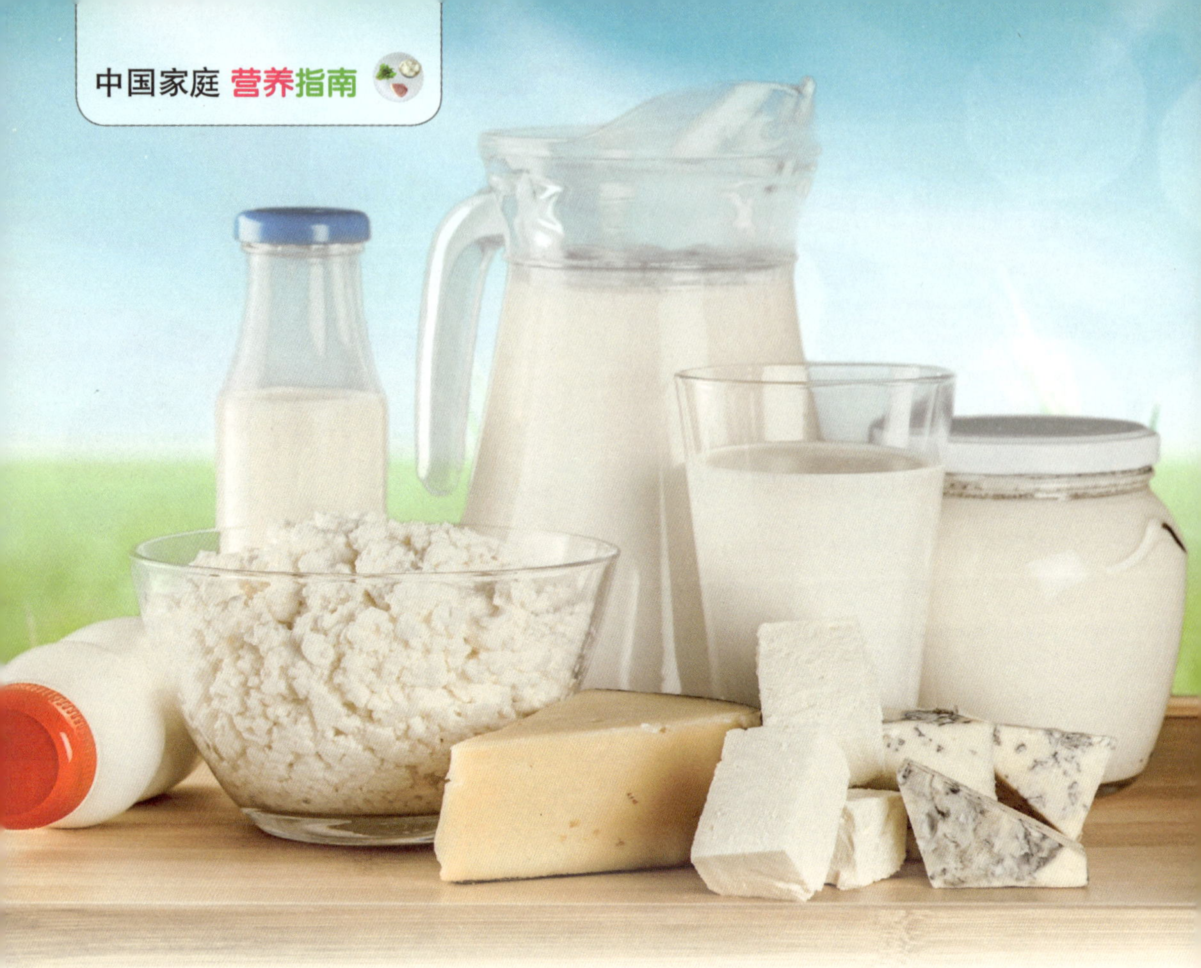

尽量做到营养平衡

为保证肥胖者在减肥期间的营养供给，应在限制饮食总能量的基础上，通过合理搭配营养，最大限度地满足机体的基本营养需求。

（1）蛋白质充足，不过量。控制体重期间，饮食中适量补充蛋白质是非常必要的，但也不宜过多。蛋白质供给量可按每千克理想体重 1 ~ 1.2 克，所提供的能量应占总能量的 15% ~ 20%，蛋白质 60 ~ 90 克，其中有 50% 动物性蛋白质。建议选择脂肪少的纯瘦肉、脱脂或低脂奶、鱼肉、虾肉、非油炸的大豆及豆制品等食物来满足身体对蛋白质的需要。饮食中选择 150 ~ 250 克粮食、50 ~ 100 克瘦肉、1 杯脱脂牛奶、1 个鸡蛋、50 ~ 100 克非油炸豆制品、500 克新鲜蔬菜并严格控制烹调用油，基本上能满足肥胖者减重期间对能量和蛋白质的要求。

（2）适当减少碳水化合物，以多糖类食物为主。碳水化合物是身体所需能量的主要来源，肥胖者应适当减少碳水化合物的摄入，合理的碳水化合物摄入量应占总能量的 50% ~ 60%，富含膳食纤维的多糖类食物（粗杂粮、杂豆类等），在体内的消化、分解过程相对缓慢，有益于血糖、血脂控制，并具有能量密度低、食物体积大、含有较多种类其他营养素的特点，能在满足人的饱腹感的同时，减少能量摄入，提供较丰富的营养。推荐肥胖者每日摄入 150 ~ 250 克的多糖类食物。

（3）减少脂肪摄入。三大产能营养素中提供能量最多的是脂肪，1 克脂肪可产生 9 千卡能量。脂肪赋予食物香气和美味，高脂肪食物常常令人难以控制食欲而过量食用。因此，控制饮食中的脂肪是控制能量的重点。饮食中的脂肪总量应控制在总能量的 30% 以下，限制含饱和脂肪酸高的食物，尽量选择植物油作为烹调油。全天脂肪量 30 ~ 50 克，其中烹调用油 15 ~ 25 克。

（4）增加膳食纤维。膳食纤维有助于平稳血糖、调节血脂，促进肠道蠕动，增加胆固醇排泄，增大食物体积，增加饱腹感等特点。每日饮食中膳食纤维应尽量达到 20 ~ 30 克。富含膳食纤维的食物包括粗杂粮、薯类、豆类、蔬菜、水果、菌藻类食物等。

（5）补充维生素和矿物质。由于饮食中的能量受到限制，常常容易出现某些维生素和矿物质不足，如 B 族维生素、钙、铁等。因此，需要注意在饮食中合理搭配新鲜蔬菜、水果、豆类、脱脂牛奶等富含这些维生素和矿物质的食物。必要时可以服用多种维生素和矿物质制剂，以弥补饮食中的不足。

（6）严格限制含酒精的食物。酒精是营养素以外的一种能量的来源。每克酒精可以产生 7 千卡能量。酒精容易通过肝脏吸收并转化为脂肪贮存在体内。白酒、啤酒、红酒等各种酒类，除可以带来能量以外，其他对人体有用的营养素含量极少。所以在肥胖治疗期间应该严格限制饮酒。

科学选择和搭配食物

（1）食物多样。食物多样化是营养平衡的基础，每天膳食中都应该包括谷类、蔬菜、水果、肉、蛋、奶类等不同种类的食物，并按比例搭配。

（2）合理选择食物。谷类选

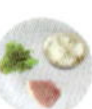

择未经精加工的粮谷类食物（如荞麦面、莜面、玉米面、燕麦片、高粱等不含糖的整谷物），这些食物的血糖生成指数(GI)低于精细粮，对血糖影响较小，且饱腹感强。少吃精细粮食（如白米和白面）以及脂肪含量高的谷类食物（油饼、油条、炸糕、馅饼、蛋糕等）；鱼、虾、禽类、瘦肉的脂肪含量较低，可占比例多一些，猪、牛、羊肉最好选精瘦肉。动物内脏、卵黄等含胆固醇高的食物要加以限制，鸡蛋每天不超过一个。加工肉食品常常含有大量脂肪，也应避免食用；乳类和大豆类选择低脂或脱脂奶，可在获得蛋白质及其他营养素的同时减少动物脂肪摄入；大豆类和豆制品不仅含有丰富的蛋白质、矿物质，还有较多的膳食纤维，有助于控制血糖和血脂，增加饱腹感，但需注意选择非油炸的大豆制品；新鲜蔬菜小白菜、大白菜、菠菜、油菜、冬瓜、莴苣、西红柿等碳水化合物含量在3%以下的蔬菜可多选用一些，西红柿、黄瓜等可用作饥饿时加餐。含碳水化合物较多的蔬菜土豆、芋头、藕、山药等限量选用，如进食量较多，可替换部分粮食。大约100克土豆、芋头等相当于25克粮食；水果选择新鲜水果，不喝含糖果汁和果汁型饮料。最好在餐前或两餐之间吃水果，避免饱餐后食用；油脂烹调食物应尽量用植物油，在不超出规定量的前提下，选择一些含单不饱和脂肪酸高的橄榄油、低芥酸菜子油等。核桃、杏仁等坚果类食物脂肪含量高，不宜吃得过多；严格限制精制糖及其制品，如红糖、白糖、糖果、糕点、蜜饯、炼乳、果汁、冰激凌等。

建立良好饮食习惯

对于肥胖者来说，建立良好饮食习惯非常重要。每日三餐，七八分饱；定时定量，饮食规律；饮食

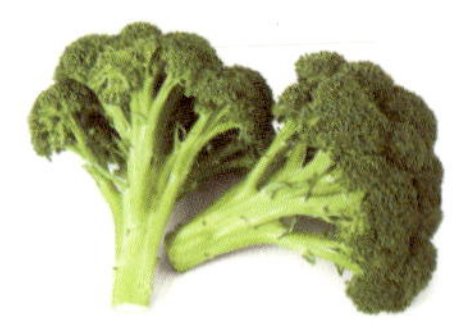
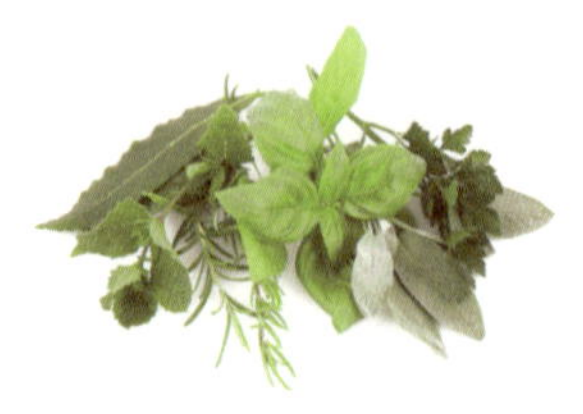
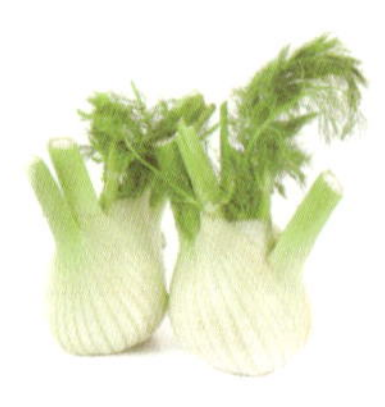

清淡少盐；放慢吃饭速度；两餐之间可少量加餐，不吃高能量零食；多喝水，不喝含糖饮料；限制饮酒；减少在外就餐机会，若在外就餐需按低能量饮食原则点餐。家庭成员应监督并鼓励肥胖者建立良好饮食习惯，并持之以恒。

饮食控制与运动相结合

饮食控制与运动相结合才是减体重的最佳措施。严格饮食控制会在短时间内就使体重减轻，但难以持久，体重极易反弹；单纯运动减重见效慢，大多需 3 ~ 6 个月的时间才会收到预期效果。

减肥常见误区

误区 1：把减体重当作减肥的唯一目标

很多人减肥天天只盯着体重，把体重下降作为减肥的唯一指标，这是不对的。身体组织是由瘦体重（肌肉、骨骼）和脂肪共同组成，我们减肥的目的是要减少身体里的脂肪，而不是瘦体重。因此，当我们加强运动、适当控制饮食时，体重不一定明显减少，但肌肉增加了、腰围变小了，人变得结实了也是减肥成功的标准。而如果只采取节食方式，由于缺乏蛋白质，瘦体重也会下降明显，从而影响身体功能。

误区 2：追求快速减肥

很多人追求减肥的速度，恨不得一个月瘦掉十几斤肉，越是快速减肥的方法似乎越容易得到众多女性朋友的喜欢。事实上，肥胖并不是两三天就累积出来的，而是好几年不注意生活饮食的结果。如果希望健康减肥，就要做好长期作战的准备，人的增肥和减肥都是长期的慢性过程，快速减肥虽然可以急剧改变人体状态，但是对人体的危害同样非常大，减重过快的话，不仅会造成新陈代谢不适应，还会引起各种疾病，皮肤也会变得更加松弛，这样的减肥换来的结果只能是得不偿失。最佳减肥速度应该控制在每周减 1 千克左右，持之以恒才能达到目的。

误区 3：完全靠控制饮食的懒人减肥

有些人认为只要管住嘴什么都不吃就能减肥，事实上人之所以肥胖，并不是单一的营养积累，在很大程度上是因为饮食中缺乏能使脂肪转变为能量的营养素。只有当人们的身体中能量得以释放时脂肪才能随之减少。而体内脂肪在转化成各种能量的过程中，则需要多种营养参与。这些营养包括维生素 B_2、维生素 B_6 及烟酸。富含这些营养素的食物往往是减肥者不愿问津的奶类、各种豆制品、花生、蛋及动物肝脏和肉。如缺乏这类营养食品，体内的脂肪就不易转化为能量，从而使体内脂肪积蓄以致肥胖。而且严格控制饮食会使人产生强烈的饥饿感，很难长期坚持；饥饿使人体代谢功能发生变化，一旦恢复进食，人体就会像久旱逢甘霖一样全部吸收储存起来，体重快速反弹，减肥以失败告终。

误区 4：不吃主食的极低碳水化合物减肥

很多人在减肥期间经常会有这样的想法，馒头、主食是致肥的祸首，这是因为主食的主要成分是糖，在减肥者的眼中，吃多了自然会发胖，所以，为了减肥只吃菜或只吃肉就可以避免这个问题了。事实上，无论是蛋白质还是糖分，吃多了都会转化成脂肪储存在人体内，肉类中不仅含有蛋白质，还有脂肪，吃多了也会发胖。另外，很多人在做炒菜的时候会放入很多油，这样一来，本来认为可以减重的蔬菜就会吸收大量油脂，不仅吃的不健康，对人体也会造成不好的影响。还有一些人认为脂肪是肥胖的孪生兄弟，只有与脂肪“绝缘”，才能获得苗条的体形。其实，脂肪在减肥过程中，不总是充当反面角色。食用的脂肪不仅不会很快在体内转化为脂肪储存起来，而且脂肪的分解还能在一定程度上抑制脂肪在体内合成。因此，不吃主食不是合适的减肥方法，而应该在保证营养均衡的基础上，控制进食量，并结合运动。

（三）食谱举例

食谱 1：

能量：1 209 千卡，蛋白质：59 克，脂肪：37 克，糖类：160 克。

早餐：豆浆（豆浆 300 毫升），千层饼（面粉 50 克），煮鸡蛋（鸡蛋 1 个，60 克），拌黄瓜（黄瓜 100 克）。

午餐：红豆米饭（大米 55 克、红小豆 20 克），西芹豆腐干（豆腐干 50 克、芹菜 100 克），素炒卷心菜（卷心菜 150 克）。

加餐：西瓜 300 克。

晚餐：馒头（面粉 25 克），紫米粥（紫米 10 克、大米 15 克），清蒸草鱼（草鱼 80 克），蒜茸芥蓝（盖菜 200 克）。

全天植物油 20 克。

食谱 2：

能量：1 411 千卡，蛋白质：70 克，脂肪：39 克，糖类：195 克。

早餐：牛奶麦片粥（牛奶 125 毫升、麦片 50 克），煮鸡蛋（鸡蛋 1 个，60 克），酸辣莴笋丝（莴笋 100 克）。

午餐：花卷、蒸红薯（富强粉 50 克、红薯 200 克），清炒虾仁（虾仁 100 克、黄瓜 100 克），素炒卷心菜（卷心菜 150 克），西红柿鸡蛋汤（鸡蛋 5 克、西红柿 25 克）。

加餐：橙子 200 克。

晚餐：发面饼（富强粉 25 克），玉米面粥（玉米面 25 克），熘肉片（瘦猪肉 50 克、木耳 3 克、笋 100 克），素炒小白菜（小白菜 100 克）。

全天植物油 20 克。

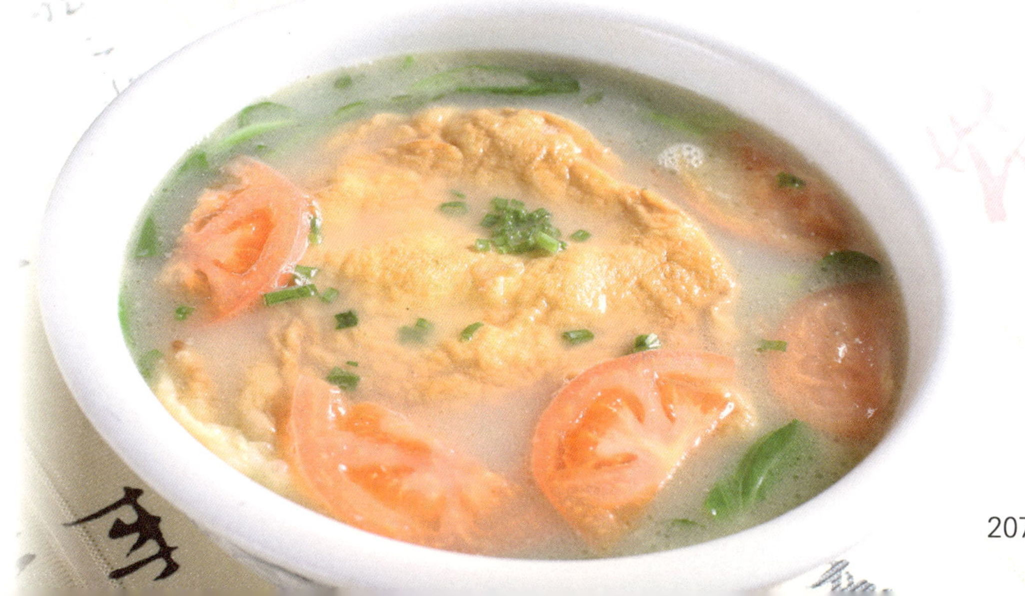

食谱 3:

能量：1 607 千卡，蛋白质：73 克，脂肪：43 克，糖类：232 克。

早餐：馒头（面粉 50 克），茶鸡蛋（鸡蛋 60 克），豆腐脑（豆腐脑 300 毫升）。

午餐：发面饼（面粉 100 克），红烧海参（海参 200 克、笋 50 克），鲜蘑油菜（油菜 150 克、鲜蘑 50 克），菠菜粉丝汤（菠菜 25 克、粉丝 5 克）。

加餐：猕猴桃 200 克。

晚餐：二米饭（大米 50 克、小米 25 克），滑炒鸡片（鸡肉 75 克、柿椒 100 克），西芹百合（西芹 150 克、百合 20 克），红枣银耳汤（红枣 3 个、银耳 10 克，不加糖）。

全天植物油 25 克。

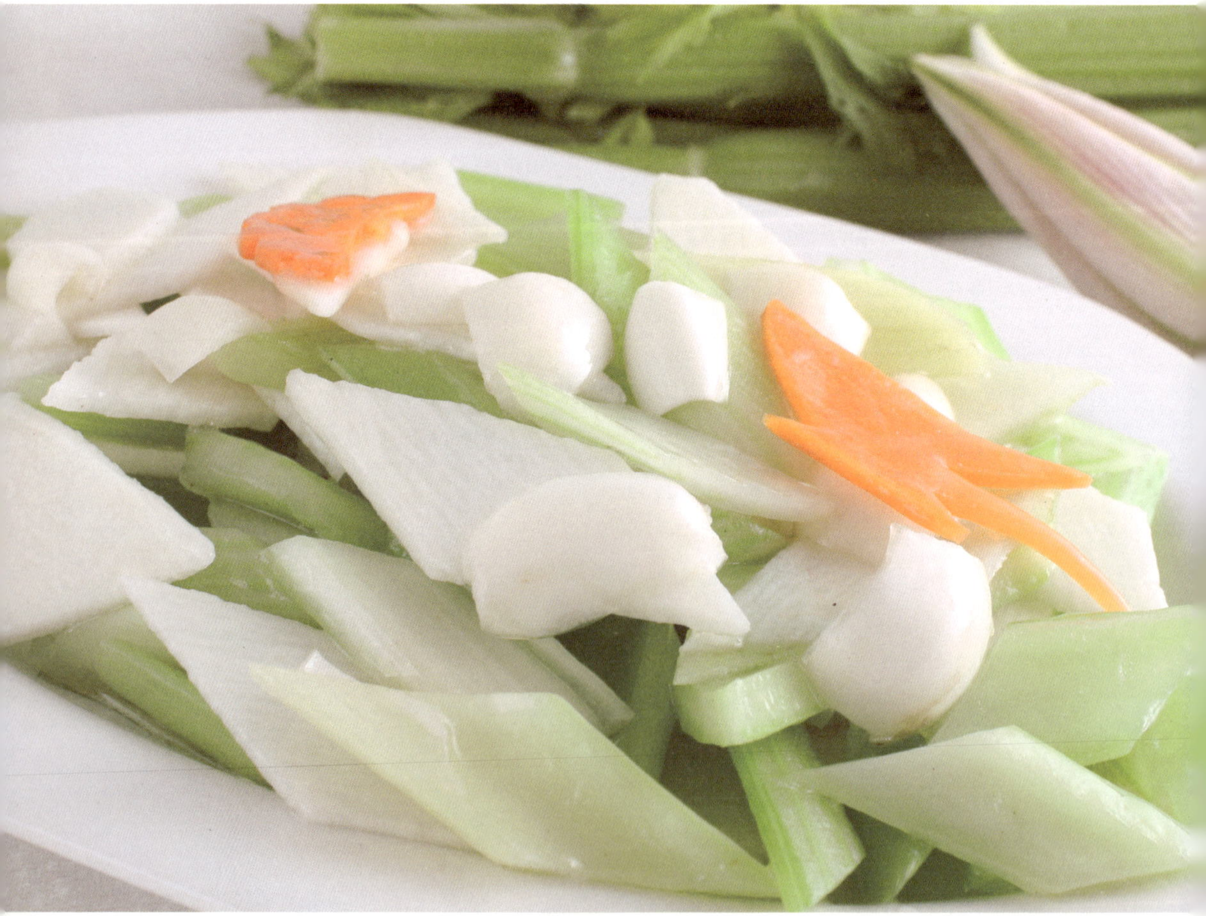

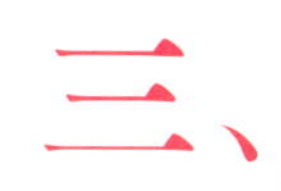

三、心血管疾病

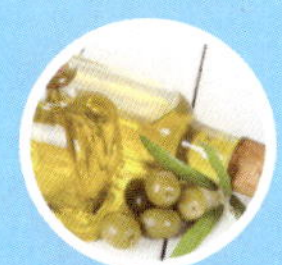
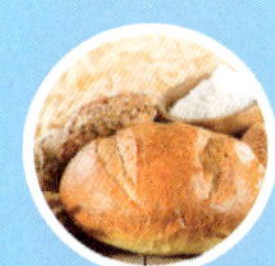
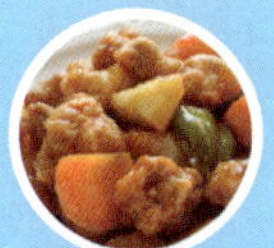

（一）高血压

发生原因

高血压是指体循环血压的持续性升高，是一种最常见的心血管疾病。收缩压≥ 140 毫米汞柱和 / 或舒张压≥ 90 毫米汞柱即为高血压。收缩压在 130 ～ 139 毫米汞柱或舒张压在 85 ～ 89 毫米汞柱为血压正常高值，持续高值应引起重视。

高血压可分为原发性高血压和继发性高血压。继发性高血压是指由一定的疾病或病因引起的高血压，如肾病引起的高血压、妊娠高血压等。原发性高血压是指排除了所有已知器质性原因的高血压，占所有高血压患者的 90% ～ 95%。膳食营养在高血压的预防控制中的作用越来越受到重视，目前已知的与高血压相关的营养素有钠、钾、钙、镁、蛋白质等。此外，其他与超重或肥胖相关的一些营养素如脂肪、碳水化合物、膳食纤维等与高血压也存在直接或间接的关系。

膳食指导原则

在食物的选择上，高血压患者应遵循食物多样化及平衡膳食的原则，尽量减少摄入富含钠盐、油脂和精制糖的食物。特别注意控制食盐摄入量，每日膳食中钠的摄入量小于2克，相当于不超过5克盐。在饮食习惯上，进食应有规律，不宜进食过饱，也不宜漏餐。

（1）增加全谷类和薯类食物的摄入，粗细搭配。轻、中度身体活动的高血压患者，推荐每日摄入谷类150～400克，其中1/3～1/2为粗粮和杂粮。少食用或不食用加入钠盐的谷类制品如咸面包、方便面、挂面等。

（2）动物性食物以鱼、虾、禽、蛋和瘦肉类食品为主。每日摄入鱼虾类25～50克、禽肉25～50克、蛋类25～50克、畜肉类25～50克。少食或不食用高钠盐、高脂肪、高胆固醇的动物性食品。优先选择脱脂或低脂牛奶、酸奶，建议每日摄入奶类200～300克。

（3）每日适量食用豆制品。例如豆腐、豆浆、豆腐脑、豆腐干、豆腐丝等。不宜食用豆豉、豆瓣酱、腐乳、臭豆腐、咸豆汁等含钠高的豆制品。

（4）多吃蔬菜和水果。每日蔬菜摄入量为500克，至少3个品种，最好5个品种以上，且每日摄入的蔬菜中要有深色蔬菜、叶类蔬菜等；推荐食用富钾蔬菜，如菠菜、芥蓝、苋菜等（详见表4-1）。水果摄入量至少200克，每天至少1个品种，最好2个品种以上。

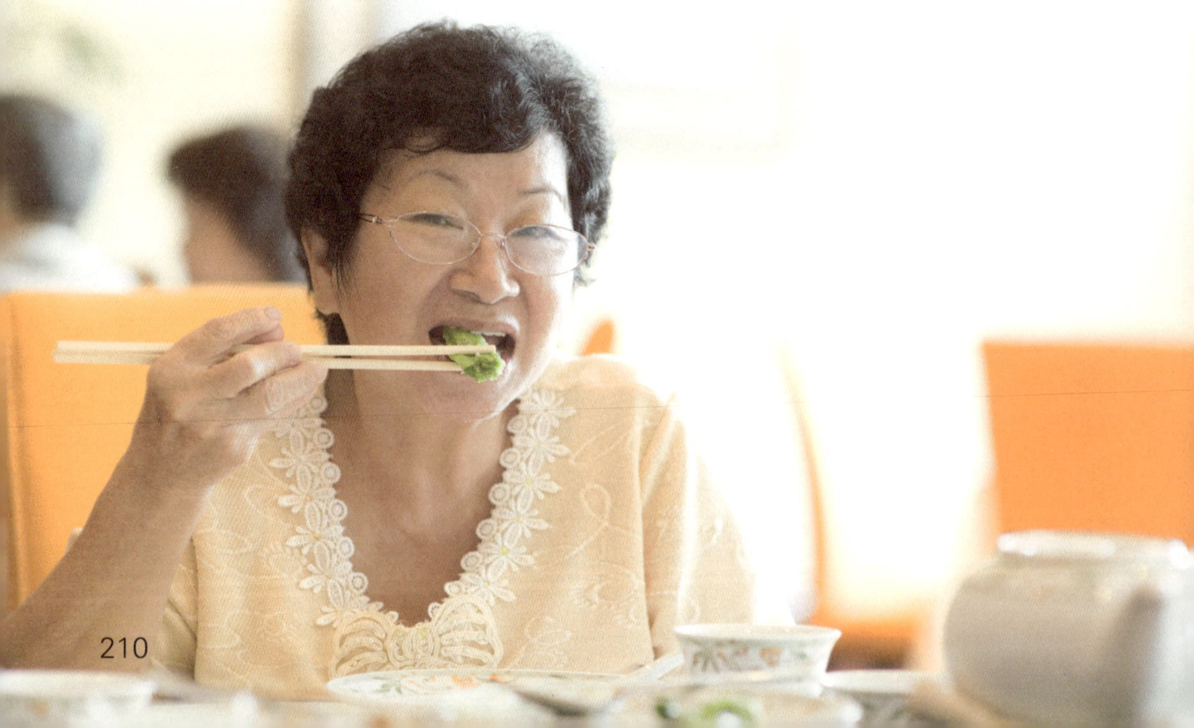

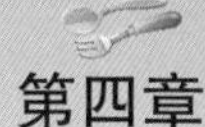

表 4-1 富含钾的蔬菜和水果（以每 100 克可食部计）

蔬菜名称	钾（毫克）	水果名称	钾（毫克）
甜菜叶	547	鳄梨	599
毛豆（青豆，菜用大豆）	478	椰子	475
南瓜（栗面）	445	枣（鲜）	375
大蒜（紫皮）	437	沙棘	359
菱角（老）（龙角）	437	芭蕉（甘蕉，板蕉，牙蕉）	330
羽衣甘蓝	395	黑醋栗（黑加仑）	322
蚕豆	391	红果（山里红，大山楂）	299
竹笋	389	榴莲	261
红心萝卜	385	香蕉（甘蕉）	256
芋头（芋艿，毛芋）	378	桂圆	248
紫背天葵（红风菜、血皮菜）	367	樱桃	232
苋菜（紫）（红苋）	340	石榴（均值）	231
豌豆（带荚）（回回豆）	332	杏	226
芥菜（茎用）（青头菜）	316	无花果	212
菠菜（赤根菜）	311	柠檬	209
荸荠（马蹄，地栗）	306	哈密瓜	190
蕹菜（空心菜、藤藤菜）	304	木瓜（番木瓜）	182
芦笋（绿）（石刁柏、龙须菜）	304	桃（均值）	166
春笋	300	桑葚（干）	159
藕（莲藕）	293	橙	159

摘自《中国食物成分表 2002》和《中国食物成分表 2004》

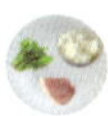

（5）适量食用坚果。食用坚果时应注意控制摄入的总能量，合并肥胖和超重者应注意防止摄入过多的脂肪，以免增加体重或导致减重失败。每周 50 克以内。

（6）优选植物油，经常更换品种。优先选择富含单不饱和脂肪酸的橄榄油、菜籽油、茶籽油以及含多不饱和脂肪酸的大豆油、玉米油、花生油等。尽量不食用动物油、椰子油、棕榈油。推荐交替使用不同种类的植物油，每天烹调用油控制在 20 ~ 30 克。少食或不食用油炸和富含油脂的食品以及含反式脂肪酸的食品，如蛋糕、点心、人造黄油等。

（7）戒酒、少喝含糖饮料。不宜饮酒，尽量戒酒。不宜饮用含糖饮料，可适量饮用白开水、茶水（红茶和绿茶）、矿泉水、低糖或无糖的水果汁和蔬菜汁，保证摄入充足的水分。

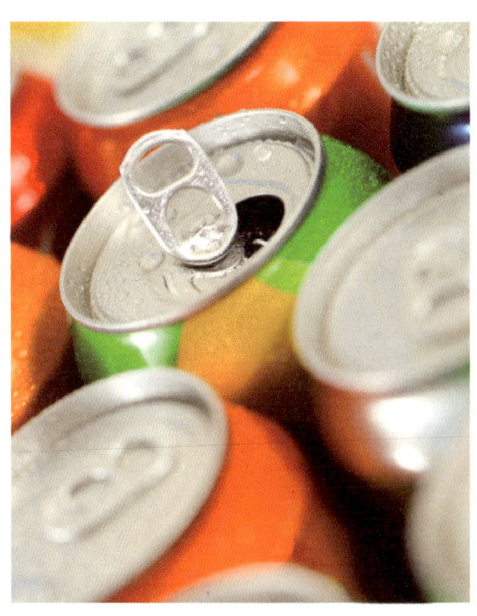

（8）其他。建议少食用或不食用特别辛辣和刺激性食物，也不推荐饮用浓茶和浓咖啡。

食谱举例

早餐：牛奶（脱脂牛奶 250 克），花卷（标准粉 50 克），拌菠菜豆腐丝（菠菜 50 克，豆腐丝 25 克），煮鸡蛋 1 个。

午餐：米饭（大米 100 克），清蒸鱼（鱼 100 克），香菇油菜（油菜 150 克，香菇 15 克），拌海带丝（海带 20 克），虾皮紫菜汤（虾皮 5 克，紫菜 2 克，西红柿 25 克）

下午加餐：水果（橙子 100 克）

晚餐：馒头（标准粉 100 克），肉片青笋胡萝卜木耳（瘦猪肉 50 克，青笋 50 克，胡萝卜 50 克，木耳 2 克），素炒冬瓜（150 克），拌菠菜粉丝（菠菜 50 克，粉丝 20 克）。

晚上加餐：水果（香蕉 100 克）

全天用烹调油 20 克，食盐 5 克。

（二）血脂异常

发生原因

血脂异常通常指血液中的脂质成分发生异常变化，总胆固醇（TC）、甘油三酯 (TG) 和低密度脂蛋白胆固醇(LDL-C)浓度过高，而高密度脂蛋白胆固醇（HDL-C）浓度过低。如果进一步细分，血脂异常可分为高胆固醇血症、高甘油三酯血症、混合型高脂血症(总胆固醇和甘油三酯同时升高)、低高密度脂蛋白血症四种。目前已知的与血脂异常密切相关的膳食因素有膳食脂肪、胆固醇、碳水化合物、膳食纤维、植物甾醇、维生素及微量元素等。

膳食指导原则

(1)控制总能量，保持适宜体重。膳食能量摄入要与机体能量消耗相匹配，长期能量摄入超过消耗是肥胖的重要原因，而肥胖是血脂代谢异常的重要危险因素。对于体重超重或肥胖的血脂代谢紊乱患者，能量摄入应少于身体能量消耗，以控制体重增长，并争取逐渐减少体重至理想状态。

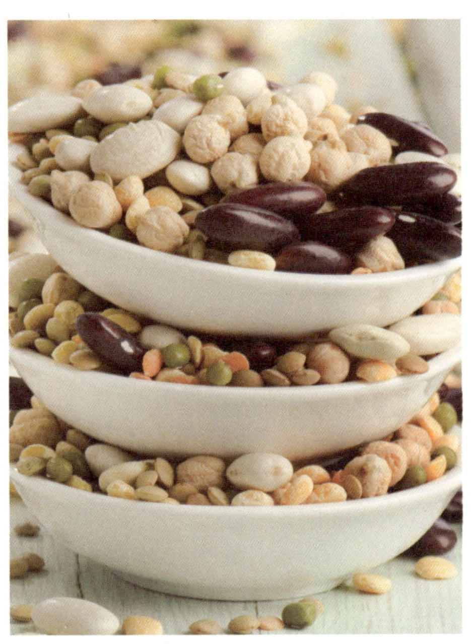

控制饮食、增加运动是减少体重的最有效方法。尽管肥胖患者短期内难以将体重减至理想状态，但减少目前体重的 5% ~ 10% 也可明显改善异常血脂代谢。

(2)食物多样化，营养合理。在能量控制范围内，尽量做到膳食营养平衡。选择多样化的食物是达到膳食平衡的基础，每日饮食内容应包括粮谷类，蔬菜、水果、豆类等植物性食物和适量肉类、蛋类、乳类等动物性食物，并按比例合理搭配。

(3)限制脂肪摄入。膳食脂肪提供的能量一般控制在总能量的 30% 以下，其中饱和脂肪酸占

总能量百分比应 < 10%、反式脂肪酸对血脂的影响与饱和脂肪酸相似，也需限制在总能量的 1% 以内。

（4）适当增加植物性食物和大豆蛋白的比例。植物性食物含有较丰富的膳食纤维、维生素和矿物质，以及多种植物化学物质，且能量密度较低，有利于控制体重和调节血脂。动物性蛋白质食物常常含有相当量的动物脂肪，适当增加大豆蛋白不仅可以在替代动物蛋白的同时减少动物脂肪和胆固醇摄入，还可增加植物甾醇、大豆低聚糖等有益于改善血脂异常的物质。

（5）饮食清淡、少盐。每日食盐摄入量少于 5 克，包括酱油、盐腌食品、酱味调料等所含食盐。10 克黄酱约含盐 1.5 克，20 毫升酱油相当于 3 ~ 4 克食盐。也要少吃高盐食物，详见附录X。

（6）合理安排餐次，少量多餐。在控制总能量的前提下，将全日所需食物均衡分配在各餐食用。以少量多餐为原则，一日三餐为主，两餐间可适量加餐，晚餐不宜吃得过饱，切忌随意减少餐次和暴饮暴食。

食谱举例

血脂异常患者膳食方案举例：

患者男性，35 岁，身高 175 厘米，体重 85 千克，轻体力活动强度。常规体检异常生化指标：TC 6.36 毫摩尔 / 升，LDL-C 4.64 毫摩尔 / 升，TG 1.9 毫摩尔 / 升。平时饮食不规律，很少运动。

膳食处方：

（1）建议能量及营养素摄入量。

总能量：1 700 千卡

蛋白质：75 克（占总能量 18%）

脂肪：48 克（占总能量 25%）

糖类：242 克（占总能量 57%）

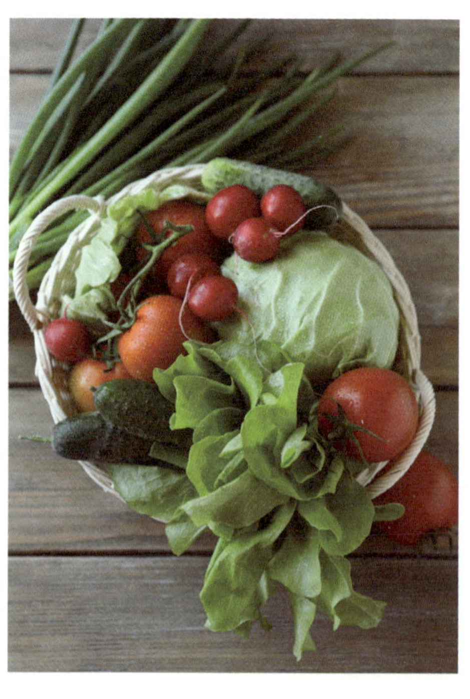

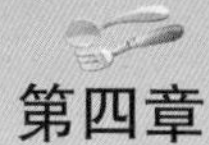

（2）建议食物种类及数量如下。

表 4-2 血脂异常患者建议食物种类与数量

食物类别	重量*（克）	宜选择品种	应避免或减少摄入品种	食物交换相当量
粮谷类	250	各种米、面、杂粮、杂豆、红薯、玉米	油饼、油条、烧饼等加油制作的面食 炸薯片，植物奶油蛋糕、饼干、起酥等加油或加糖制作的点心	50 克粮食相当于：60 克面条，80 克馒头，100 ~ 150 克米饭，200 克红薯、土豆、芋头、山药，400 克鲜玉米（带玉米棒重）
肉类	75	各种瘦肉、海参、鱼、虾	动物内脏、鱼子、蟹黄、虾子、带皮部位的肉、肥肉 加工的熟肉制品：香肠、肉松、肉肠，各种油炸的肉食	50 克瘦肉相当于：80 克鱼、虾、排骨，90 克鸡腿
蛋类	50	各种禽蛋	蛋黄（每周不超过 4 个）	50 克蛋类相当于：60 克带壳鸡蛋 (1 个），5 ~ 6 个鹌鹑蛋
乳类	250	低脂或脱脂的牛奶、原味酸奶	全脂奶、奶酪、奶油	250 克牛奶相当于：40 克奶粉，25 克奶酪
大豆类	40	各种大豆、非油炸豆制品	油炸豆制品	40 克大豆相当于：100 克豆制品、200 克豆腐、600 克豆腐脑、800 克豆浆
蔬菜	500	各种新鲜蔬菜		
水果	200	各种新鲜水果	加工果汁，含糖果汁饮料	200 克水果相当于：250 克苹果、柑橘、猕猴桃、梨、500 克西瓜

续表

食物类别	重量*（克）	宜选择品种	应避免或减少摄入品种	食物交换相当量
烹调油	20	花生油、豆油、葵花子油、玉米油、低芥酸菜籽油、橄榄油、茶油等	猪油、牛油、羊油、奶油、黄油、棕榈油、椰子油等	
食盐	5		咸菜、盐腌食品、各种酱料	
其他			白糖、红糖、糖果、冰淇淋、巧克力、含糖饮料 各种酒及含酒精饮料	

*重量为扣除皮、壳、核、骨头、刺等不可食用部分后的生食物重量。

（3）合理分配餐次。一日三餐为主，两餐之间可适量加餐，尽量将食物均衡分配在各餐食用。食物数量可根据身体活动适当调整，身体活动增加较多时可增加一些食物摄入。

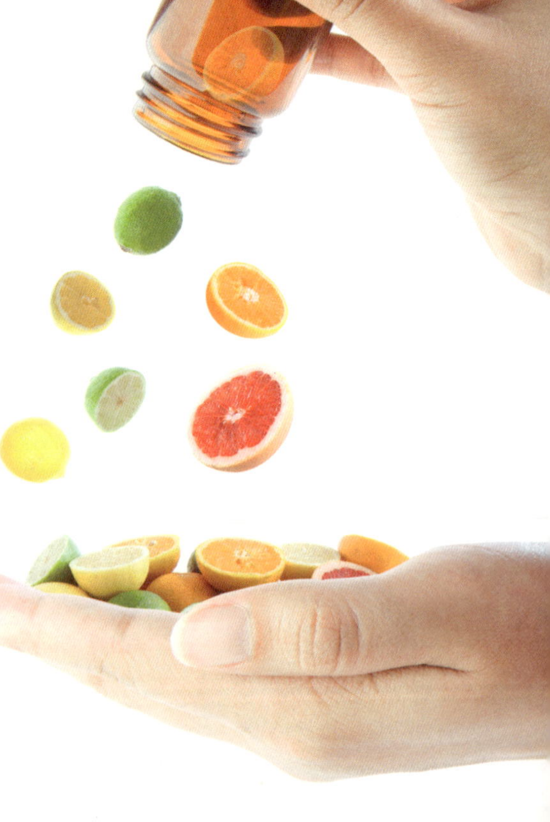

（三）冠心病

发生原因

年龄增高、高能量饮食、血脂异常、高血压、吸烟、肥胖、糖尿病以及遗传因素等。据国内大样本追踪调查显示，血压过高、体重超标、总胆固醇、低密度脂蛋白胆固醇过高、高密度脂蛋白胆固醇过低是导致冠心病、脑卒中的最危险因素。冠心病的膳食危险因素与脂肪的质量和数量、多不饱和脂肪酸与饱和脂肪酸之比、胆固醇、磷脂能量以及维生素（维生素 C、维生素 E 、维生素 B_1 、烟酸、维生素 B_6）和膳食纤维等有关。

膳食指导原则

（1）能量。以维持理想体重为宜，若超重，应减少能量摄入。

（2）控制脂肪摄入量。膳食脂肪摄入量占总能量不应超过 30%。烹调植物油每天 20 克以内为宜。

（3）蛋白质占总能量的 13% ~ 15%。应尽量选用优质蛋白，多选用大豆及其制品（如豆腐、豆干、百叶、绿豆、赤豆等），全天摄入量以 25 克为宜。饮奶最好选用脱脂奶，每天 250 克为宜。全天摄入不超过 100 克的肉蛋禽类。鸡蛋最好为煮鸡蛋。

（4）宜选用复合碳水化合物。肥胖者应限制主食，全天摄入 200 ~ 250 克，可吃些粗粮。新鲜蔬菜和水果中含有较多的维生素 C，可改善心脏功能和血液循环。每天进食新鲜蔬菜 500 克左右，水果 200 克左右为好。应限制单糖和双糖含量高的食品，如甜点心、各种糖果、冰激凌、巧克力、蜂蜜等。

（5）摄入充足的维生素和矿物质。

（6）膳食应清淡少盐，全天食盐量不得超过 5 克。

食谱举例

早餐：脱脂牛奶 243 毫升，鸡蛋 1 个，全麦馒头 50 克，拌西芹百合（西芹 25 克，百合 25 克），炝洋葱柿椒丝（洋葱 25 克，柿椒 25 克）。

午餐：米饭（大米 100 克），清蒸鳕鱼（鳕鱼 100 克），炝青笋条(青笋 100 克),烩西红柿菜花(西红柿 50 克，菜花 100 克）。

加餐：苹果 200 克。

晚餐：开花馒头 25 克，清蒸鸡条双冬（鸡胸脯肉 100 克），素烩丝瓜（丝瓜 100 克），素炒小白菜（小白菜 100 克），紫米粥（紫米 10 克，大米 15 克），蒸芋头 25 克。

全天烹调油 25 克，盐 5 克。

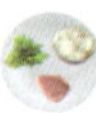

四、糖尿病

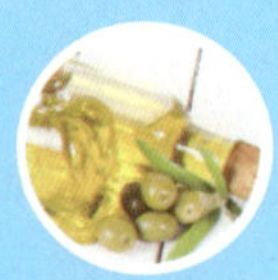
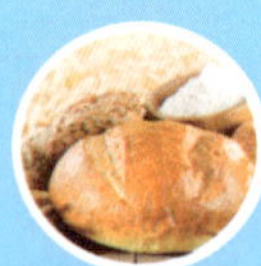
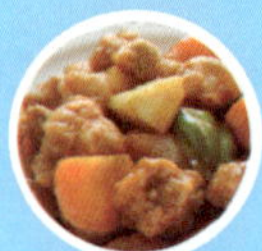

（一）发生原因

糖尿病是遗传因素与环境因素长期共同作用所导致的一种慢性、全身代谢性疾病，主要是由于体内胰岛素分泌不足（绝对不足）或者对胰岛素的需求增多（相对不足）而引起的糖、蛋白质及脂肪代谢紊乱的一种综合病症。按照目前的医疗水平，糖尿病是终身疾病，即患病后一生不能彻底治愈，需要长期进行饮食控制和药物治疗。

饮食与血糖水平是密切相关的。如果糖尿病患者了解了自己所吃的食物组成，所含能量以及碳水化合物、蛋白质和脂肪的比例，就能更容易地控制自己的血糖水平。健康饮食是糖尿病患者给自己的最好礼物。在治疗糖尿病的过程中，它会给糖尿病患者带来无穷的帮助与受益。糖尿病患者由于体内胰岛素分泌不足，如果像正常人一样地进食就会出现高血糖和尿糖，对病情产生不利的影响。因此，糖尿病患者合理控制饮食，调整饮食结构是控制血糖的基本措施之一。

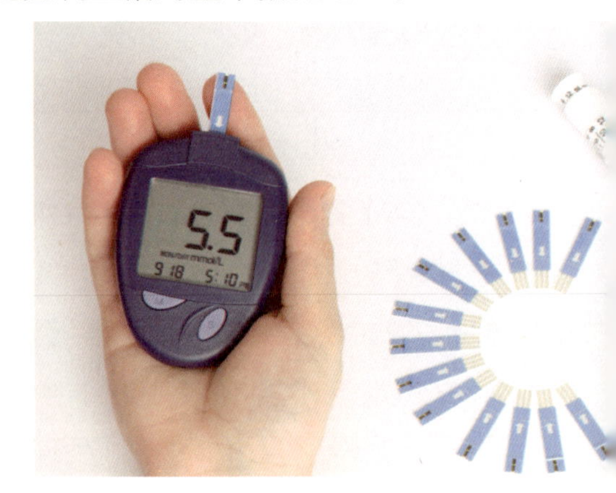

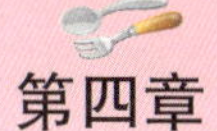

（二）膳食指导原则

控制总热能是糖尿病饮食治疗的首要原则

体重是衡量从食物中获取的能量是否合适的重要指标，应以维持正常体重为宜。肥胖者必须减少能量摄入，过于消瘦者可适当增加能量，达到增加体重的目的。

供给适量的碳水化合物

人们对碳水化合物的认识经历了一个曲折的过程。目前主张不要过严地控制碳水化合物，碳水化合物提供的能量应占总能量的 50% ~ 60%，每日进食粮食量可在 250 ~ 300 克，肥胖者应在 150 ~ 200 克。谷类是日常生活中能量的主要来源，每 50 克的米或白面供给碳水化合物约 40 克。其他食物，如乳、豆、蔬菜、水果等也含有一定数量的碳水化合物。莜麦、燕麦片、荞麦面、玉米楂、绿豆、海带等食物则富含

认识“无糖食品”

现在市场上经常可以看到“无糖食品”、“低糖食品”等，有些患者认为这些食物不会引起血糖升高而不加限制的食用，结果导致病情加重。这是由于人们对“低糖”和“无糖”的误解。事实上低糖或无糖食品是指食品中以甜味剂代替蔗糖，食品中蔗糖含量低或不含蔗糖。但是这些食品主要成分为谷类食物，当人们进食后同样转变成葡萄糖而被人体吸收，有些还在加工工程中加入大量脂肪，所以也应控制这类食品。

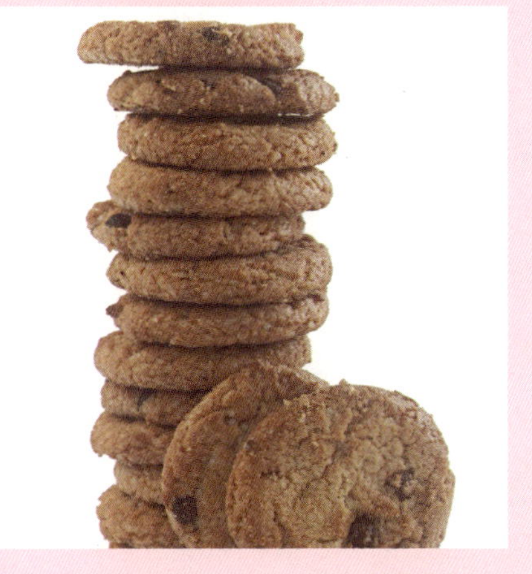

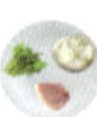

膳食纤维，血糖生成指数低有助于血糖平稳。

供给充足的膳食纤维

食物纤维能够降低空腹血糖、餐后血糖以及改善糖耐量。其机制可能是膳食纤维具有吸水性，能够改变食物在胃肠道传送时间，因此主张糖尿病饮食中要增加膳食纤维的量。膳食中应吃一些蔬菜、麦麸、豆及全谷。

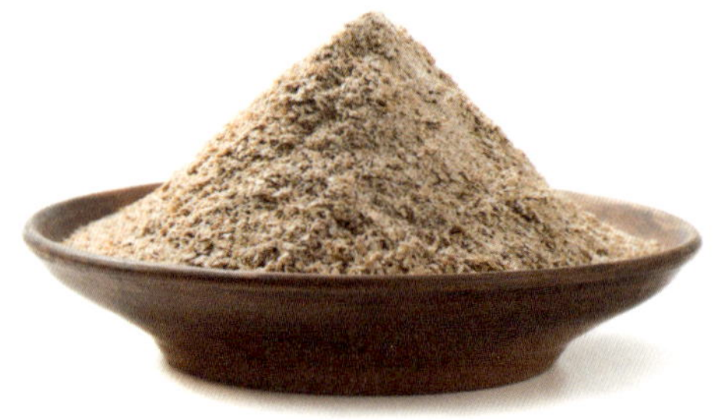

供给充足的蛋白质

当肾功正常时，糖尿病患者膳食中蛋白质的供给应充足。糖尿病患者的膳食蛋白质应与正常人近似（1 ~ 1.2 克 / 千克体重），应以优质蛋白为主（来源于动物性食物和大豆制品）。当并发肾脏损害时，应在营养医生的指导下合理安排每日膳食中的蛋白质，适当减少蛋白质总量，将蛋白质总量维持在 0.7 ~ 0.8 克 / 千克体重，增加优质蛋白的比例。肾功能严重损害者膳食蛋白质应主要来源于优质蛋白，此时可以含蛋白质极低的麦淀粉、藕粉替代部分粮食作为碳水化合物来源，减少肾脏负担。乳、蛋、瘦肉、鱼、虾、豆制品含优质蛋白质较丰富。

控制脂肪摄入量

有的糖尿病患者误认为糖尿病的饮食治疗只是控制主食量。其实不然，现在提倡不要过于严格地控制碳水化合物，而应严格地控制脂肪的摄入量，达到控制总能量的目的。控制脂肪能够延缓和防止糖尿病并发症的发生与发展，目前主张膳食脂肪应减少至占总能量的 25% ~ 30%，甚至更低。应限制含饱和脂肪酸高的油脂如黄油、奶油、牛油、羊油、鸡油和鸭油等动物性脂肪，可用含大量单不饱和脂肪酸和多不饱和脂肪酸的植物油如豆油、花生油、茶油、芝香油、葵花子油、粟米油、胡麻油、菜籽油等，但椰子油除外。花生、核桃、榛子、松子仁等脂肪含量也不低，也要适当控制。还要适当控制胆固醇，以防止并发症的发生。

供给充足的维生素和矿物质

凡是病情控制不好的患者，易并发感染或酮症酸中毒，要注意补充维生素和矿物质，尤其是B族维生素消耗增多，应在医生指导下给维生素B制剂，改善神经症状。粗粮、干豆类、蛋、动物内脏和绿叶蔬菜含B族维生素较多。新鲜蔬菜含维生素C较多，应注意补充。老年糖尿病患者中，应增加铬的含量。铬能够改善糖耐量，降低血清胆固醇和血脂。含铬的食物有酵母、牛肉、肝、蘑菇、啤酒等。同时要注意多吃一些含锌和钙的食物，防止牙齿脱落和骨质疏松。糖尿病患者不要吃得过咸，防止高血压的发生，每日食盐要在5克以下。

不宜饮酒

酒精能够产生能量，但是酒精代谢并不需要胰岛素，因此少量饮酒是允许的，但最好不饮酒。酒精除供给能量外，其他营养素含量很少，长期饮用对肝脏不利，易引起高脂血症和脂肪肝。另外有的患者服用降糖药后饮酒易出现心慌、气短，甚至出现低血糖。

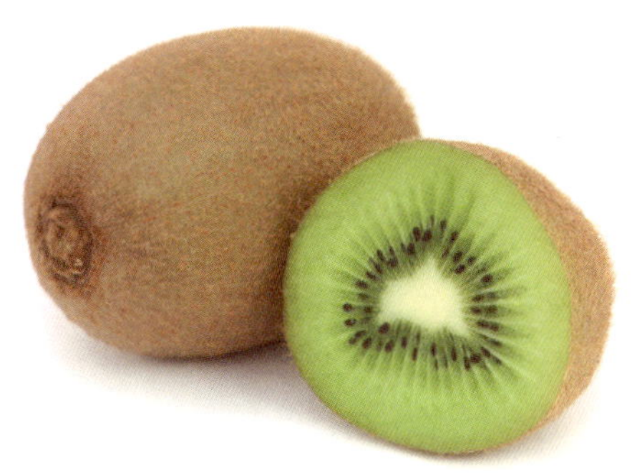

合理安排每日三餐

每餐都应含有碳水化合物、脂肪和蛋白质，以有利于减缓葡萄糖的吸收。

选择血糖生成指数低的食物

食物血糖生成指数（GI）是反映某种食物引起人体血糖升高程度的一个指标。在进食量相同的情况下，食物的血糖生成指数越高，进食后血液中的葡萄糖水平越高，越不利于控制血糖。所以，建议糖尿病患者尽量选择低GI食物，如豆类、乳类、蔬菜等。中国人习惯以谷类食物为主，而馒头、米饭等GI较高，宜选择粗粮、杂粮、全麦面包。中国疾病预防控制中心营养与健康所经过人体实验测得的各种食物的食物血糖生成指数（GI）详见附录Ⅵ。

食物血糖生成指数（GI）

食物血糖生成指数（GI）是衡量食物摄入后引起血糖反应的一项有意义的指标，指含50克碳水化合物的食物与相当量的葡萄糖在一定时间(一般为2个小时)内，体内血糖反应水平的百分比值，可反映出食物与葡萄糖相比升高血糖的速度和能力。通常把葡萄糖的血糖生成指数定为100。

高GI食物：食物血糖生成指数大于70，如馒头、米饭。

中GI食物：食物血糖生成指数在55～70。

低GI食物：食物血糖生成指数低于55，如豆类、乳类、蔬菜等。

食物血糖生成指数大小受许多因素的影响：

（1）食物种类或品种。种类或品种不同，血糖生成指数也不同。例如，豆类食品一般比谷薯类食品的血糖生成指数低。谷类食品中的大麦、荞麦、黑米等较小麦的血糖生成指数低。苹果的血糖生成指数比菠萝低。

（2）膳食纤维。膳食纤维含量高的食品的血糖生成指数较低，如，全麦面包或黑面包血糖生成指数比白面包低。

（3）食物的物理特性。食物淀粉颗粒越大，血糖生成指数越低；食物颗粒物质占比例越高，血糖生成指数越低；有的食物放冷后，血糖生成指数变低，如米饭。

（4）加工或烹调方法。加工时间越长、温度越高，血糖生成指数越高。

（5）混合膳食物成分间的相互影响。混合膳食中蛋白质类食品（如肉、禽、鱼、蛋）和脂肪含量高，血糖生成指数较低。但是，对糖尿病患者来说，蛋白质和脂肪摄入量并不是越多越好。总之，食物血糖生成指数是根据食物的消化吸收快慢、消化吸收的多少综合反映食物血糖升高或降低的一个参数，是糖尿病患者选择富含碳水化合物食物的科学依据。

（三）食谱制定

首先应确定能量需要

饮食提供的能量是否合理是治疗糖尿病的关键，对合并有肥胖、高血脂和冠心病患者更是如此。应根据患者的年龄、性别、体重、体力劳动强度及临床症状等因素来确定能量的供给量。原则上应使患者维持标准体重。

糖尿病患者如何计算自己每日所需的能量呢？以下是一个简单的方法。确定人体每日所需能量时，必须考虑每天的身体活动水平，表中给出了糖尿病患者每天每千克所需能量。糖尿病患者只要先根据公式计算一下自己的体重BMI范围，然后再根据自己的日常劳动强度就可以推算自己的每日所需能量了（见表4–3）。

采用食物互换法设计食谱

人们吃多种多样的食物不仅是为了获得均衡的营养，也是为了使饮食更加丰富多彩以满足人们的口味享受。尽管每种食物都与另一种不完全相同，但同一类中各种食物所含营养成分往往大体上近似，在膳食中可以互相替换。

对不同的食物考虑的首要营养素是有所区别的，谷类食物首要考虑的是提供的能量基本一致；而奶类、豆类及肉类食物则首要考虑的是提供的蛋白质基本一致；同类互换就是以粮换粮、以豆换豆、以肉换肉。例如，大米可与面粉互换，馒头可以和相应量的面条、烙饼、面包等互换；大豆可与相当量的豆制品或杂豆类互换；瘦猪肉可与等

表4–3 糖尿病患者每天每千克所需能量

单位：千卡（千克·日）

劳动强度	消　瘦	正常体重	肥　胖
卧床休息	20~25	15~20	15
轻体力劳动	30	25	20
中体力劳动	35	30	25

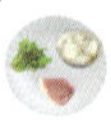

量的鸡、鸭、牛、羊、兔肉互换；鱼可与虾、蟹等水产品互换；牛奶可与羊奶、酸奶、奶粉或奶酪等互换。掌握了同类互换的原则后糖尿病患者也可以吃水果了，如 150 克的柿子、200 克的梨、桃、苹果、橘子、橙子等都相当于 1 份 377 千焦（90 千卡）能量，即其中所含的糖和能量是一样的，可以随便换着吃。如果想吃的量多一些，可选择含糖较少、体积较大的水果，如西瓜 500 克重量与 200 克葡萄所含的糖和能量是一样的。所以糖尿病患者也可以吃水果，只是必须注意每次所吃的分量，并将其放入总能量内计算就可以，而且最好在两餐之间吃。表 4–4 列举了不同能量需要的患者，其各类食物的需要量，附录Ⅵ列举了几类常见食物的互换表及所提供的能量及蛋白质，以便计算时参考。

食谱举例

以下按照不同的能量水平提供食谱举例，供参考。

（1）1 200 千卡能量食谱。

早餐：豆浆 300 克，鸡蛋1个（50 克），馒头 50 克，拌菠菜 100 克。

午餐：米饭 50 克，虾仁炒油菜（虾仁 50 克、油菜 200 克、烹调油 10 克）。

晚餐：窝头（玉米面 75 克），

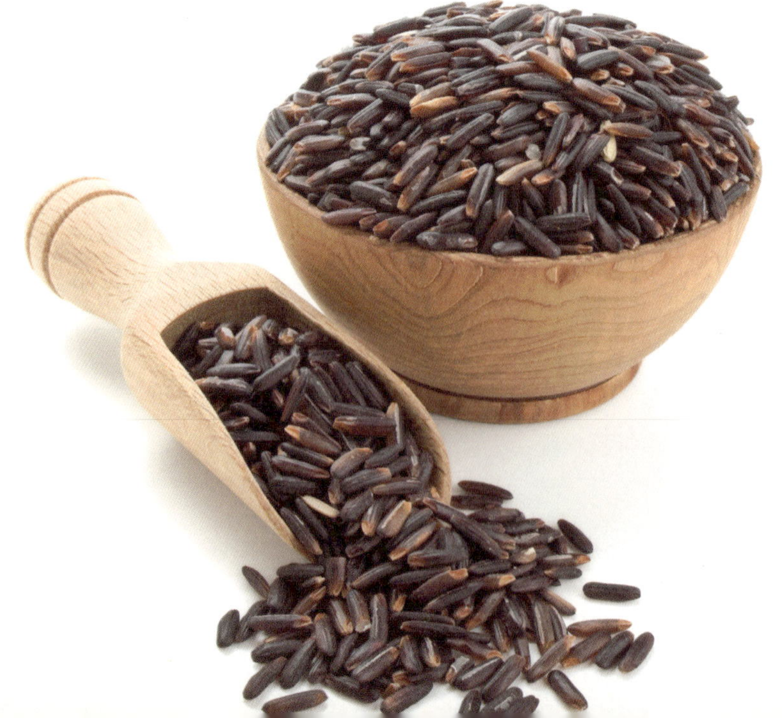

表 4–4 不同能量标准糖尿病参考饮食内容表

能量		交换份数	食物种类和重量份数单位：克（份）								三大营养素单位：克		
千焦	千卡		谷类	鱼禽虾肉	蛋类	豆制品	蔬菜	水果	奶	植物油	蛋白质	脂肪	碳水化合物
4 598	1 100	12	125（5）	50（1）	50（1）	25（1）	500（1）	200（1）	250（1.5）	10（1）	51.3	28.8	152
5 016	1 200	13	140（5.6）	50（1）	50（1）	25（1）	500（1）	200（1）	250（1.5）	15（1.5）	52.5	33.8	164
5 434	1 300	14.5	150（6）	75（1.5）	50（1）	25（1）	500（1）	200（1）	250（1.5）	15（1.5）	57.3	39	172
5 852	1 400	15.5	175（7）	75（1.5）	50（1）	25（1）	500（1）	200（1）	250（1.5）	20（2）	59.2	47	192
6270	1 500	16.5	200（8）	75（1.5）	50（1）	25（1）	500（1）	200（1）	250（1.5）	20（2）	61.2	47.2	212
6 688	1 600	17.5	200（8）	90（1.8）	50（1）	25（1）	500（1）	200（1）	250（1.5）	25（2.5）	63.9	54	212
7 106	1 700	19	225（9）	90（1.8）	50（1）	25（1）	500（1）	200（1）	250（1.5）	25（2.5）	65.9	54.2	232
7 524	1 800	20	250（10）	100（2）	50（1）	25（1）	500（1）	200（1）	250（1.5）	25（2.5）	69.7	55.4	252
7 942	1 900	21	275（11）	100（2）	50（1）	25（1）	500（1）	200（1）	250（1.5）	25（2.5）	71.7	55.6	272
8 360	2 000	22	300（12）	100（2）	50（1）	25（1）	500（1）	200（1）	250（1.5）	30（3）	73.7	60.8	292

注：❶ 全天食盐使用量控制在 5 克以内；

❷ 各类食物以原来重量计，其他制品请参照各类食物等值交换份表，以豆制品为例：1 份豆制品 =25 克干豆 =50 克豆腐干 =400 克豆浆 =100 克北豆腐。

肉丝炒芹菜丝（肉 50 克、芹菜 200 克、烹调油 10 克），拍拌黄瓜（黄瓜 200 克）。

（2）1 400 千卡能量食谱。

早餐：牛奶（鲜牛奶 250 克），紫米馒头（紫米粉 50 克），拌豆芽（绿豆芽 100 克），煮鸡蛋 1 个（鸡蛋 50 克）。

午餐：土豆蒸米饭（大米 50 克，带皮土豆 150 克），清蒸鱼（鲤鱼 150 克），萝卜丝炒芹菜（芹菜 200 克，萝卜丝 200 克）。

晚餐：三米饭（大米 30 克，黄米 30 克，高粱米 30 克，温水浸泡半小时），肉末豆腐（肉末 25 克，豆腐 200 克），素炒油菜（油菜 200 克）。全日烹调用油 25 克。

（3）1 600 千卡能量食谱。

早餐：燕麦粥（燕麦片 50 克加少量水煮开后加牛奶半袋），鸡蛋 1 个，绿菜花 100 克。

加餐：葡萄 5 粒。

午餐：饺子（面粉 100 克，猪肉 75 克，胡萝卜 200 克），拌菠菜 200 克。

加餐：小橘子 1 个。

晚餐：二米饭（大米 50 克，黄米 50 克），白灼虾 100 克，炒蒜苗（150 克，豆油 10 克）。

（4）1 800 千卡能量食谱。

早餐：全麦面包 75 克，牛奶 250 克，炝苤蓝丝 100 克。

加餐：西瓜 150 克。

午餐：米饭（大米 125 克），韭菜炒海兔子（韭菜 75 克，墨鱼仔 100 克，油 10 克），香干芹菜（香干 50 克，芹菜 150 克）。

加餐：苹果 100 克。

晚餐：丝瓜莜麦面（莜麦面 100 克，鸡蛋 1 个，丝瓜 250 克，豆油 5 克）。

（5）2 000 千卡能量食谱。

早餐：牛奶 1 袋，茶鸡蛋 1 个，花卷 50 克，大米粥 25 克。

加餐：无糖饼干 50 克。

午餐：土豆焖饭（大米 100 克，土豆 100 克），牛肉烧冬瓜（牛肉 100 克、冬瓜 200 克、烹调油 15 克），番茄切片（番茄 200 克）。

加餐：猕猴桃 1 个（200 克）。

晚餐：莜麦肉丝面（莜麦面条 125 克、肉丝 50 克、油菜 100 克、豆腐干 50 克、木耳少许、烹调油 10 克）。

睡前半小时：苏打饼干 35 克（2 ~ 3 片）。

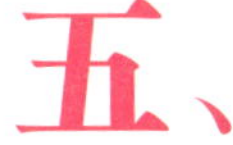
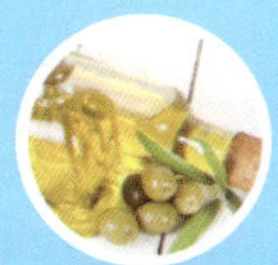
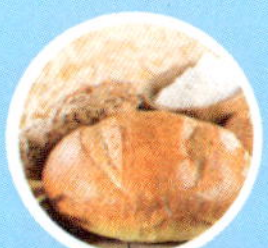
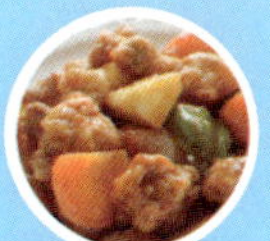

五、痛 风

（一）发生原因

痛风是一种代谢性疾病，与嘌呤代谢紊乱和（或）尿酸排泄减少所致的高尿酸血症直接相关，由单钠尿酸盐（MSU）沉积所致的晶体相关性关节病。痛风高危人群为40岁以上男性，常伴腹型肥胖、高脂血症、高血压、2型糖尿病及心血管病等表现。女性绝经后与男性风险相同。膳食与痛风的发生无直接关系，但痛风患者应在饮食上加以控制。

（二）膳食指导原则

选择低嘌呤食物

痛风及高尿酸血症患者由于嘌呤代谢障碍，对食物的选择有特殊要求，在平衡膳食的基础上根据患者的病情轻重，所处病期，有无并发症以及用药情况来限制食物中的嘌呤含量。

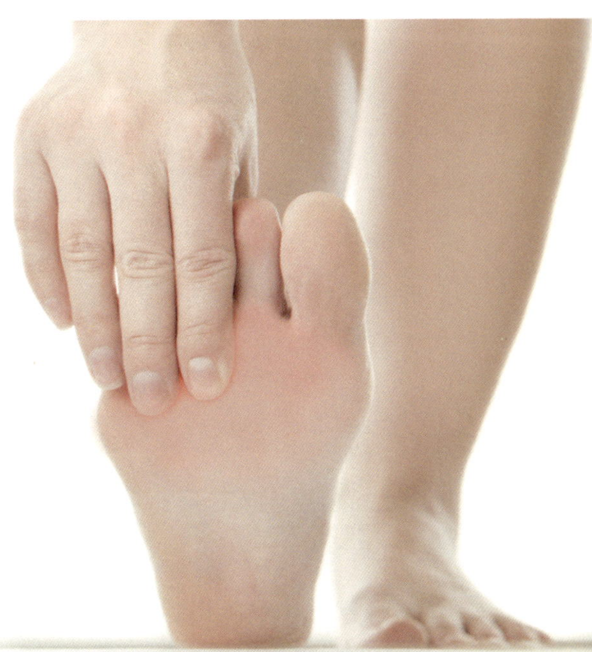

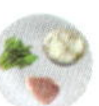

各类食物嘌呤含量

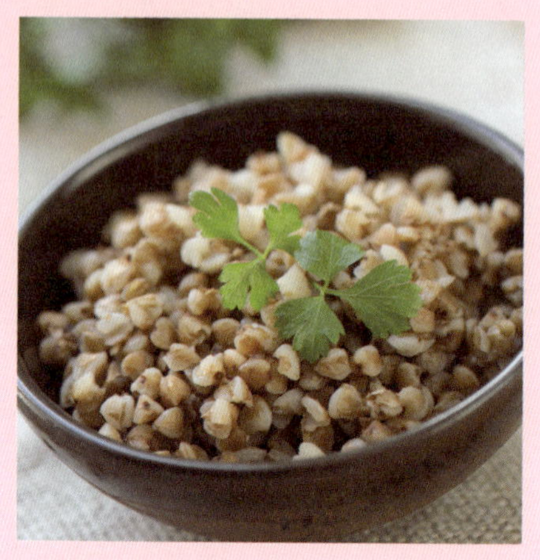

含嘌呤高的食物（每100克食物含嘌呤100～1 000毫克），少吃或不吃：肝、肾、胰、心、脑、肉馅、肉汁、肉汤、鲭鱼、凤尾鱼、沙丁鱼、鱼卵、小虾、淡菜、鹅、斑鸡、石鸡、酵母。

含嘌呤中等的食物（每100克食物含嘌呤75～100毫克），应限量食用，每月不超过一次，每次不超过50克：鲤鱼、鳕鱼、大比目鱼、鲈鱼、梭鱼、贝壳类、鳗鱼及鳝鱼、火腿、猪肉、牛肉、牛舌、小牛肉、兔肉、鹿肉、鸭、鸽子、鹌鹑、野鸡、火鸡。

含嘌呤较少的食品（每100克食物含嘌呤＜75毫克），可少量食用，每周不超过一次，每次不超过50克：青鱼、鲱鱼、鲑鱼、鲥鱼、金枪鱼、白鱼、龙虾、蟹、牡蛎、火腿、羊肉、牛肉汤、鸡、熏肉、芦笋、四季豆、青豆、豌豆、菜豆、菠菜、蘑菇、干豆类、豆腐。

含嘌呤很少的食物，可食用：大米、小麦、小米、大米、荞麦、玉米面、精白粉、富强粉、通心粉、面条、面包、馒头、苏打饼干、黄油小点心、白菜、卷心菜、胡萝卜、芹菜、黄瓜、茄子、甘蓝、甘蓝菜、莴笋、刀豆、南瓜、倭瓜、西葫芦、番茄、山芋、土豆、各种水果、蛋、鲜奶、炼乳、奶酪、酸奶。

以碳水化合物为主要能量来源

碳水化合物占总能量60%～65%；碳水化合物可促进尿酸排出，患者可食用富含碳水化合物的米饭、馒头、面食等。

适当控制蛋白质

急性期每天每1千克体重摄取0.8克蛋白质即可，并以牛奶、鸡蛋为主。如果是瘦肉、鸡鸭肉等，可用煮后弃汤食用的方法减少嘌呤摄入。病情缓解后，仍要严格限制蛋白质摄入，每天不超过10克/千克体重。禁食含嘌呤极高的食物，限制嘌呤含量较高的食物。

低脂饮食

痛风并发高脂血症者，脂肪摄取应控制在总热量20%～25%以内，脂肪可减少尿酸排出。

保持适宜体重

肥胖和超重是痛风的危险因素，应将体重控制在正常范围。减轻体重应循序渐进，否则容易导致酮症或痛风急性发作。

吃清淡少盐的膳食

食盐每天应该限制在5克以内。

戒烟戒酒

完全戒烟。卷烟中所含的有些物质可诱发痛风，加重关节炎症。禁酒，尤其是啤酒。酒精容易使体内乳酸堆积，对尿酸排出有抑制作用，易诱发痛风。

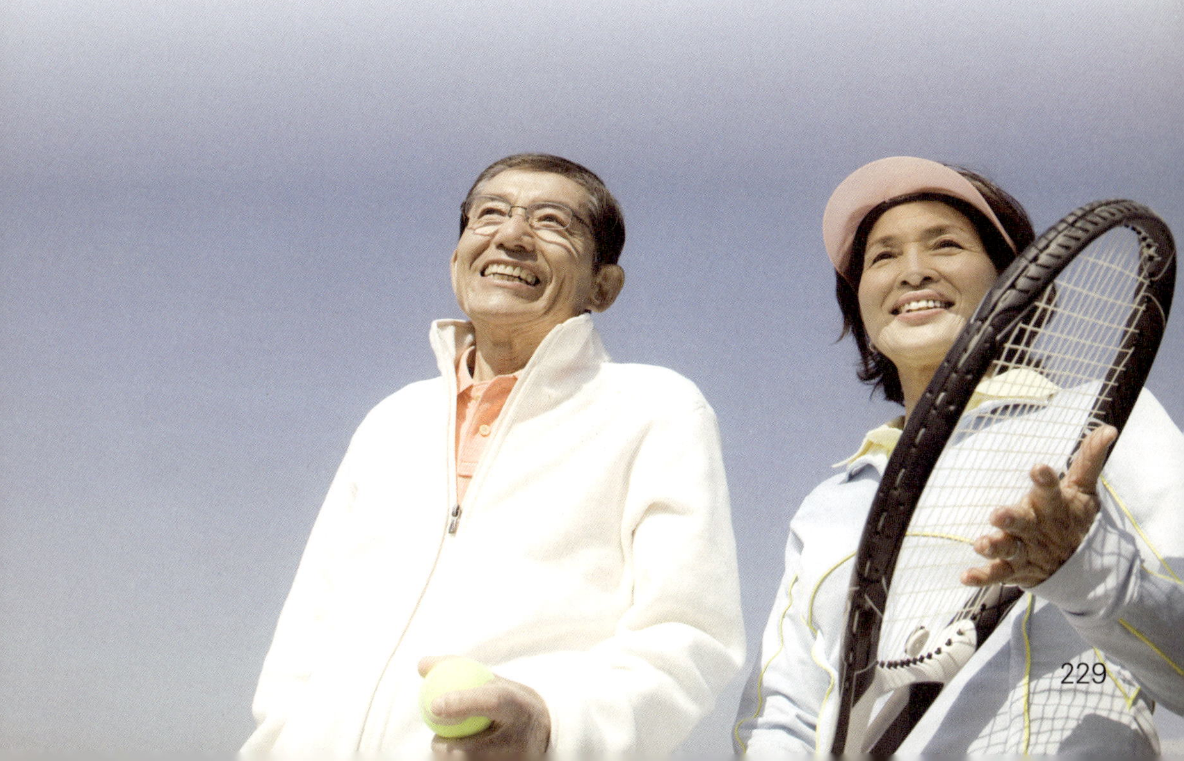

多喝水

每日应该喝水 2 000~3 000 毫升，每天尿量保持在 2 000 毫升以上，促进尿酸排出。可选择苏打水等碱性饮料，促进肾脏对尿酸的排泄。

少用强烈刺激的调味品或香料

采用降低嘌呤的烹饪方式

嘌呤为水溶性物质，在高温下更易溶于水，在日常生活中选择适宜的烹饪去除嘌呤以及与尿酸升高有关的植酸，对预防痛风和高尿酸血症也有一定的意义。

（1）合理烹调。

鱼肉类：可先用沸水氽过后再烹饪。

肉汤：应尽量少喝或不喝肉汤。

蔬菜：在加工菠菜、竹笋等植酸含量高的食物时先焯水漂洗后再加工，去除植酸。

（2）多选择微波炉、不粘锅和烤箱等可以进行低油和无油烹调的厨具。痛风患者在饮食方面必须控制每日所需的能量，均衡各种营养成分的摄取。使用微波炉或不粘锅可避免因使用油而造成的热量过多，同时也减少了维生素的丢失。烤箱既能除去多余的油，以降低能量，又能烤出香喷喷的美食。此外，烤鱼或肉时在盘底铺上铝箔纸，可吸去溶出的嘌呤和油，从而降低食物中的嘌呤含量和能量。

（3）合理使用调味品。痛风合并高血压患者因要限制盐的摄入而使菜肴清淡乏味，可通过葱、姜、蒜、胡椒、麻油等调料而使味道变得鲜美可口。

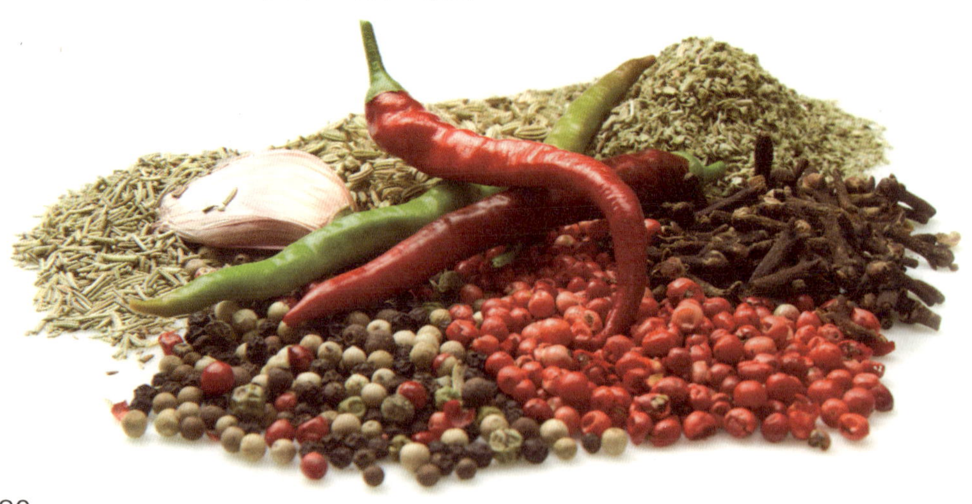

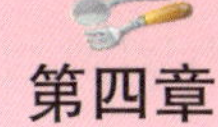

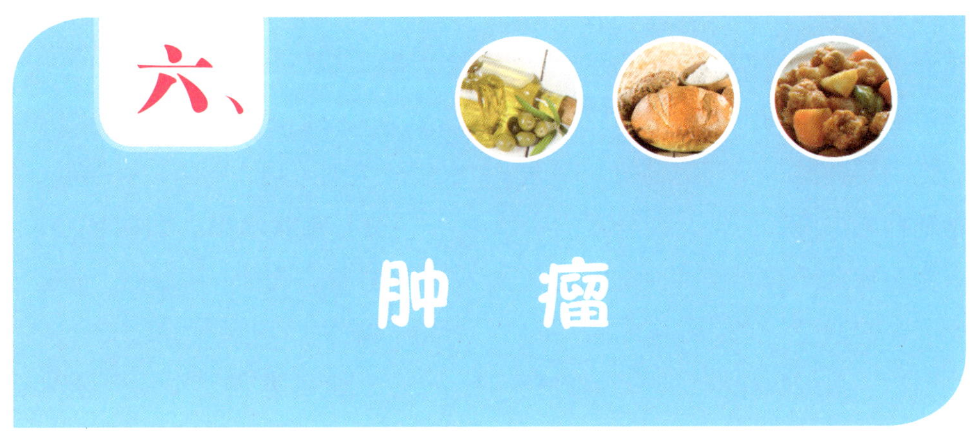

六、肿瘤

（一）发生原因

人类癌症的发生与饮食习惯密切相关。营养流行病学研究显示，大约 1/3 的癌症死亡与不良饮食习惯有关，受膳食营养因素影响较大的癌症包括食管癌、胃癌、结直肠癌、肝癌和乳腺癌等。如果进食得当，注意平衡膳食及经常摄入富含维生素、微量元素和植物化合物等防癌营养素的食物，将有利于降低人群的患癌风险。反之，如果蔬菜水果摄入不足，红肉或动物摄入过多，长期摄入发霉的食物，或有长期饮酒，高盐饮食，喜吃烟熏、烧烤、油炸、腌制、烫食等不良习惯，则会增加多种癌症的发生风险（见表 4-5）。

饮食中的保护因素

新鲜的非淀粉类蔬菜和水果及豆类、全谷类食物等已被公认为是最佳的防癌食物。世界癌症研究基金会和美国癌症研究所总结世界各国的研究成果，认为有较充分的证据表明如果经常摄入新鲜蔬菜水果、豆类、全谷类等食物，能显著降低口腔咽喉癌、食管癌、胃癌、肺癌、结直肠癌、前列腺癌、胰腺癌、乳腺癌等多种癌症的风险。研究发现这些食物具有的防癌作用主要得益于其含有的多种防癌营养素，如类胡萝卜素、维生素 C、维生素 E、叶酸、硒、纤维素及番茄红素、有

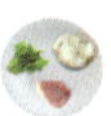

机硫化合物、白藜芦醇等。这些物质通过多种机制抑制癌症的发生，包括阻断致癌物生成，帮助受损的细胞修复，抑制癌细胞增殖，促进癌细胞凋亡等。另外，在全谷物中富含的膳食纤维能缩短食物残渣在肠道中的通过时间，并可与潜在的致癌物、次级胆汁酸、短链脂肪酸结合，促进其排出。而非淀粉类蔬菜和水果由于能量密度低，纤维素增加饱腹感，还有益于控制体重增加。常见的含有防癌营养素的食物包括下面几大类：

（1）非淀粉类蔬菜。包括茎、叶、花菜类（菠菜、油菜、西蓝花、芦笋、茼蒿、圆白菜、芹菜等）、根菜（胡萝卜、萝卜）、瓜果菜类（西红柿、茄子、鲜辣椒、南瓜等）、鲜豆类（菜豆、豌豆、豆芽）、葱蒜类（大蒜、葱、洋葱、韭菜），水生蔬菜类（藕、菱角、茭白）。

（2）新鲜水果。如柑橘类、苹果、柠檬、西柚、猕猴桃、葡萄、草莓、鲜枣、西瓜、木瓜。

（3）全谷类。燕麦、黑米、薏米、小米、小麦胚芽、玉米。

（4）豆类和坚果种子类。大豆及其制品、红豆等多种杂豆、扁豆等多种鲜豆及核桃、芝麻等坚果种籽等。

（5）菌菇类。香菇、平菇、海带、紫菜、木耳。

（6）调料及饮料类。茶、咖啡、姜黄、黑胡椒。

表 4–5 富含防癌营养素的食物及可预防的肿瘤

富含防癌营养素的食物类别	可预防的肿瘤
非淀粉类蔬菜、水果	口腔咽喉癌 / 食管癌 / 肺癌 / 胃癌 / 胰腺癌等多种癌
含膳食纤维的食物：粗杂粮、蔬菜、水果	结直肠癌 / 食管癌
葱属蔬菜：葱、姜、蒜	胃癌
大蒜	结直肠癌
含番茄红素的食物：番茄、西瓜、西柚	前列腺癌
含硒的食物及硒剂：全谷、麦芽、葵花子	同上
含叶酸的食物：菠菜、茼蒿、西红柿、豆类、橘子、木瓜	胰腺癌 / 肺癌 / 结直肠癌
牛奶及钙剂	结直肠癌

饮食中的危险因素

世界癌症研究基金会组织世界各国的权威专家，总结了近年来世界各国最新研究成果，结果发现，经常摄入某些食物很可能会增加一种或多种癌症发生的风险。这些食物包括：

（1）发霉食物。谷类、花生、玉米、豆类受潮后易发生霉变，被黄曲霉菌污染，这种菌会产生黄曲霉毒素。黄曲霉毒素是一种比较肯定的引起人类癌症的膳食致癌物，也是目前发现的最强的肝癌致癌物。

（2）烟熏、腌制加工肉类食物。为了延长保质期或让肉的颜色更加好看，烟熏、盐腌制或加入防腐剂保存的肉制品，如咸肉、火腿、香肠、腊肉等在加工过程中常常添加硝酸盐和亚硝酸盐，这两种化合物可在腌制过程中或在机体内形成N-亚硝基化合物或称亚硝胺类化合物，而N-亚硝基化合物是已知的人类致癌物。因此，癌症研究的专家建议每人每周红肉摄入量应少于500克，并注意少吃香肠、腊肉、火腿、咸鱼等加工肉。

（3）熏烤及高温煎炸类食物。明火熏烤及高温煎炸食物虽然吃起来美味可口，但肉制品等富含脂肪的食物在高温烹调过程中容易产生多环芳烃等致癌物，高温烹调土豆等淀粉类食物可产生丙烯酰胺等有毒有害物质。因此，如果喜欢吃烧烤食品，应注意避免明火炭烤，可改用可控制温度的烤箱进行焙烤，烤箱温度最好低于150～180℃；油炸食物时注意控制温度和时间，油温应低于160℃，以不冒烟为宜；油炸淀粉类食物应避免食物颜色发黄。

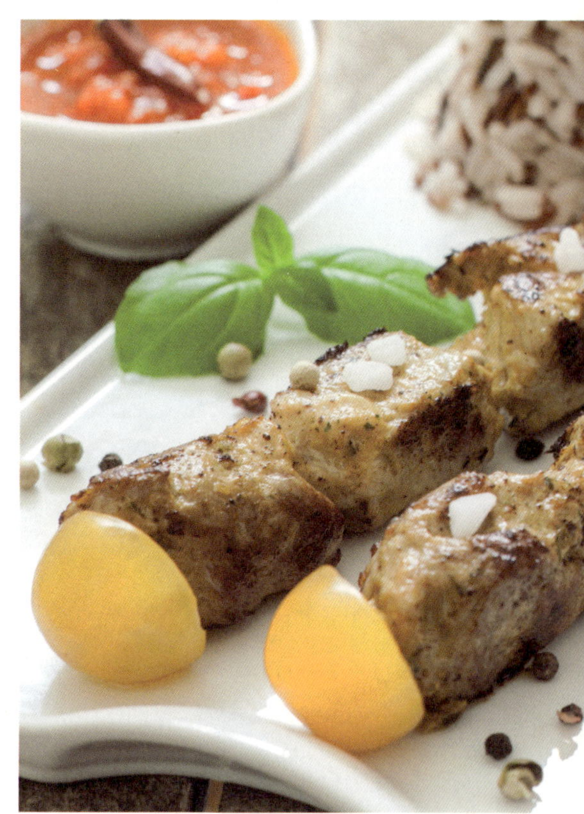

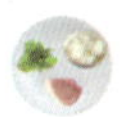

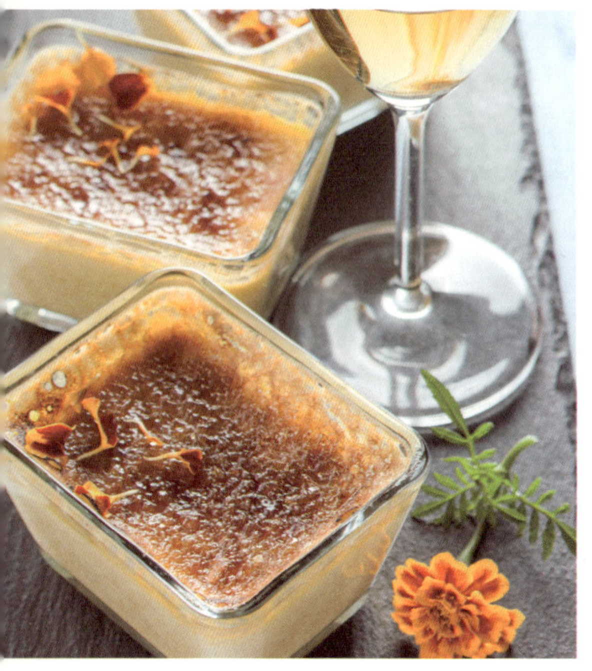

（4）添加各种人造香精色素的加工食品。国外曾用来作为人造奶油着色剂使用的奶油黄，后发现可诱发动物肝癌而禁用。近年来发现合成色素多数有害，各国都对其加以严格控制，目前在发达国家许多食品和饮料的颜色都是天然的，需要时加入果料、菜料等进行调色，而不加入人工色素。

（5）其他被环境中的化学致癌物污染的食物。除了食物中天然含有及食品加工过程中含有的致癌物，工业生产过程中产生的化学污染物和农业生产过程中使用的农药由于长期存在于环境中，并在食物链富集，也是癌症发生率升高的重要原因。例如饮水被重金属砷污染，则会增加患肺癌的风险。农业生产中常常使用杀虫剂和农药，如果儿童接触农药残留超标的食物，得白血病和中枢神经系统肿瘤的风险将增加。其他包括电容器及变压器生产过程中产生的多氯联苯，城市垃圾焚烧，含氯化学品的杂质，纸浆漂白产生的二噁英，都是人类致癌物，污染环境后可在动物的肉及脂肪中蓄积，如过多摄入此类化学物，可能会增加多种癌症的风险。

不良饮食习惯与癌症

一些不良饮食习惯，如嗜酒、喜吃烫食、口味过重等也会增加某些癌症发生的风险。不良饮食习惯包括如下几方面：

（1）挑食或偏食。挑食或偏食容易导致营养不平衡，一种或多种营养素摄入不足或过剩，造成营养不良，对机体免疫、排毒、胃肠功能造成不利影响。如果偏肉食，蔬菜水果吃得少，有可能导致维生素、微量元素、纤维素、植物化学物等防癌营养素摄入不足，导致癌症的发生风险增加。摄入过多精制碳水化合物和脂肪等产能食物，如含糖饮料、甜点心、油炸食物、畜禽动物性脂肪，以及吃快餐等高能量食物，虽然这些食物本身不一定致癌，但由于容易导致能量过剩，会增加身体脂肪含量，导致代谢紊乱，间接增加食管癌、胰腺癌、结直肠癌、乳腺癌的发生风险。

（2）长期摄入不健康食物。如经常吃烟熏、烧烤、油炸及红肉、咸肉、火腿、香肠等肉制品、剩菜、发霉的食物等，这样容易通过食物过量摄入一些有毒有害物质，如亚硝酸盐、苯并芘、黄曲霉毒素等，导致胃癌、肝癌等发病风险增加。

（3）吃得过咸。流行病调查发现，食盐摄入量大不仅增加高血压的风险，还可增加胃癌的危险性。我国对胃癌高、中、低发 10 个县调查结果表明，高发区每人每年食盐消耗量 9 千克，明显高于低发区的 4 ~ 7 千克。关于食盐和癌症的关系目前认为，食盐本身并非致癌物，但是过咸的食物容易损伤胃黏膜屏障，使得一些致癌化学物和致癌微生物如亚硝胺、幽门螺杆菌等有可乘之机，引起慢性炎症反应及癌前病变，增加胃癌的发病风险。因此，应少吃盐和盐腌食品，成人每日食盐摄入应限制在 5 克以下。

（4）喜吃烫食。食物温度过高，进食过快、食物咀嚼不细等都容易损伤口腔和食管黏膜，产生慢性炎症，久之引起基因突变、细胞癌变，最终导致食管癌、口腔癌的发生风险增加。

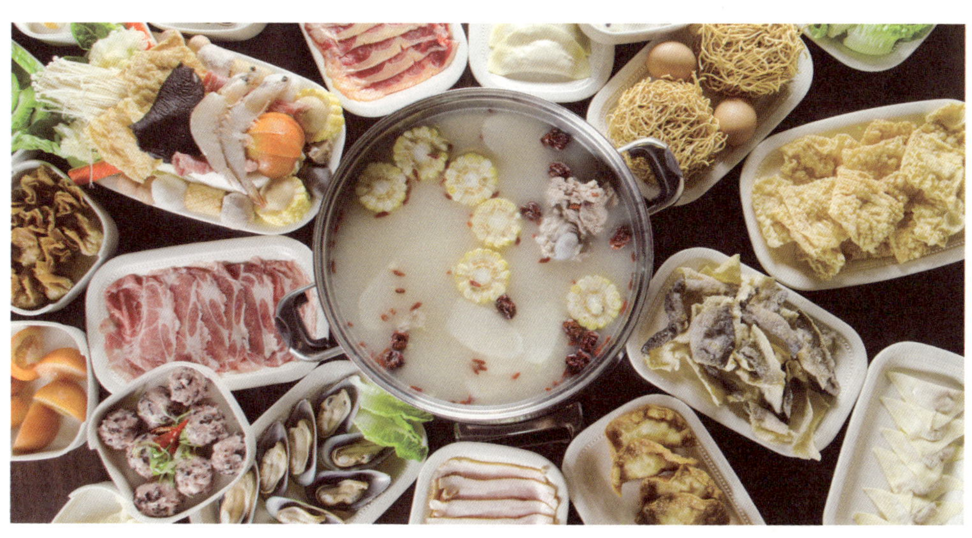

预防癌症的十项重要建议

（世界癌症研究基金会和美国癌症研究所联合发布）

★ 在体重不至于过轻的情况下，越瘦越好；

★ 每天最少运动 30 分钟；

★ 避免饮用含糖的饮品，限制进食热量密度高的食物（特别是高糖分或高脂肪的加工食物）；

★ 多吃不同种类的蔬果、谷物或豆类食物；

★ 减少进食红肉（如牛肉、猪肉、羊肉），以及避免食用加工肉类；

★ 如要喝酒精类饮品，男士一天不要多于两杯；而女士则以一杯为限；

★ 限制食用高盐分的食物或经盐（腌渍）加工的食物；

★ 不要使用营养补充剂来预防癌症。

对特别人士的建议

★ 最理想的是以纯母乳喂哺婴儿至 6 个月大，然后加添其他饮品和食物；

★ 在治疗结束后，癌症幸存者严格按照医嘱进行康复护理。

（二）肿瘤患者的膳食指导

恶性肿瘤生长过程所需要的能量和营养物质要比机体正常组织所消耗得更多。食物营养的摄入减少和吸收减少，以及癌症所带来的能量消耗增加是癌症患者营养不良的主要原因。此外，治疗的不良反应也会引起营养障碍。科学选择食物，保障营养有利于增强患者的免疫能力、提高肿瘤患者对各种治疗的耐受性，减轻其毒副反应，加强抗击癌症的能力。

对那些尚能进食的肿瘤患者，要根据身体情况、营养状况、食物本身及生活习惯等因素，因病而异、因人而异、因季而异、因治疗方法而异地选择食物，配制膳食，特别应注意如下方面：

❶ 以高热量、高蛋白、高维生素、高纤维、低脂肪饮食作为食物选择、膳食配制的原则。

❷ 要少食多餐，可减少胃肠道的负担并有利于吸收。

❸ 应供给充足的能量和易于消化吸收的蛋白质食物，增加机体抗癌能力，如鲜鱼、肉、牛奶、禽蛋、豆制品等。

❹ 多食富含维生素 A 和维生素 C 的新鲜蔬菜和水果。

❺ 要经常更换食物的花色品种，适当增加调味品，用食物的色香味诱导患者进食，以增加机体的抵抗力。

❻ 对于胃部和食管炎症性溃疡的患者，有不同程度的进食困难，应避免过热、过酸、过冷的食物和酸、咸、辛辣的食物，必要时使用吸管能避开溃疡，增加摄入。

❼ 对张口或吞咽困难时，应选择软食。可将食物剁碎、煮烂，打成匀浆膳、果泥或果汁，必要时可进食半流质饮食。

❽ 腹泻者在服用止泻剂的同时，应进食高蛋白膳食和某些水溶性纤维素。应注意液体的摄入量及多吃富含钾的食物。

❾ 忌食腌制品或高度精加工食品；忌食霉变的食物；忌食刺激性食物及烟酒。

❿ 化疗患者在用药间歇期应加强营养，只有加强营养，配合有效的治疗，才能达到最好的治疗效果。

⓫ 在医师指导下，利用已被证明具有抗癌作用的中药材，合理配制药膳。研究发现，许多食物在预防和

控制癌症的发生、发展方面都有着积极的作用，应该在日常生活中有意识地多选择下列食物：

粮食类：玉米、大豆、绿豆、红薯、薏米等。

蔬菜类：大白菜、白萝卜、胡萝卜、茄子、青椒、西红柿、洋葱、芦笋、竹笋、大蒜、生姜、大葱、韭菜、卷心菜、菜花、菠菜、香菜、芹菜、荠菜、苋菜、芋头、山药、刀豆、扁豆等。

瓜果类：黄瓜、苦瓜、冬瓜、南瓜、西瓜、苹果、香蕉、刺梨、桃、核桃、山楂、大枣、杏子、猕猴桃、无花果、柑橘、沙棘、菠萝、草莓、莲子等。

水产类：海带、紫菜、海藻、海参、牡蛎、鲨鱼、泥鳅、乌龟等。

干菇类：银耳、黑木耳、香菇、平菇、猴头菇等。

其他：茶叶、杏仁、荸荠、乌梅、百合、银耳等。

（三）放化疗患者营养支持

放化疗是肿瘤治疗的重要手段，目的在于消灭可能残存在体内的肿瘤细胞，但同时也会伤及健康的组织和细胞，使机体出现一系列不良反应，食欲不振、恶心呕吐是十分常见，容易导致营养不良，免疫力下降。因此，在放疗前和治疗中应注意补充营养。

放化疗前的营养调理

进行放化疗前先调整膳食营养，增加营养贮备，使营养达到较好的状态。为增加机体抵抗力，尽量提供富含蛋白质、维生素、矿物质的食物，肉禽蛋奶是优质蛋白的主要来源，千万不可轻信“放化疗病人不能吃肉”和“饿死癌症”的谎言。高蛋白、高维生素、高脂肪、低糖膳食适合作为放化疗前的营养强化饮食，必要时可适当添加特殊医学用途食品，补充要素膳或大分子整蛋白的营养制剂。

放化疗中的营养调理

放化疗中常有食欲不振、恶心、呕吐等不良反应。蛋白质、脂肪和碳水化合物应分别占总能量12% ~ 15%、25% ~ 35% 和 50% 左右；其中动物和豆类蛋白占蛋白总量的 30% ~ 50%。治疗期间膳食应根据患者的喜好来安排，不必过多限制，可用少量多餐，供给营养丰富的食物。呕吐严重时可以减少液体食物，给予体积小的固体食物，如馒头、面包、发糕等。

放疗可引起食管黏膜充血水肿、吞咽困难，应根据患者吞咽情况，配以清淡、少油的流质和半流质，如牛奶鸡蛋花、藕粉冲鸡蛋、碎烂面条等。充分利用家用食品加工机将汤、肉、菜、主食加工烹细软、易吞咽、易消化吸收的食糜和糊状食物，蔬菜水果可榨汁。必要时可服用要素膳或大分子整蛋白的营养制剂。

治疗间歇期营养调理

通常情况下放化疗都会分成几个疗程，在治疗间歇是加强营养的重要时机。根据患者具体情况，选用合理平衡膳食，制定合理的能量供给量。药膳和食疗是我们的民族瑰宝，适当使用具有增强免疫力、抗氧化功能的药食同源食品进行食疗可以达到既增强免疫力，有改善营养的作用。多食有抗肿瘤作用食物如新鲜蔬菜、水果、奶类、大豆制品及蘑菇、银耳、黑木耳等。国家卫生计生委（原卫生部）公布的既是食品又是药品的物品名单和可用于保健食品的物品名单这些原料中，很多具有增强免疫功能的作用，可在医生或营养师的指导下使用。

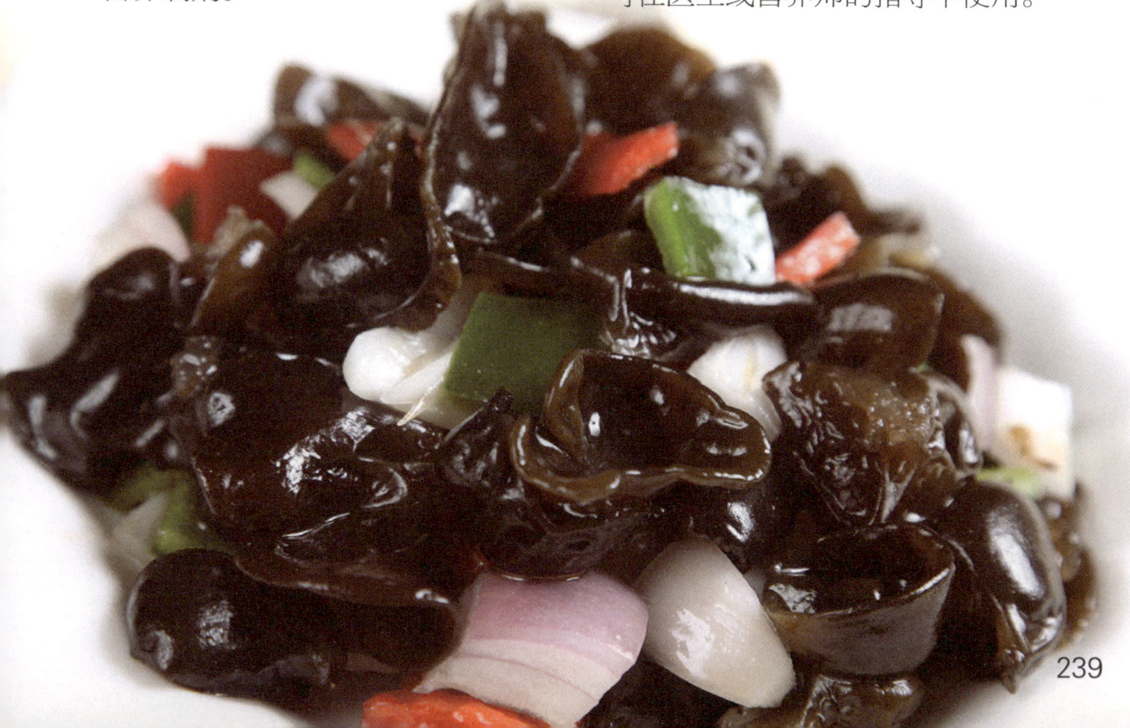

原卫生部公布的既是食品又是药品的物品名单

（按笔画顺序排列）

丁香、八角茴香、刀豆、小茴香、小蓟、山药、山楂、马齿苋、乌梢蛇、乌梅、木瓜、火麻仁、代代花、玉竹、甘草、白芷、白果、白扁豆、白扁豆花、龙眼肉（桂圆）、决明子、百合、肉豆蔻、肉桂、余甘子、佛手、杏仁（甜、苦）、沙棘、牡蛎、芡实、花椒、赤小豆、阿胶、鸡内金、麦芽、昆布、枣（大枣、酸枣、黑枣）、罗汉果、郁李仁、金银花、青果、鱼腥草、姜（生姜、干姜）、枸杞子、栀子、砂仁、胖大海、茯苓、香橼、香薷、桃仁、桑叶、桑葚、橘红、桔梗、益智仁、荷叶、莱服子、莲子、高良姜、淡竹叶、淡豆豉、菊花、菊苣、黄芥子、黄精、紫苏、紫苏籽、葛根、黑芝麻、黑胡椒、槐米、槐花、蒲公英、蜂蜜、榧子、酸枣仁、鲜白茅根、鲜芦根、蝮蛇、橘皮、薄荷、薏苡仁、薤白、覆盆子、藿香。

原卫生部公布的可用于保健食品的物品名单

（按笔画顺序排列）

人参、人参叶、人参果、三七、土茯苓、大蓟、女贞子、山茱萸、川牛膝、川贝母、川芎、马鹿胎、马鹿茸、马鹿骨、丹参、五加皮、五味子、升麻、天门冬、天麻、太子参、巴戟天、木香、木贼、牛蒡子、牛蒡根、车前子、车前草、北沙参、平贝母、玄参、生地黄、生何首乌、白及、白术、白芍、白豆蔻、石决明、石斛、地骨皮、当归、竹茹、红花、红景天、西洋参、吴茱萸、怀牛膝、杜仲、杜仲叶、沙苑子、牡丹皮、芦荟、苍术、补骨脂、诃子、赤芍、远志、麦门冬、龟甲、佩兰、侧柏叶、制大黄、制何首乌、刺五加、刺玫果、泽兰、泽泻、玫瑰花、玫瑰茄、知母、罗布麻、苦丁茶、金荞麦、金樱子、青皮、厚朴、厚朴花、姜黄、枳壳、枳实、柏子仁、珍珠、绞股蓝、胡芦巴、茜草、荜茇、韭菜子、首乌藤、香附、骨碎补、党参、桑白皮、桑枝、浙贝母、益母草、积雪草、淫羊藿、菟丝子、野菊花、银杏叶、黄芪、湖北贝母、番泻叶、蛤蚧、越橘、槐实、蒲黄、蒺藜、蜂胶、酸角、墨旱莲、熟大黄、熟地黄、鳖甲。

七、消化系统常见病

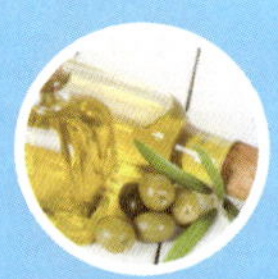
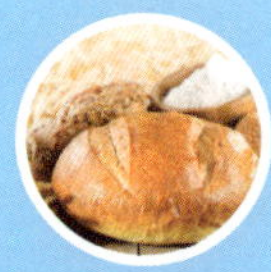
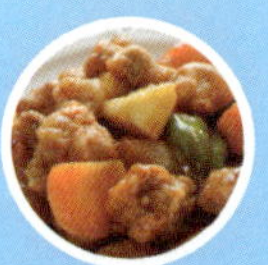

消化道功能与营养物质的吸收利用密切相关。对于常见消化系统疾病更应注意营养支持和治疗。

（一）肝炎患者的营养支持

为肝脏供给充足的营养，保护肝细胞，能增强其再生能力，刺激胆汁分泌，加速废物排出，增强机体抵抗力，肝功能恢复，防止病情加重。因此，病毒性肝炎患者的营养非常重要，应从如下方面进行饮食调养：

❶ 采用适量能量饮食，成人每日能量宜 2 000 千卡左右。若有发热等情况时可供给能量 2 400 千卡左右。肥胖者应根据具体情况适当限制能量、控制饮食，避免影响肝功能的恢复及脂肪肝的发生。

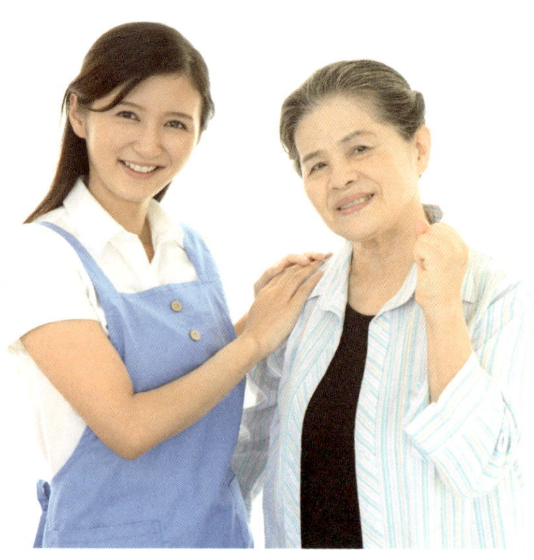

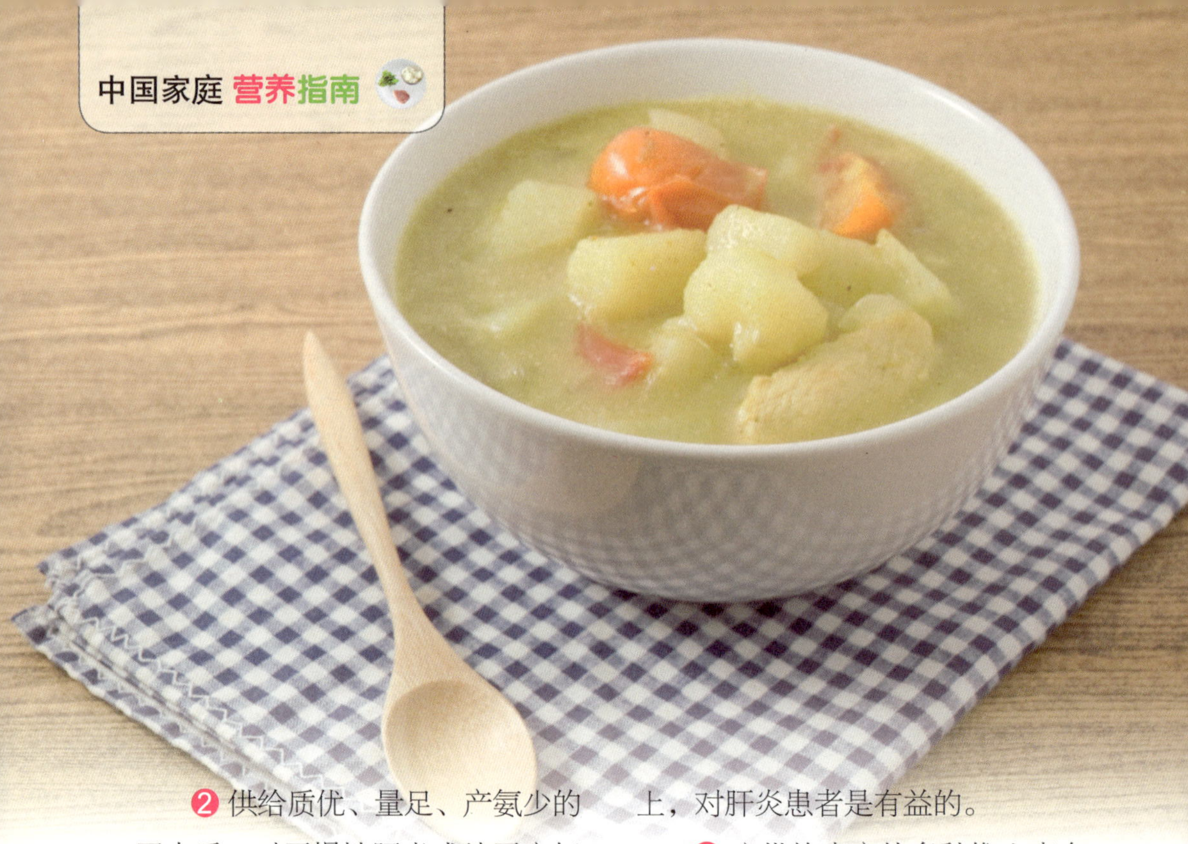

❷ 供给质优、量足、产氨少的蛋白质。对于慢性肝炎或处于康复期的患者，食物要易于消化、量少质精，动植物性蛋白质可以混用，充分发挥其互补作用，力求减少一些氨的来源，每日供给 80 ~ 100 克蛋白质。

❸ 脂肪不必过分限制。全日脂肪供给量一般不超过 60 克，或占全日总能量的 25% 左右为宜。对伴有脂肪肝或高脂血症者则应限制脂肪。

❹ 碳水化合物要适量。全天碳水化合物总量为 300 ~ 400 克。最好由主食及副食品中所含天然糖类来供给，尤其蜂蜜中 40% 是果糖，转化为糖原量比葡萄糖多一倍以上，对肝炎患者是有益的。

❺ 应供给丰富的多种维生素食物，必要时可用维生素制剂补充，尤其是维生素 K。

❻ 要合理加工烹调，提高食物的色香味形，促进患者食欲，并使之易于消化吸收。一天总盐量不应超过 5 克。

❼ 少量多餐每日可进食 4 ~ 5 餐。

❽ 宜选择清淡、易消化的半流质食物或软饭，食用减少胀气的食物。烹调方法宜多用蒸、煮、氽、烧、烩、焖、炖、卤等。忌用油煎炸食品、过于油腻的食物及有强烈刺激性的调味品如辣椒、胡椒等，禁止饮酒。

（二）慢性胃炎的营养支持

对慢性胃炎的治疗首先应去除病因，对 HP 感染（幽门螺旋杆菌感染）的慢性胃炎应给予灭菌治疗，因为活动性慢性胃炎 95% 有 HP 感染。

慢性胃炎营养治疗的基本目的是消除致病因素，停用或减少对胃黏膜有化学性及物理性刺激的食物，并根据不同的病程和症状，提供适宜的能量和营养素，维持合理的营养状况，促使病体康复。

❶ 能量及蛋白质摄入应充足。能量供给以达到并维持理想体重为宜，一般的，若患者体重处于合理范围，可给予 30 千卡 /（千克·天），蛋白质以 10 ~ 12 克 /（千克·天）为宜。

❷ 对贫血、营养不良者，蛋白质、维生素及铁等微量元素应充足，还应特别注意可能出现的维生素 B_{12} 缺乏。维生素 B_{12} 的吸收需要胃黏膜壁细胞分泌的内因子参与。慢性萎缩性胃炎如伴随恶性贫血时，由于内因子分泌极微，或体内产生内因子抗体，均能阻碍维生素 B_{12} 吸收而导致缺乏。维生素 B_{12} 的食物来源是肉类、贝类、鱼、禽蛋等动物性食品，肝脏含量丰富。

❸ 应选择清淡、少油、无或极少刺激性易消化食物。

❹ 禁用或慎用肥肉、奶油、油炸 / 煎食物、辣椒、洋葱、咖喱、胡椒粉、芥末、浓茶、浓咖啡等食物和调味品。对胃酸分泌过多者，禁用浓肉汤。

❺ 禁烟禁酒。

❻ 少量多餐。

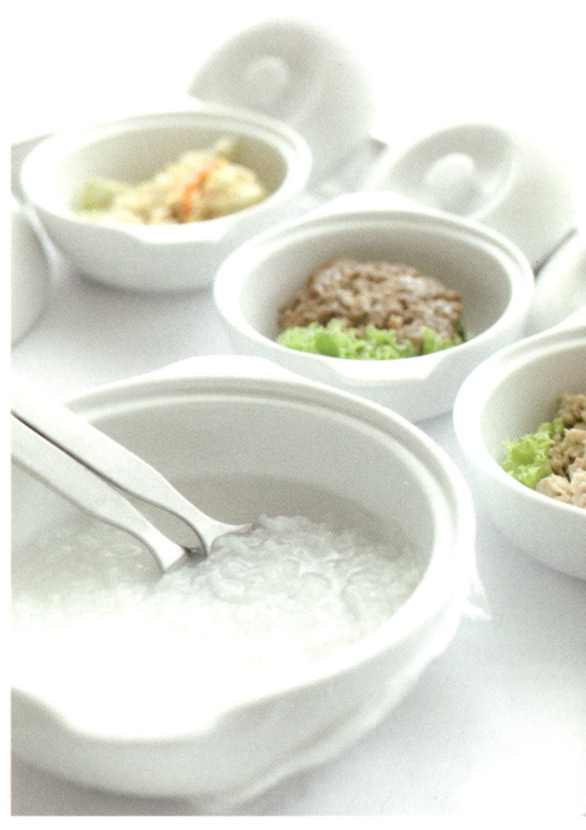

（三）消化性溃疡的营养支持

消化性溃疡主要部位在胃和十二指肠，酸性胃液对黏膜的消化作用是消化性溃疡形成的基本因素。任何年龄均可发病，以20～50岁为多见。男女比例为（2～4）：1。

消化性溃疡营养治疗的目的是减少饮食对胃酸分泌的刺激，使胃和十二指肠得到充分的休息，促进溃疡面愈合，缓解疼痛等症状，避免或减少各类并发症，纠正贫血和蛋白质能量营养不良，并注意降低复发率。

不同阶段的营养供给

（1）阶段Ⅰ（急性发作出血期）。

★ 禁食。

★ 采用肠外营养补充适宜的热量和营养素。

（2）阶段Ⅱ（出血已停止）。

★ 冷流食：每2～3小时给予100～150毫升。

★ 食物选择：冷豆浆、冷蛋羹、冷酸奶、冷藕粉等。

（3）阶段Ⅲ（病情较为平稳）。

★ 流食：每日6餐，每次200

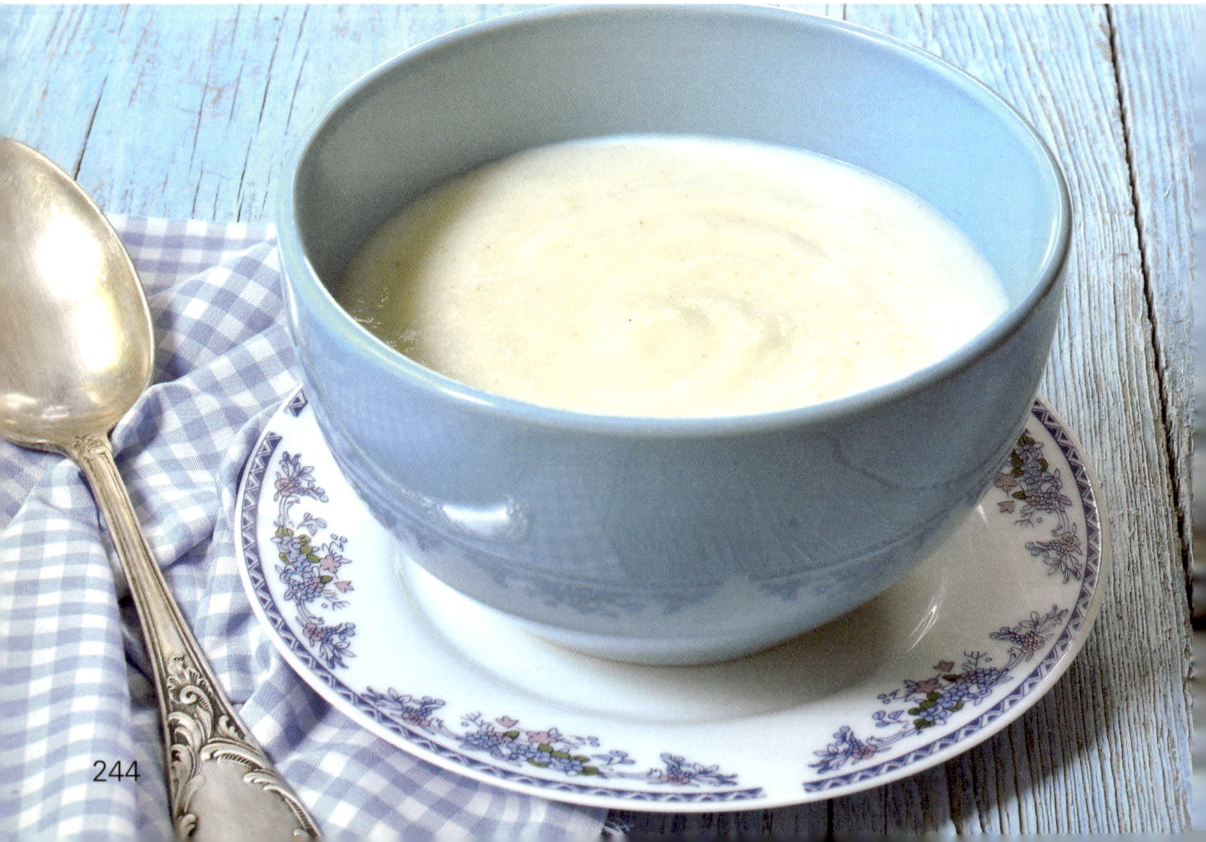

毫升；或根据具体情况加用整蛋白型或短肽型肠内营养制剂口服或管饲。

★ 少渣半流食：每日 5 餐。

★ 少渣软饭：每日 3 ～ 4 餐。

★ 少量进食牛奶及其制品可中和酸，缓解疼痛。

可于饭后 1 ～ 3 小时和睡前服抗酸药物。注意避免使用大量阿司匹林、非甾体消炎药及其他有损胃黏膜的药物。目前治疗消化性溃疡的 H_2 受体拮抗剂西咪替丁可引起腹泻，降低血清维生素 B_{12} 水平，减低维生素 D 的代谢。雷尼替丁可能引起恶心、便秘，降低维生素 B_{12} 水平，增加尿蛋白的排出。抗酸剂氢氧化铝可减少维生素及磷的吸收，碳酸钙会减少铁的吸收，如作为钙补充剂，用较低的剂量即有助于增加黏膜的自卫能力。

禁用食物

❶ 粗粮：糙米、高粱米、玉米、小米等；

❷ 杂豆类；

❸ 多纤维或易产气蔬菜类：芹菜、韭菜、生萝卜、芥蓝、竹笋、洋葱等；

❹ 水果：菠萝、草莓、山楂等；

❺ 各类油炸食品；

❻ 有刺激性的调味品：辣椒、芥末、花椒、咖喱粉、大蒜等；

❼ 浓的肉汤、咖啡、浓茶、饮料；

❽ 各类酒精类制品。

（四）反流性食管炎的营养支持

反流性食管炎是因食管下段括约肌功能失调，导致胃及十二指肠内容物反流至食管而引起的食管黏膜炎症。营养治疗包括以下几个方面：

减少进食量

饱食易出现一过性下食管括约肌松弛。应细嚼慢咽，少量多餐。

减少脂肪摄入

脂肪可延缓胃排空，刺激胆囊收缩与分泌，降低下食管括约肌压力。因此，每日脂肪产热占能量比值不宜超过 25%。烹调以煮、炖、氽、烩为主，不用油煎炸。

增加蛋白质摄入

可能因为蛋白质刺激胃泌素分泌，使食管括约肌压力增加。

饮食宜少刺激性，避免引起食管括约肌压力降低

禁用肥肉、奶油、油炸食品、巧克力、咖啡、可可、鲜柠檬汁、鲜橘汁等酸性饮料、各种酒精制品等，以及浓郁的香料调味品如辣椒、咖喱、胡椒粉、蒜、薄荷等。慎用咖啡和浓茶。

肥胖使腹内压力增加，加重食物反流，故肥胖者应减轻体重

改变生活方式，注意进食体位，以减少反流

采用斜卧位，最好抬高床头10 ~ 20厘米，以减少反流。用多个枕头垫在头及上背部，使卧位成30° 。避免餐后立即卧床和睡前进食。餐后一过性下食管括约肌松弛增多，卧位反流增加。避免穿紧身衣服，避免餐后弯腰、端重物动作以免增加腹压诱发反流。

忌烟和忌酒，烟酒使食管括约肌压力下降

积极治疗咳嗽、便秘等，减少因腹压增加而诱发反流

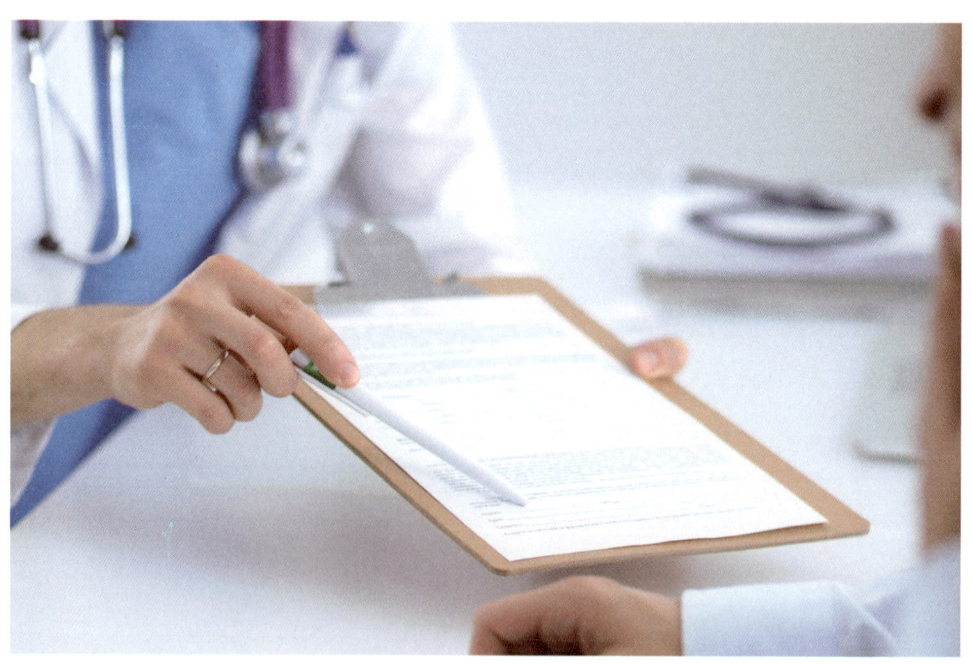

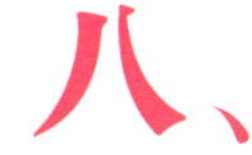
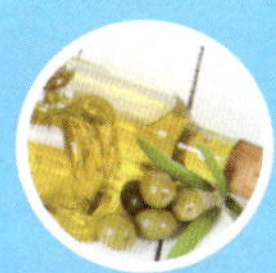
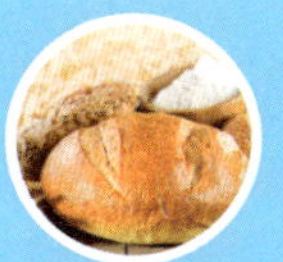
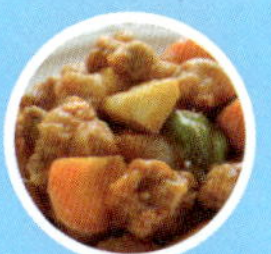

八、骨质疏松

（一）发生原因

骨质疏松症是一种以低骨量和骨组织微结构破坏为特征，导致骨质脆性增加和易于骨折的全身性骨代谢性疾病。家庭中的骨质疏松的高危人群包括：

绝经后妇女

妇女绝经后，雌激素水平下降，骨代谢发生明显变化，骨丢失加速，绝经后妇女患骨质疏松的概率远高于同年龄段的男性。绝经后的头三年骨丢失速度最快，尤其是绝经后第一年，这段时间脊椎骨的丢失速度比四肢骨快，更容易发生椎骨骨折。

65岁以上老年人

65岁以上老年人牙齿逐渐脱落，胃肠消化能力下降，对营养物质的吸收能力降低。同时，随着年龄增长，调节骨代谢的钙调节激素分泌失调，骨量以每年2%～3%速度减少。

30～50岁男性

这一年龄段喜欢高蛋白、高糖、高脂食物、嗜烟酒等不良生活习惯的男性比女性更容易患骨质疏松。研究表明，人体内体液pH一般维持在7.35～7.45，即处于弱碱性环境，当人体大量摄入高蛋白、高糖、高脂食物后，体内弱碱性环境遭受破坏，为了维持体液的酸碱平衡，机体会动用大量碱性物质来中和这些酸性物质，而骨骼中的钙质是人体内含量最多的碱性物质，久而久之骨骼中钙含量会越来越少，骨质疏松的风险随之增加。

其他人群

有骨质疏松症家族史，尤其是髋部骨折家族史的人群；饮食中钙或维生素 D 缺乏的人群；有影响骨代谢的疾病或正在服用影响骨代谢药物的人群；以及有吸烟酗酒，饮用过量浓茶、咖啡、碳酸饮料等不良嗜好的人群。

膳食营养因素影响骨质疏松的发生和发展。

蛋白质

蛋白质与骨健康存在双向关系。一方面，骨基质主要是由胶原蛋白构成，当蛋白质摄入不足时会引起蛋白质代谢不当，引起骨微结构的不利变化，进而降低骨强度；另一方面，蛋白质吸收后释放的半胱氨酸和蛋氨酸等酸性氨基酸能刺激破骨细胞的骨吸收，从而降低骨密度。另外，高蛋白饮食会加速骨骼中钙的流失。

钙与维生素 D

钙是人体内重要的、含量最多的矿物元素，其中 99%存在于骨骼和牙齿之中，用于维持人体骨骼的强度，而且与循环中可溶性钙保持动态平衡。维生素 D 对促进钙的吸收和维持钙及磷酸盐动态平衡至关重要，其缺乏或代谢异常，会降低肠道对钙的吸收。1，25- 二羟维生素 D 的合成是调节骨吸收和促进骨形成所必需的。

磷

磷是骨质中仅次于钙的第二大无机盐，与钙以一个适宜的比值构成羟基磷灰石，以维持骨骼健康。

其他维生素和矿物质

镁在正常成人体内一半存在于软组织细胞内，另一半以二价阳离子、表面结合及可交换的形式存在于骨骼中，作为维持正常细胞外镁水平的储藏库，或者作为骨基质中羟基磷灰石的重要组成部分，可在骨吸收过程中释放。锌是增加成骨

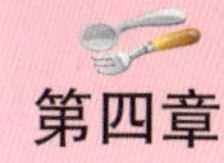

细胞的数量和骨形成的必需微量元素。Zn^{2+} 是骨中最丰富的微量元素，每克骨可高达 300 微克，锌缺乏伴随着骨重塑的不平衡。维生素 C 能促进成骨细胞生长，增加机体对钙的吸收；骨基质中胶原蛋白合成的辅助因子为维生素 C；维生素 K 是骨钙素的羧化过程所必需的辅因子。

（二）膳食指导原则

家庭防治骨质疏松应从儿童开始，在 35 岁之前达到个人的最高骨量。原则为通过补充蛋白质、钙和维生素 D 等营养物质，同时进行日光浴和运动，从而防治骨质疏松症。充足而合理的营养素摄入对维持骨骼健康十分必要，调整膳食结构和各种营养素的摄入量在一定程度上可以预防和减缓骨质疏松的发生；日晒可提高皮肤中维生素 D 含量，从而促进钙吸收；充分的负重和肌肉强化锻炼，可增强骨强度，减少跌倒风险。

蛋白质量适中

一般认为健康成年人每日摄入 1.0 克蛋白质 / 千克体重比较合适，个别老年人可达每日 1.2 ~ 1.5 克 / 千克。

科学补钙

成人每日钙摄入推荐量 800 毫克（元素钙量），绝经后妇女和老年人每日钙摄入推荐量为 1 000 毫克。含钙高的食物如奶制品、鱼类、虾蟹、豆类、坚果类等。在饮食中钙摄入不足的情况下，适时适量补充钙制剂也是改善机体内钙营养状

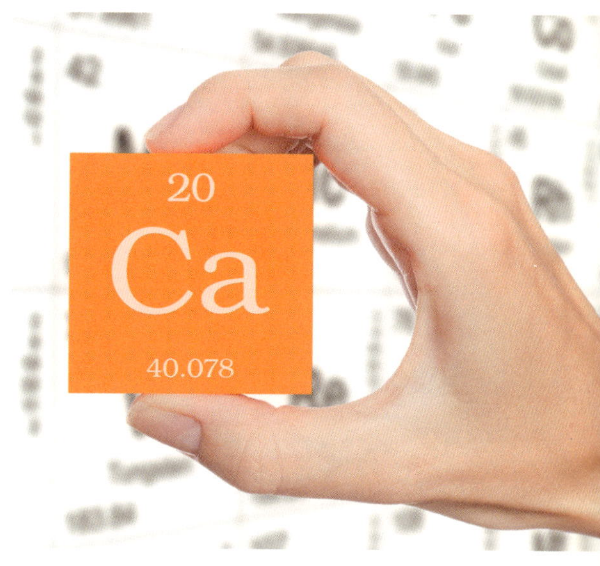

态的一种有效措施。如我国老年人平均每日从饮食中获钙约 400 毫克，故平均每日应补充的元素钙量为 500 ~ 600 毫克。

适量而平衡的无机盐

钙、磷离子的乘积 < 35 时矿化受阻，但摄入过量的磷可诱发骨质疏松症，因此应注意磷的适量摄入。同时也应注意镁、锌等微量元素的摄入。

丰富的维生素

骨的生长与代谢受多种维生素的影响，其中与维生素 D 的关系最为密切。维生素 D 的成年人推荐量为 400IU(10 微克 / 天)，老年人因缺乏日照以及摄入和吸收障碍常有维生素 D 缺乏，故推荐量为 400IU(10 微克 / 天) ~ 800IU(20 微克 / 天)。

合理烹调

含草酸较多的蔬菜避免与牛奶、豆制品一起食用，可采用水焯的方式，减少草酸；牛奶加热时温度不要过高、不要搅拌，避免磷酸钙沉淀造成损失。

避免不健康的生活方式

食盐摄入过量、吸烟、酗酒、饮用咖啡和过多饮用碳酸饮料等，均不利于预防骨质疏松，应注意避免。

经常作负重和肌肉强化锻炼，以减少跌倒和骨折的风险

负重和肌肉强化锻炼有许多健康益处，可以提高敏捷、力量、姿势和平衡，减少跌倒的风险。另外，运动可以适度的增加骨质密度。家庭各年龄层成员均需要进行终身的身体活动，既能预防骨质疏松症又有利于整体健康。负重锻炼（当脚和腿承受身体的重量时骨骼和肌肉对抗地心引力），包括散步、慢跑、太极拳、爬楼梯、跳舞和网球。肌肉力量锻炼包括负重训练和其他抗阻力锻炼。如已患骨质疏松症，肌肉力量锻炼需要经临床评估，选择适宜的运动方式。

其他

家庭中应创造良好的生活环境，保证充足的光线，地面要防滑，地毯要固定，无障碍物，避免摔倒。老年人必要时使用扶梯和手杖。

九、

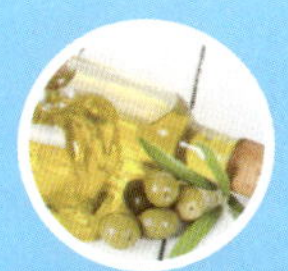
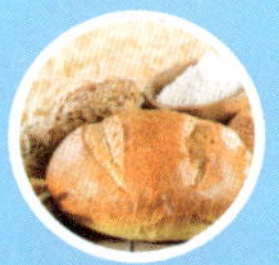
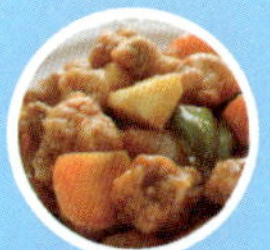

肌肉减少症

（一）发生原因

肌肉减少症在老年人群中比较常见，这是因为人体骨骼肌随年龄增加而不断衰减，一般50岁以后，骨骼肌量以平均1%～2%的速度逐年减少，60岁以上慢性肌肉丢失估计为30%，80岁以上约丢失50%。骨骼肌质量、肌力及功能衰减到一定程度即发生肌肉减少症。近年研究显示，肌肉减少症与骨质疏松、骨关节炎乃至多种慢性病的发生发展密切相关。

大量研究显示，经常性抗阻力运动和摄入优质蛋白质是防治肌肉减少症的两项重要措施。老年人膳食蛋白质摄入量增至10～13克/（千克体重·天）有助于维持氮平衡，降低蛋白质合成能力的下降。膳食蛋白质质量对肌肉蛋白质的合成更加重要，其中有两个关键因素：❶膳食蛋白质必需氨基酸含量，特别是亮氨酸含量；❷膳食蛋白质的消化率和利用率。

研究显示，乳制品、牛肉等富含亮氨酸的食物可促进蛋白质合成，抑制蛋白质分解。特别是乳清蛋白对减缓老年人骨骼肌丢失，防治老年肌肉减少症有较好的作用。除此之外，近年来发现维生素D和脂肪酸等膳食因素也与肌肉减少症的发生有关。

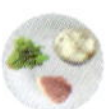

（二）膳食指导原则

（1）调整饮食，注意膳食平衡，三餐合理。

（2）多吃富含优质蛋白质的食物，在可根据肾功能状况调节每日蛋白摄入量。

除必要的鱼、肉、蛋、豆类外，每天要摄入一定量的乳类食物，如每天喝 250 ~ 500 毫升牛奶。因为牛奶所含优质蛋白质，具有维持人体瘦体重的作用，而且还含有丰富的易被人体吸收的钙，是预防肌肉减少症最理想的食物。如果通过膳食可以满足需要量，则无须额外补充蛋白粉。但应注意三餐分配，从营养学角度来讲，三餐平均分配蛋白质，例如全天蛋白质摄入 90 克的话，早、中、晚餐 30、30、30 的比例更容易被身体充分利用。当然，老年人每餐进食量有限，可考虑把蛋白质粉加入粥里，或以加餐时增加一杯酸奶的方式满足营养量要求。

（3）脂肪供能比为 20% ~ 35%，其脂肪来源应该是低胆固醇、低饱和脂肪的食物。

（4）碳水化合物供能比应达到 45% ~ 60%。

（5）适当补充维生素 D。

（三）食谱举例

早餐：牛奶 200 ~ 250 毫升，鸡蛋 1 个，馒头 50 克，拌豆腐丝（豆皮 40 克，洋葱 10 克），拍黄瓜（黄瓜 50 克）。

午餐：米饭（大米 100 克），清蒸鳕鱼（鳕鱼 100 克），拌菠菜粉丝（菠菜 50 克，粉丝 20 克），肉炒丝瓜（瘦猪肉 20 克，丝瓜 100 克）。

加餐：苹果 200 克。

晚餐：馒头 25 克，清蒸鸡条双冬（鸡胸脯肉 100 克），白菜炖豆腐（白菜 50 克，豆腐 50 克），炒茄丝（100 克），紫米粥（紫米 10 克，大米 15 克），蒸白薯 25 克。

全天烹调油 25 克，盐 5 克。

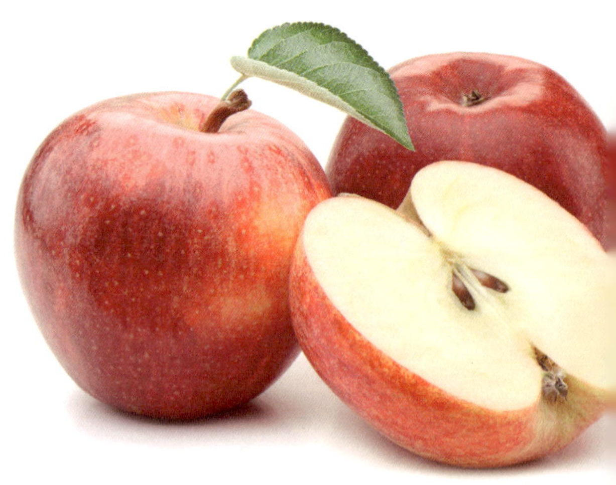

（四）运动指导原则

肌肉是运动系统重要组成，当运动量逐渐增加时就会刺激肌肉量增加，长期不运动或运动量减少会使肌肉减少。因此，预防和治疗肌肉减少症除了合理膳食外，加强运动是恢复肌肉量和肌力的重要手段。

运动能力健全者

坚持每天 1 小时以上户外活动：其中包括 15 分钟日光浴（春、秋、冬上午 9 点到下午 3 点，夏季上午 10 点以前，下午 3 点到 5 点）、30 分钟以上中等以上身体活动（快走、慢跑、跳舞、太极拳、武术、球类活动等）。

坚持中低强度重复肌肉训练：俯卧位小燕飞 15 ～ 20 组练习后部肌肉、仰卧位两头起 15~20 组练习前部肌肉、侧卧位抬腿左右各 15~20 次练习侧面肌肉、举小哑铃（上举、侧平举、前臂屈曲）各 15 ～ 20 次练习上肢及肩部肌肉。

肢体失能和半失能者

（1）站立和行走训练。对失能和半失能者维持肌肉量十分重要，可以在家人、康复者的扶助和器械支持下进行。偏瘫者在家人帮助下每天训练站立和行走，时间和距离逐渐延长，天气条件允许时在户外练习最佳，尽量维持健全机体功能。全瘫患者可在器械支持下每天练习站床（把患者固定在专用床上，45° 角时停留 5 ～ 10 分钟，待患者适应后逐渐把床摇起呈 90° ，保持 10 ～ 15 分钟），在这期间家人和护理者为患者拍胸促进排痰和进行四肢按摩，这项运动对减少长期卧床者肺部感染十分有效。

（2）肢体按摩和被动运动。对失能和半失能者患侧躯体进行按摩，手法轻柔，由远及近。对功能缺失的肢体进行被动屈曲和伸展运动，动作轻柔避免拉伤。

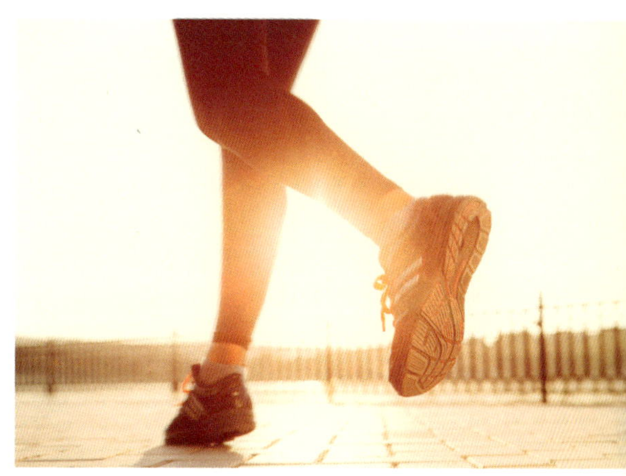

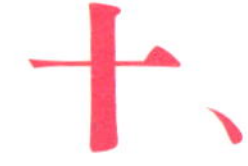

十、发热

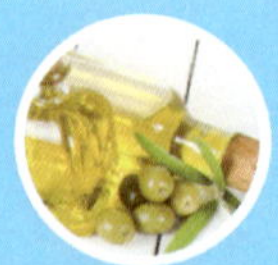

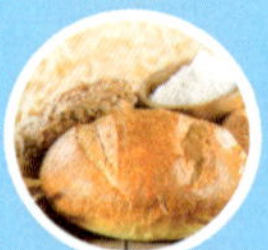

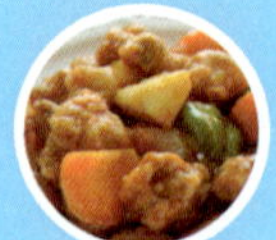

（一）发生原因

发热是指任何原因引起体温升高超过 37.5℃都称为发热。引起发热的原因包括感染、药物、肿瘤、自体免疫性疾病、内分泌疾病等。膳食营养因素（不包括食品安全问题）不是引起发热的原因，但合理的膳食对于恢复患者的体力，促进疾病康复有积极作用。

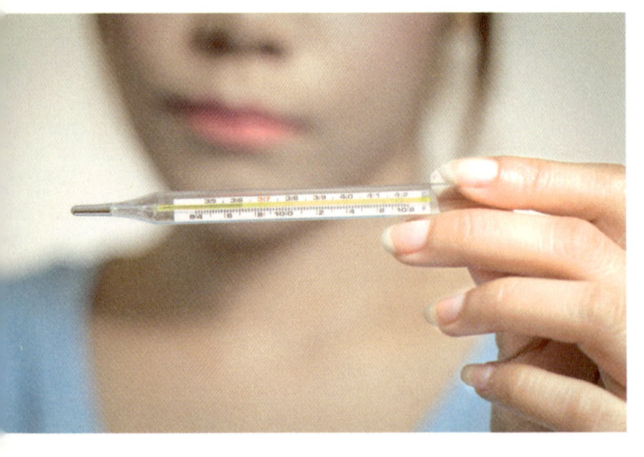

（二）膳食指导原则

特别注明：本章节所讲“发热”主要是针对感冒引起的短期发热，由其他原因引起的请遵医嘱。

发热是机体的防御反应。发热时机体处于一种高代谢状态，体温增加，心跳和呼吸加快，对营养的需求增加。

（1）能量。发热时，为了维持较高的基础代谢率，能量需求增加。

（2）蛋白质。机体在与病菌和毒素搏斗的过程中，损失大量白细胞和免疫球蛋白，同时由于机体处于应激状态，动员体内储存的蛋白质分解产生能量，蛋白质需求量增加。

（3）水。发热时由于大量出汗，加上呼吸加快，呼出的水分增加，机体对水的需要量大大增加。

（4）维生素 C。具有增强机体免疫力和抗氧化作用，发热时机体对维生素 C 的需求量增加。

（5）维生素 A。发热时，多数患者食欲缺乏、厌油，易发生维生素 A 缺乏。不恰当的饮食禁忌可以加重维生素 A 缺乏，甚至导致失明。如有些地方至今保留着儿童患麻疹时忌油、忌鸡蛋、忌肉的风俗，引起维生素 A 缺乏，造成角软化、角膜穿孔而引起失明。

（6）钾、钠。发热时大量出汗，钾和钠的丢失增加。

但发热患者在疾病期食欲不佳、胃肠功能减退，所以在调整饮食时应充分考虑到患者的口味，在不干扰治疗的前提下根据患者的喜好安排食物。注意提供清淡、易消化、蛋白质含量高、富含维生素的食物，少食多餐，补充足够的水分。发热患者康复期应适当增加蛋白质的摄入量，增加肉、蛋、鱼、奶的摄入，补充疾病期造成的亏空，恢复机体抵抗力。

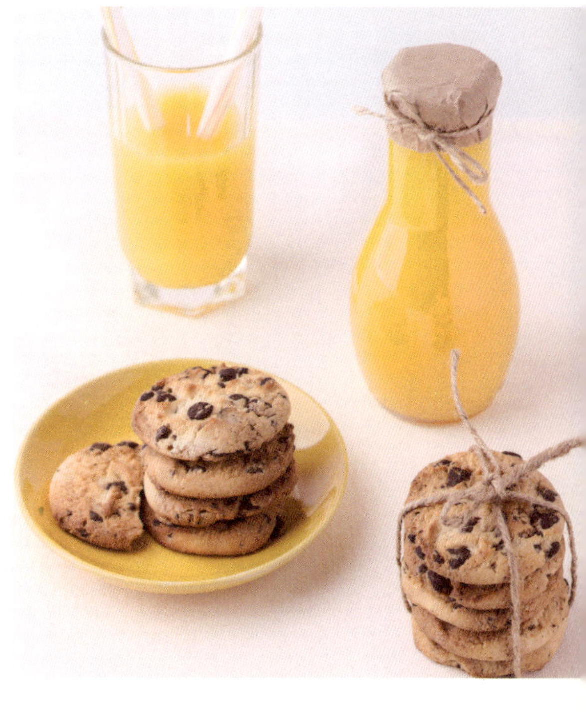

（三）食谱举例

早餐：牛奶 250 克、鸡蛋 60 克、白糖 8 克，制成蛋花。馒头片 50 克，榨菜 15 克。

加餐：橘汁 250 克，饼干 50 克。

午餐：鸡汤（鸡肉 100 克，海带 50 克，粉条 25 克，汤 500 克），米饭 100 克，素炒油菜 100 克。

加餐：桃汁 250 克，桃酥 50 克。

晚餐：酸辣面（面条 100 克，泡姜、泡辣椒、泡萝卜各 5 克，空心菜叶 50 克，香菜、葱花、酱油、醋、味精适量），咸鸭蛋 60 克。

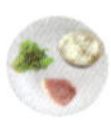

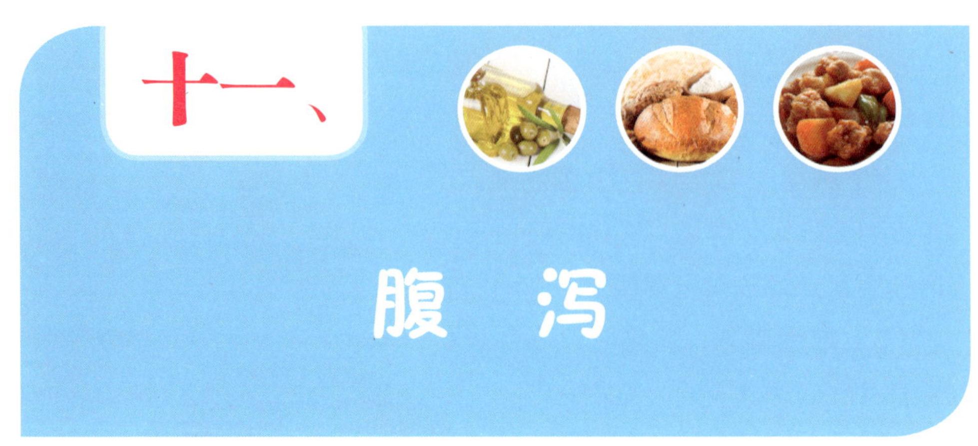

十一、腹泻

（一）发生原因

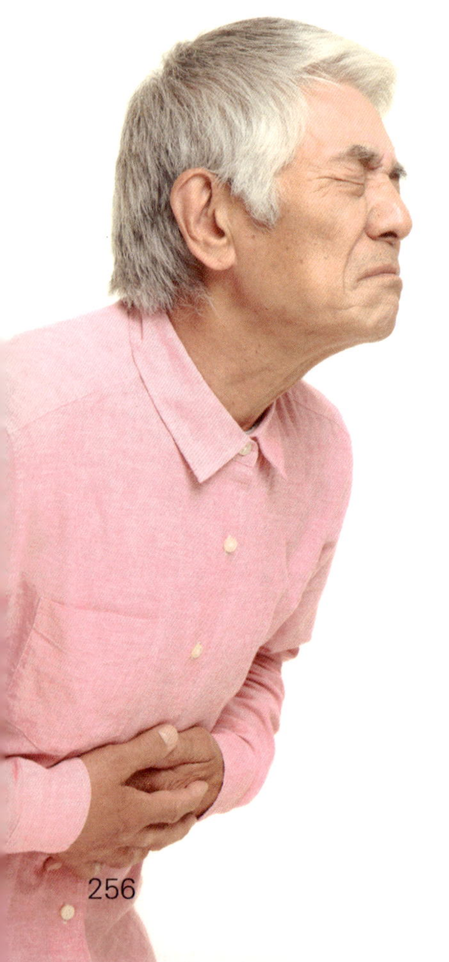

造成腹泻的原因很多。其中，很多老人胃肠功能差，经常腹泻，饮食稍有不慎或气候变化都会诱发腹泻。老年人长期腹泻首先要检查有没有严重疾病，如果经检查没有直肠、结肠肿瘤、结肠炎等器质性疾病，就可能是老年人慢性腹泻。其主要症状是排便次数增多，大便为水样便或蛋花样便，或有未消化食物，没有脓血黏液和里急后重等细菌性肠炎症状。老人慢性腹泻多半是肠功能性或器质性病变所致。腹泻可导致重症营养缺乏及水、电解质平衡失调，若膳食安排不当，会增长病期，对健康导致极大影响。因此合理安排膳食，对腹泻患者尤为重要。

（二）膳食指导原则

急性腹泻患者，应及时就医，在医生的指导下治疗。慢性腹泻患者膳食应以少油腻、少渣、高蛋白、高能量、高维生素的半流质食物为主，粗纤维较多的蔬菜和粗杂粮要适当减少。

一般情况下，老年人慢性腹泻不需要禁食，腹泻次数较多是应给予糖盐水口服补液，提供细软少油的米汤、稀粥、面条以及淡茶水、果汁等食物。这些食物既易于消化吸收，又可补充能量和维生素。慢性腹泻由于拖的时间长，易导致体内多种营养素缺乏，而使肠道处于病变之中，因此补充营养要精心配制。

腹泻加重期

膳食应以能保证营养而又不加重胃肠道病变部位的损伤为准则，一般宜选择平淡流质膳食，如浓米汤、淡果汁和面汤等。有明显腹痛、大便里有脓血和黏液、每天水泻超过 5 次时及时就医进行治疗。

口服补液

发现若眼窝凹陷、皮肤弹性下降、少尿等脱水症状时及时用糖盐水口服补液。家庭自制糖盐水配制方法为：白开水 500 毫升、蔗糖 10 克 (2 小勺)、食盐 1.75 克，或从药店购买“口服补液盐”按说明配制使用。有明显腹痛、大便里有脓血和黏液、每天腹泻超过 5 次时及时就医进行治疗。

减轻期

排便次数减少后可进食少油的肉汤、牛奶、豆浆、蛋花汤、蔬菜汁等流质膳食。之后逐渐进食平淡、少油、少渣的半流质膳食。

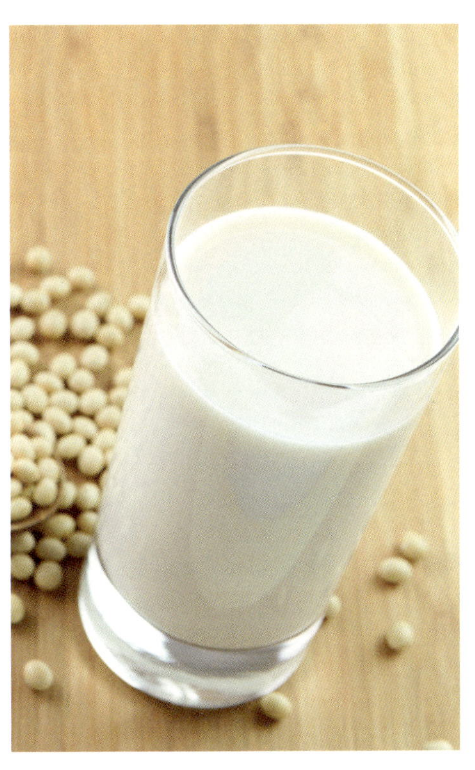

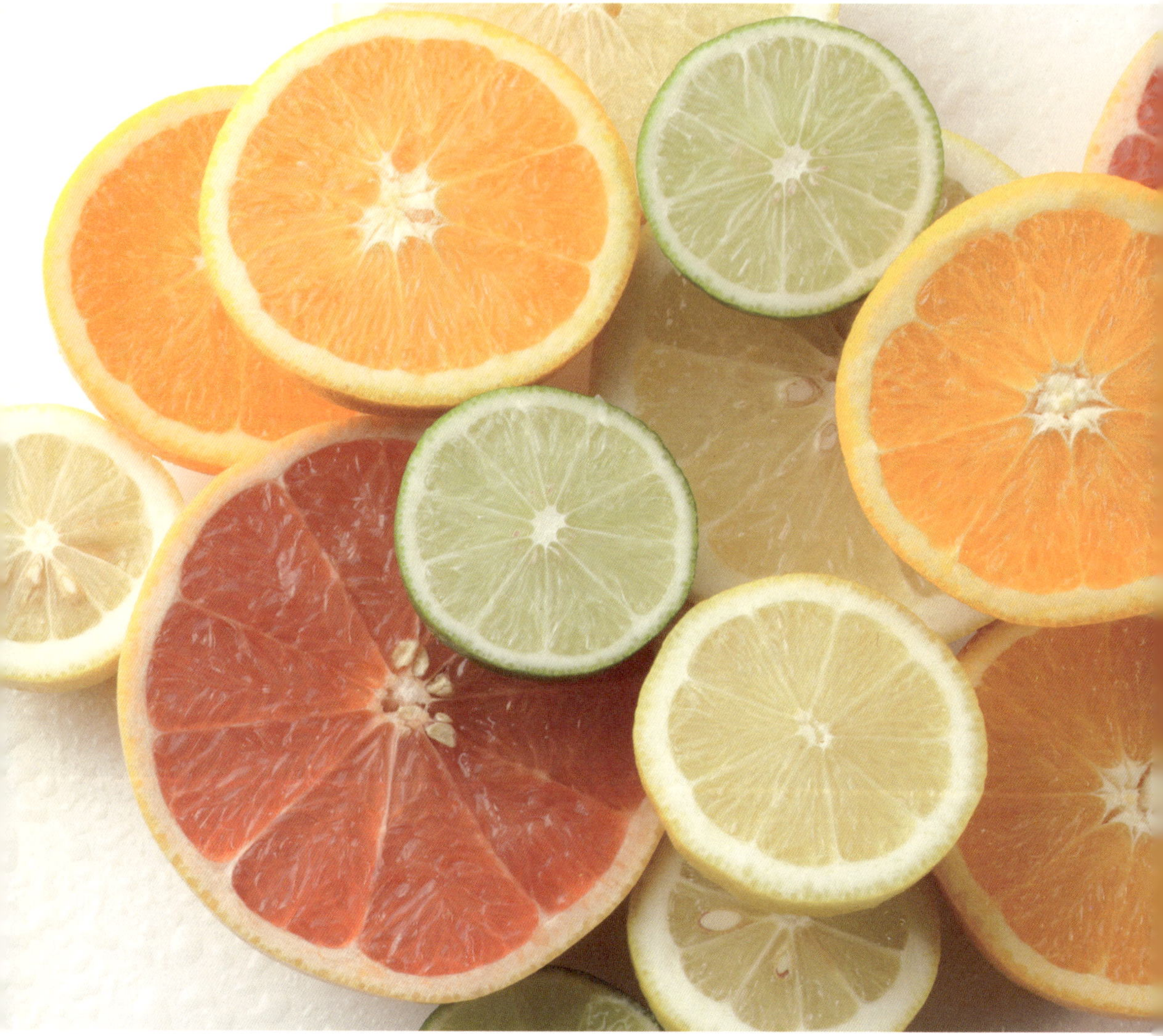

恢复期

腹泻相对停止时，食物应以细、软、烂、少渣、易消化为宜。如食欲旺盛，就少食多餐。少吃甜食，因糖类易发酵和胀气。肠道发酵作用很强时，可吃些淀粉类食物。天天都应吃些维生素C含量丰富的食物，还可饮用强化维生素C的果汁，以保证足够的维生素C供给。

慢性腹泻者应尽量不吃隔夜食物、冷食、油腻食物和过辣食物，注意有无食物过敏导致腹泻的情况，若有尽量避免进食这类食物。

第五章

家庭食育

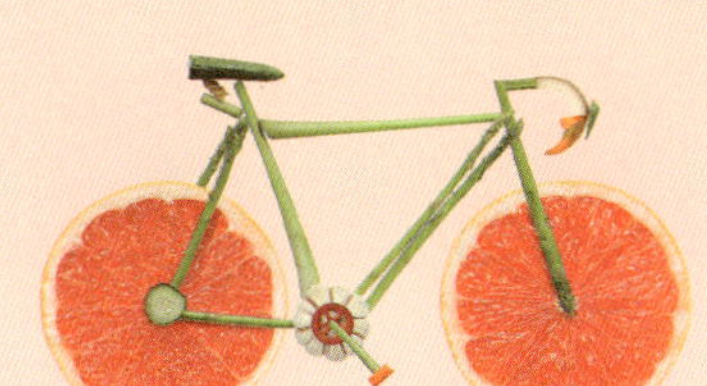

意识影响行为，行为决定健康。健康的行为取决于正确的意识，正确的意识是养成健康行为的基础。要想保持健康，就必须有正确的意识，而意识的形成与教育密不可分。

家庭食育是家庭教育的一个重要内容，其通过饮食教育及渗透到其中的德智体美劳等方面的教育，使儿童少年拥有健康的身体和心理、健全的人格以及适应社会所需的技能，使成年的家庭成员逐渐改变错误观念、形成正确的健康意识，重新建立良好的生活方式。食育是生存之本，也是教育之本，是改善家庭健康状况，提升家庭发展能力必不可少的一环。“注重家庭文化建设，促进家庭和谐幸福”，而饮食文化是家庭文化的一个主要内容。

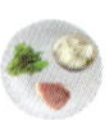

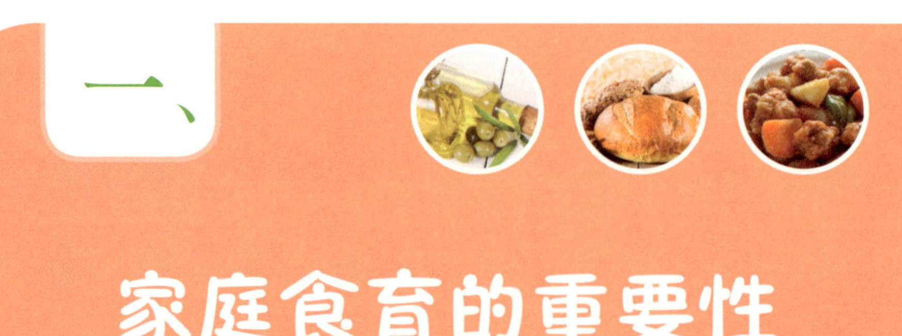

一、家庭食育的重要性

食育教给人们生存之道，是生存之本，同时是德智体美劳五育的基础。目前，家庭成员营养素养低、不健康饮食行为普遍等危害着我国家庭成员的健康，同时，饮食礼仪逐渐消失，传统的“食”文化面临危机，因此开展家庭食育迫在眉睫。

（一）食育是生存之本，教育之本

食育教给人们生存之道

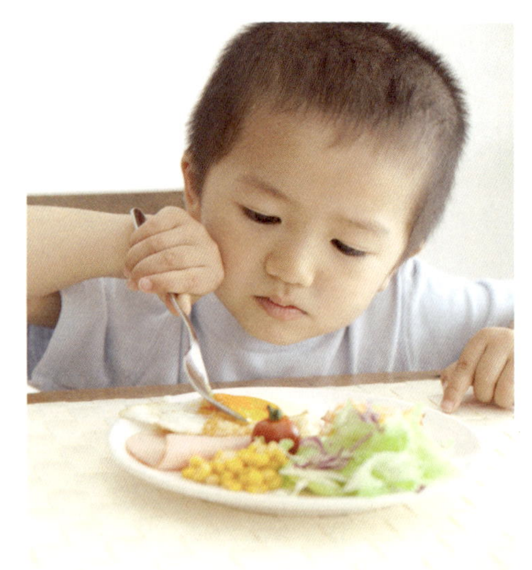

食育能使人们获得正确的膳食营养和食品安全知识，树立正确的饮食观念，培养健康的饮食行为，促进他们现时的健康；同时，对于儿童而言，儿童时期形成的饮食行为会持续到成年期，从而影响他们一生的健康。因此，食育培养了人们保持健康的能力。

另外，食育培养了人们的日常

生活能力、独立处事能力、爱的能力、保护安全的能力、理财能力等，使他能独立生活，能够照顾好自己、照顾好家人，拥有良好的家庭和人际关系，能够立足于社会。

因此，食育是生存之本。

食育是德智体美劳五育的基础

食育是教育之本，食育过程中包含着德智体美劳五育，与德智体美劳相互穿插、互相促进。这一点对于儿童青少年非常重要。

（1）德育。传授饭桌上的一些礼节，如长辈不动筷子，晚辈就不能动（尊老）；吃饭只能夹自己这边的，不能在盘子里翻来翻去等；通过食育体验，认识到家人的辛苦和爱心；通过亲自参与劳动，懂得尊重他人的劳动果实；通过认识大自然为人类提供的丰富食物，懂得感恩和爱护大自然。

（2）智育。通过做饭、备菜等学会统筹安排时间；通过购买食物学会计算；通过观察食物，了解大自然的奥秘；而像削皮、搅拌等实践操作过程，又能锻炼孩子的协调等能力，使头脑更发达。

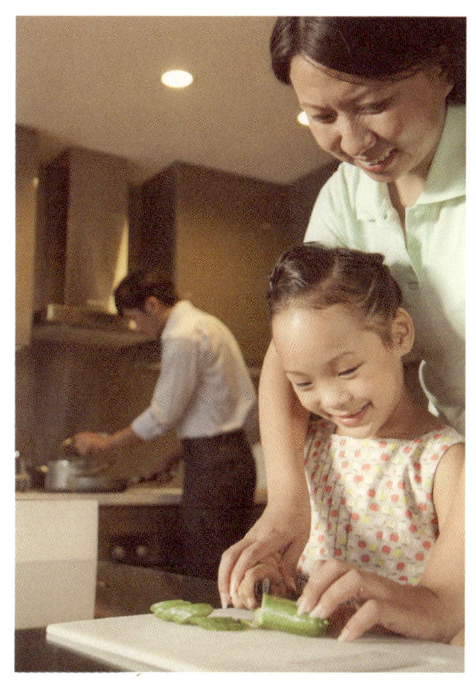

（3）体育。走入田间，让孩子体验耕种、除草/虫、采摘、收割等，既培养了他们对农作物的认识，又锻炼了身体，还能让身体接受阳光照射，促进维生素D的活化，促进骨骼健康。

（4）美育。搭配和制作食物能培养艺术想象力，而不同的食物造型和图案对于促进食欲也是很有帮助的。

（5）劳育。吃饭时，无论是山珍海味还是粗茶淡饭，都不忘“粒粒皆辛苦”的教育。让家庭每一位成员参加食物的制作，亲身体会“有付出才有收获”。

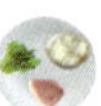

食育在我国源远流长

“食育”不是舶来品，我国自古以来就有许多关于饮食的谚语、诗句、文章，以及由饮食引申出来的为人处世的道理及饮食与国泰民安、文学艺术、人生境界的关系等。

2400多年前的《黄帝内经·素问》中“五谷为养，五果为助，五畜为益，五菜为充，……”的膳食配伍原则，与今天的膳食指南异曲同工。

孔孟食道，“惜食为贵、饱食为度、节用为尚、飨宾为礼、饕餮为耻”，教导人们应该爱惜粮食、勤俭节约、浪费可耻。

《礼记·礼运》中说：“夫礼之初，始诸饮食”，认为饮食活动中的行为规范是礼制的发端，其中的饮食礼仪对现代社会依然产生着影响。

中华饮食文化博大精深、源远流长，在世界享有很高的声誉，承载着历史、饮食文化、地域风俗、美食特产等各个方面的内涵。我们有各具特色的“八大菜系”、博大精深的“面食文化”、丰富多姿的“米食文化”、芬芳甘醇的“茶文化”，我们也是名誉全球的“大豆王国”。

（二）开展食育迫在眉睫

家庭成员营养素养低，食育投入缺位，使得家庭成员普遍存在不健康的饮食行为，导致营养相关疾病蔓延，这些都危害着我国家庭成员的健康。同时，饮食礼仪逐渐消失、“四体不勤、五谷不分”者越来越多、传统“食”文化面临危机，这些都警示着开展家庭食育的紧迫性。

人群营养素养低

从学生到家长、从儿童到成人，

我国居民的营养知识水平普遍偏低。由于营养知识缺乏，许多人选择食物仅凭个人口味或饮食习惯，对于许多健康食物因为不喜欢而拒绝，对于不健康的食物却来者不拒，爱吃什么就买什么。另外，居民多存在营养误区，对食物相克、酸碱平衡、小孩子胖点好等多种错误的知识缺乏辨别能力，偏听偏信。

公众食育缺位

（1）学校食育课程缺失。在被边缘化的健康教育课程中，内容以预防传染病、培养卫生习惯为主，营养健康教育仅作为其中的教学内容之一，更没有像许多其他国家一样开设烹饪课或者让学生参与食堂配餐等活动。而许多国家，例如日本从小学开始就有食育课程和帮厨行动，新加坡、英国、丹麦等国的小学、中学和大学将烹饪课程作为必修课程。而我国的学校食育课程明显缺位。

（2）食育队伍力量薄弱。在学校的现实教学中，承担健康教育教学任务的多是体育教师、班主任、校医、生物教师或科学教师，营养专业出身的教师少之又少，而校医的教学功底、班主任以及生物学、科学教师的营养专业素养都较低。学校食堂配有营养师的比例少之又少。

社会上的营养宣教人员专业性也有待提升。国内的专职营养师大多数在医院、疾控中心等专业医疗机构就职，因为没有相关法律支持，自己挂牌营业的屈指可数。我国绝大多数餐饮连锁机构、养老院、社区、机关、企业、部队等基本上没有专职的营养师。

不健康饮食行为普遍

不吃早餐、早餐营养不充足，吃饭追求味道、不追求营养搭配，多油多盐的重口味，常吃营养价值低的零食，边吃饭边看电视，常喝

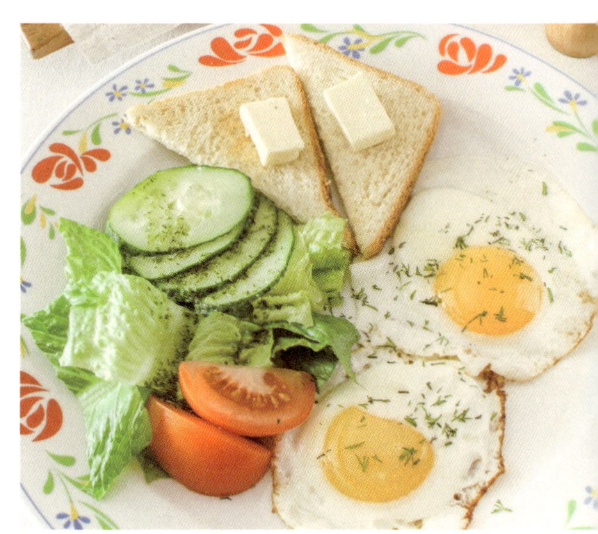

含糖饮料，常吃快餐等不健康的饮食行为普遍存在于家庭的每一个成员中。

“四体不勤、五谷不分”者越来越多

随着生活节奏加快、生活理念改变，许多年轻人不在家做饭，而从小就没有参加过农场劳动长大的一代，对食物不认识，连基本的家务劳动都不会。家庭中“四体不勤、五谷不分”的年轻人很多。

饮食礼仪逐渐消失

我国是礼仪之邦，有一整套的饮食礼仪，但随着独生子女的增多，许多家长将孩子视为掌上明珠、当成“小皇帝”来养，使孩子养成“以自我为中心”的意识。而学校的教育中饮食礼仪同样缺位。

传统饮食文化面临危机

中华饮食文化对细节的讲究细致入微，不仅对味道要求严格，对配菜的处理也十分重视，色彩、营养搭配都讲究合理。而改革开放以后，快餐由于其高度的可复制性和相对先进的经营管理模式在我国迅速流行。

《中国食物与营养发展纲要（2014~2020年）》提到：传承以植物性食物为主、动物性食物为辅的优良膳食传统，保护具有地域特色的膳食方式，创新繁荣中华饮食文化。

同时，中国人的饮食传统是以植物性食料为主：主食是五谷，辅食是蔬菜，外加少量肉食。这种传统习俗虽然受限于当时的经济条件，但现在看来却是更健康的饮食模式。但随着经济条件的改善，植物性食物为主的饮食结构正在改变，特别是在经济发达地区，动物性食物消费越来越多。

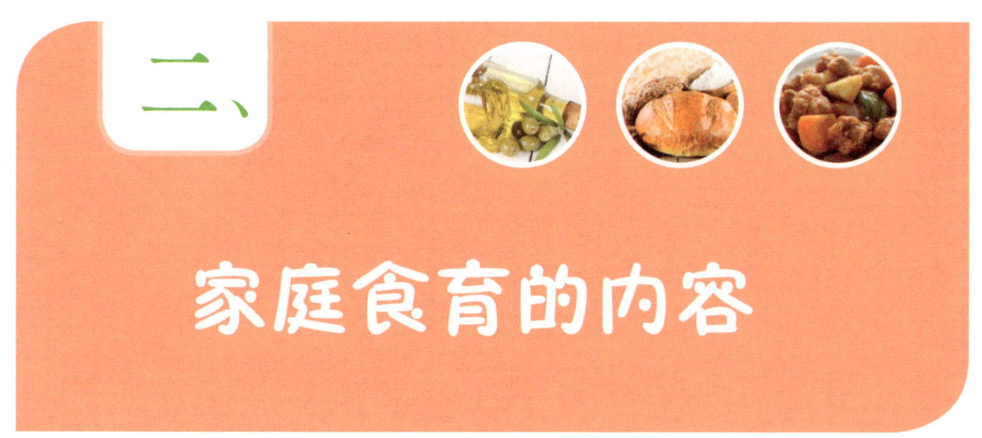

二、家庭食育的内容

食育的主体，不是幼儿园、中小学，更不是大学，食育的主体应该是家庭，因为家庭教育是“制造人格的工厂”。

家庭食育的内容不仅是饮食与健康的教育，还应该包括德智体美劳等各方面的教育。

（一）食育的内容

“食育”是指饮食教育以及通过饮食相关过程进行的各方面教育，其内容不仅包括促进人们健康的教育，还包括促进他们德智体美劳等全面发展方面的教育，培养他们保持健康的能力、日常生活能力、独立处事能力、爱的能力等。

食育包括两方面的含义：

一是饮食教育：指通过各种各样的活动来促进人们学习与食相关的知识，养成有关食的正确判断能力，使其能够实践健全的饮食生活，从而实现健康的目的。

二是通过饮食开展教育：即通过饮食相关过程进行的德智体美劳等各方面教育，从而培养健全的人格和丰富的人性。

食育的内容包括：

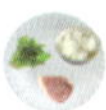

普及饮食的基本营养和安全知识，培养健康的饮食行为

对家庭成员普及饮食的来源、制作、营养价值等知识；儿童接受食育后，能将健康的饮食习惯延续终生；成人接受食育后，能逐渐改变错误的饮食观念、形成健康意识。

对家中掌握做饭大权的人，如妈妈、奶奶、姥姥等，重点进行饮食健康教育。在每个人的记忆中，最美味的饭不是山珍海味，而是妈妈做的饭菜。但实际上，最好吃的妈妈的饭，不一定是最健康的饭。

家中掌勺的人在购买食材、烹饪制作时，除了考虑家中孩子、老人的需求，潜意识里会加入自己的喜好。尤其是一些“素食妈妈”应该注意，对于家中有处于生长发育期的儿童少年的家庭来说，素食不是很好的饮食方式，在这种情况下，应该摒弃妈妈不良的饮食习惯，妈妈也应以全家人的健康为重，进行合理、健康的膳食搭配。

传承传统的饮食文化

食文化不仅表现在烹调方法、用餐方式、餐桌、餐具上，更无形地支配着人们的食物结构，深刻地

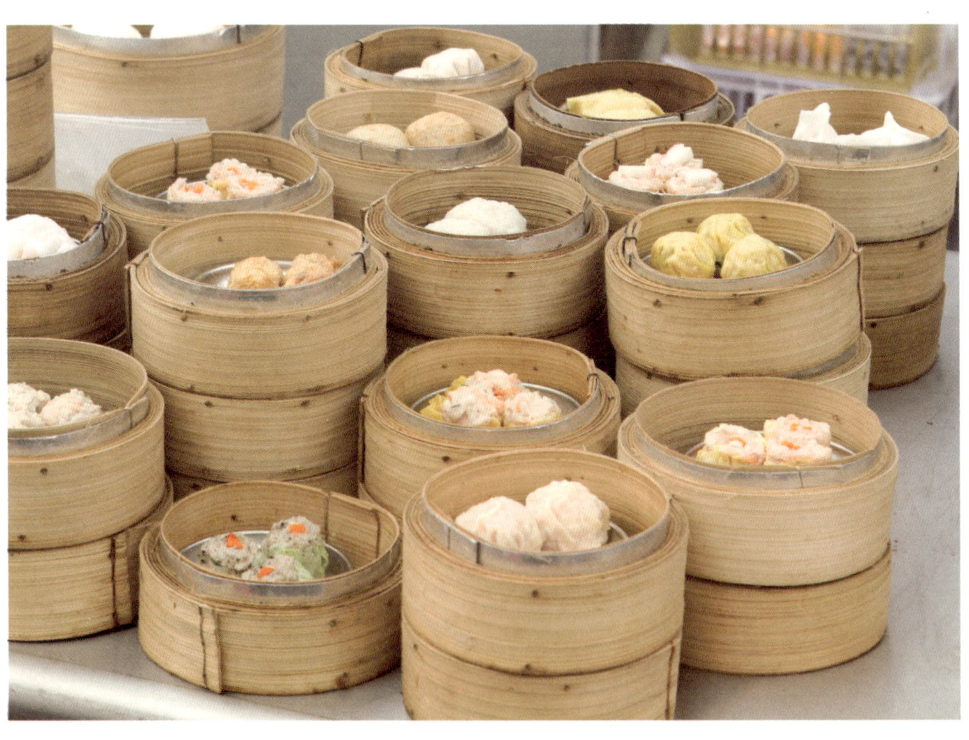

影响着食物的消费倾向、农业生产结构和市场，因此关系到国民的生命健康和国家的命脉。中国食文化博大精深，有“五谷为养”的蒸煮文化，有“医食同源”的食疗保健文化，还有面食文化、米食文化、豆腐文化、粥文化、茶文化、酒文化等，通过食育，弘扬这些人类食文化的宝贵遗产，不仅是提高国民生活水平，增强人民身体素质的迫切需要，是发展我国农业、食品产业的迫切需要，也对振奋民族精神，实现中华民族的伟大复兴具有重要意义。

培养与自然环境协调的意识，感恩大自然提供我们食物

食物来自许许多多人的劳动，餐前感恩仪式可以激发人们的爱心；我们吃的食物来自对其他生命的伤害，即使素食，也会伤害地里的昆虫和水果蔬菜、稻谷上的害虫，通过仪式感谢为我们牺牲的其他生命。伴随着这个小仪式，大家回归到“吃饭就是吃饭”的本来状态，回归到人与人、人与自然的和谐状态；感悟到对大自然的热爱，对他人劳动的尊重，对食物的珍惜。

培养日常生活的基本技能，如选购、做饭、清扫等

很多孩子喜欢到厨房玩、想帮父母做点什么，可是很多父母因为担心不安全或是怕子女弄得脏乱收拾起来麻烦，就不让孩子做任何家务，或者买一套塑料厨房玩具给孩子玩。这样就使他们失去了真正锻炼的机会，没有真实生活的精致体验，对事物缺乏直接的、深刻的感受，造成了儿童不仅缺乏基本的生活技能，而且可能缺少对周围事物，对国家、社会和自然的关怀。

许多年轻人刚组建自己的家庭，想以最快的速度使“家”更有“家”的感觉，其中最有效的办法就是在家一起做家务：买菜、做饭、打扫卫生等。年少时都是父母操办，不会不懂的地方经常要向父母请教，一方面培养了生活技能，一方面也更加理解了父母的养育之恩。

培养健全的人格和爱心

食育是家人情感联系的纽带，厨房是凝聚家庭意识、培养亲子感情、教导孩子良好的用餐习惯、提高孩子自信心的家庭活动场所，是

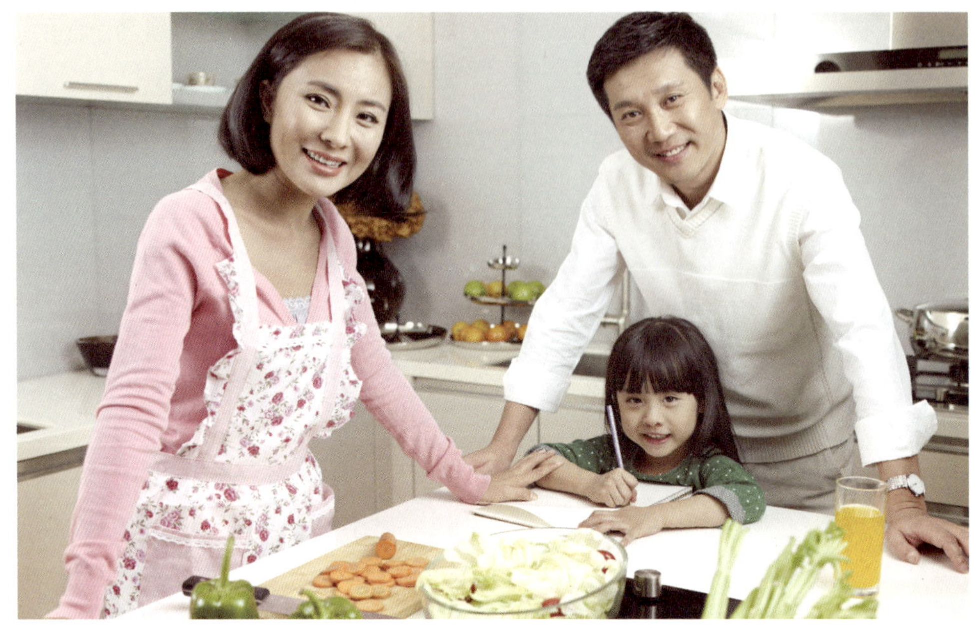

提供情绪放松、情感宣泄的空间。父母与子女一起吃饭的时间越多，交流的时间也就越多，一同进餐是最有熏陶作用的活动之一，可以让孩子从小就更合群；让家长尤其是父亲陪伴家人的时间延长，从而更加懂得教育子女和爱护家人；让老年人的孤独感降低，不容易出现老年抑郁等问题。

培养解决问题的能力

动手做饭是一件非常好的事，它与科学实验是一个道理，可以训练一个人的专注，还有解决各种问题的能力。当我们打开冰箱，凭着冰箱里仅有的几件食材下厨，却能做出一顿美味可口的饭菜来，这就是在有限资源中求变化、求美好，这种经验和能力，对科学研究中解决问题，特别是瓶颈类的难题，对树立科学思考有着很大的帮助。

培养艺术想象力和创造力

应在“食育”过程中，把桌上的饭菜“艺术化”地做一一介绍，使进餐者对每一种饮食都会做极为丰富的艺术联想；增进家庭生活情趣，使生活充满艺术感和新鲜感。

因此，食育的目的，不是培养厨艺高手，也不是培养营养专家，而是让每个人都学会：

❶ 保持健康的能力——懂得

如何辨别营养/健康食品以及如何做到合理膳食、拥有健康的饮食行为。

❷ 日常生活的基本能力——学会选购、做菜、做饭、清扫等基本技能,以及与人相处的基本礼仪等。

❸ 独立处事的能力——自己能够统筹时间，规划做事，甚至具有理财规划的观念。

❹ 感恩的能力——懂得感恩大自然的赐予，感恩劳动者的付出。

❺ 爱的能力——懂得珍爱自己、家人和朋友，懂得热爱社会和国家，懂得爱大自然。

（二）倡导正确的家庭营养理念

合理的膳食营养取决于正确的营养观念。

有些人没有意识到膳食营养的重要性，认为今天不健康的生活习惯将来不会危害身体，或者是以工作忙为理由忽略自己的健康、声称自己没时间注意饮食。岂不知，任何疾病都不是偶然的，而是多方面的原因长期积累的结果。长期无规律的生活、不健康的饮食习惯都是危害健康的根源。

还有一些人尽管很关心营养和健康,但由于缺少正确的营养知识,在生活中存在很多误区。比如，有些人对孕期饮食存在错误的认识，认为怀孕后鸡、鱼、肉、蛋、奶吃得越多越好，但蔬菜、水果等其他食物达不到所需要的摄入量，导致孕妇的营养不均衡，影响孕妇和胎儿健康；有的人认为“食物越贵越有营养”、认为“某种食物好，就只吃这种食物而不吃其他食物”、“看到胆固醇的一些不利健康的作用，就一味拒绝”，造成饮食不均衡，给身体带来危害；还有很多年轻女孩为了保持苗条身材，就刻意减肥，认为吃主食会长胖，“只吃菜不吃饭”，以肉代饭，不吃主食，却常常吃下一大块排骨，结果不但没有减肥，还给身体带来伤害；还有些人缺乏科学知识，听信社会上一些错误的言论，比如“喝牛奶致癌”等，或者受一些广告的蛊惑，盲目补充能量和蛋白粉等。

营养学并不神秘。营养学是一门应用科学，主要研究食物中含有多少营养物质，这些营养物质在身体中是如何被消化、吸收和利用的；

我们的身体需要哪些营养物质，需要的量是多少；营养学还研究吃什么、怎样吃才能满足我们身体的营养需要，才能预防疾病、促进健康。也许读者看到这会觉得营养学太复杂了，在日常生活中讲营养很难，不仅需要知道哪些食物含有哪些营养，还得知道吃多少才行，还要进行计算。其实，在现实生活中讲营养并不复杂，只需了解一些关于营养的基本原则和知识，就可以在饮食生活中加以实践。例如，早餐只吃1个馒头、喝点稀饭、吃点咸菜，营养就不全面、不充足。如果加一个鸡蛋和一些绿色蔬菜，早餐的营养一下子就会变得全面、丰富多了。很多上班族的早餐是一杯牛奶加一个鸡蛋，营养同样不全面，需要再加一片面包和一些绿色蔬菜才会变得全面起来。我国几千名从事营养工作的人员，大家也都是把营养的原则和知识应用到生活中，没有一个营养工作者在吃饭前先计算一下今天应该吃多少米饭、多少肉、多少蔬菜，再用秤称一称，晚饭后再计算一下全天的营养够不够，需不需要再补点什么。

讲营养不难，但是需要学习一些基本的营养知识，如食物的分类、每类食物的营养特点，还应该了解不同年龄段的家庭成员的生理特点和营养需求。然后根据这些知识和家庭的具体情况合理选择食物，并进行科学的搭配和烹饪，才能实现均衡营养、促进健康。

人体对营养素需要的量是不相同的。有的营养素需要的量多达十克甚至上百克，例如成人每天需要蛋白质65 ~ 90克；有的需要量少，例如铬，每天仅需要30微克，肉眼几乎看不到。人体对营养素的需要量的多少不代表它的重要性，并不是需要的量多就越重要，需要的量少就代表可有可无。各种营养素在体内发挥各自的作用来维护人体工厂的正常加工和运转，不管量多量少，对维持身体正常机能和健康都必不可少。

维持人类生命和健康所必需的营养素有四十多种，它们在身体内各司其职、缺一不可，任何一种营养素缺乏或过量都会影响到身体的功能和健康，甚至导致疾病。例如，儿童缺铁可导致缺铁性贫血，降低免疫力，不仅影响儿童生长发育，而且能诱发一些感染性疾病，甚至影响到智力的发育。而孕期缺铁导致的贫血会使孕妇抵抗力低下，在妊娠和分娩期间的风险增加，严重者会导致严重的并发症甚至死亡；当孕妇患重度贫血时，容易造成胎儿生长受限、胎儿窘迫、早产或死胎；孕期贫血还会减少胎儿的铁储备，使婴儿较早出现缺铁。同时，营养也不是越多越好。以蛋白质为例，蛋白质是生命的物质基础，构成和修补人体组织，构成抗体，运输物质和提供能量，生长发育中的儿童如果摄入蛋白质不够就会影响身高、体重以及智力的正常发育。2004 年安徽阜阳的“大头娃娃奶粉事件”就是由于劣质奶粉中的蛋白质含量过低而引起了婴儿蛋白质营养不良性水肿。蛋白质太多同样也会影响健康。有些人只知道蛋白质有益就过多摄入，不仅正常膳食中有充足的蛋白质，还吃蛋白粉，这样使体内蛋白质的分解增多，有尿排出的含氮物质增多，加重了肾脏的负担，同时还会加速骨骼中钙的丢失，增加骨质疏松的患病概率。

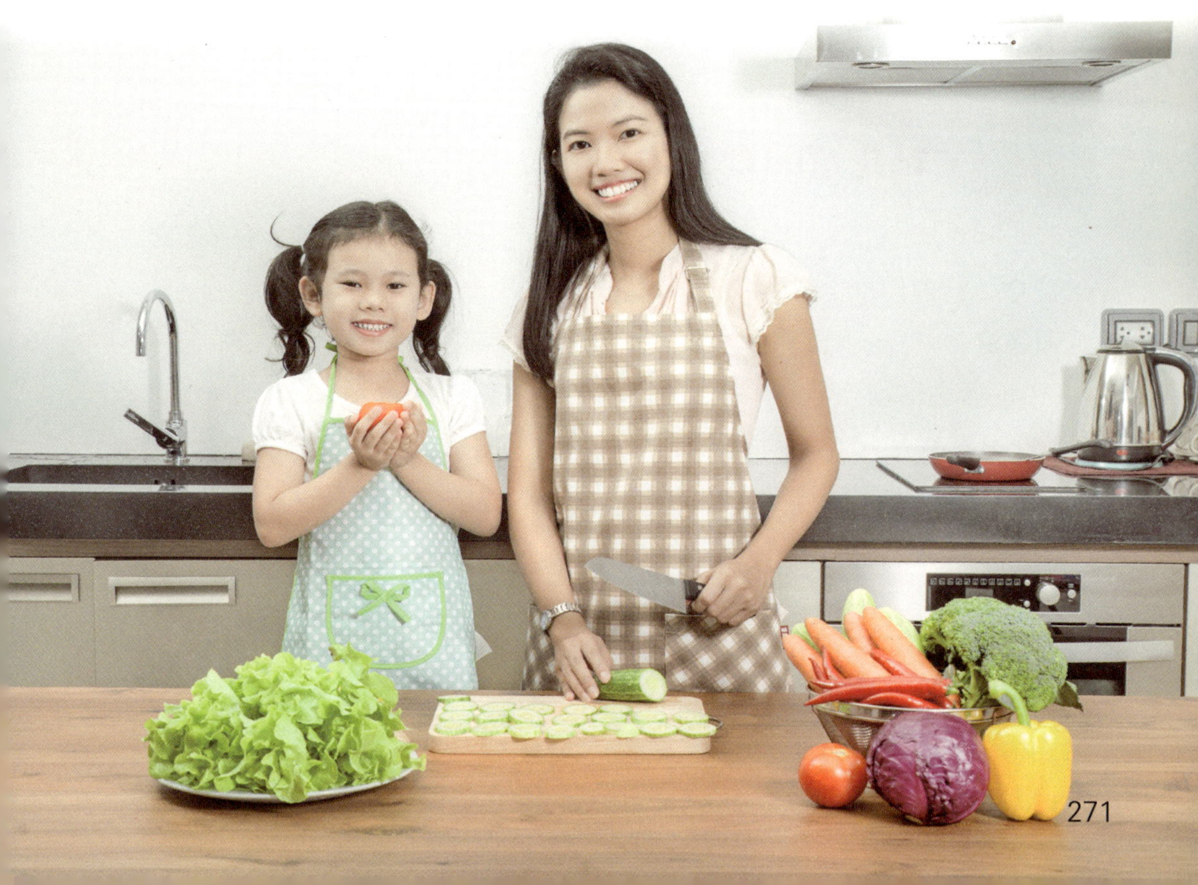

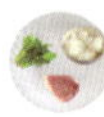

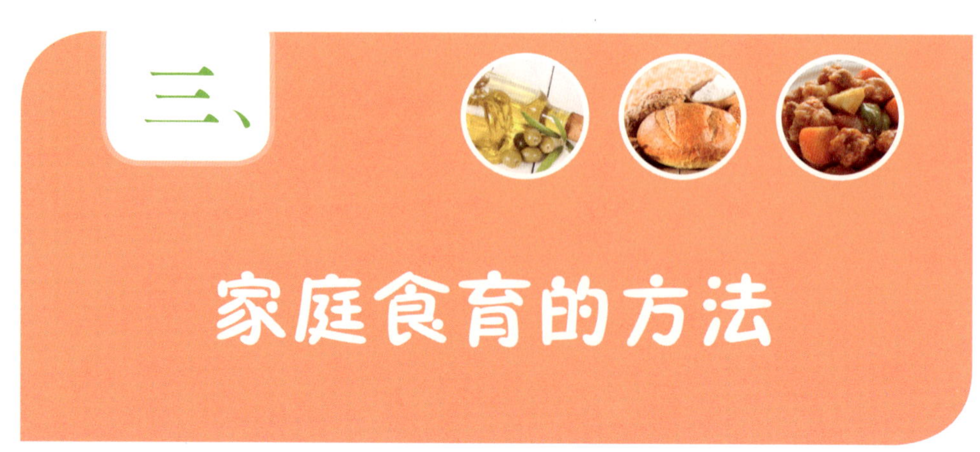

三、家庭食育的方法

家庭是食育的第一站。其实，“食”的问题是全社会的问题，食育涉及方方面面，倡导食育需要国家各级政府部门、家庭、学校、社区、企业、媒体、全体公民都各尽其职，各司其责，形成合力。本节仅对家庭食育的方法进行分析，其他在此暂不作赘述。

（一）对儿童的食育方法

随时随地把孩子融入到家务活之中，让他们在生活中成长，这就是家庭食育的原则。

全家总动员，提高自身素养

父母只有掌握科学的知识，拥有端正的态度和技能，才能通过家庭食育培养孩子健康的能力、生存的能力和爱的能力。所以家长应加强自身素养，学习“食”相关的知识，并带动孩子一起学习，交流互动。

言传身教，培养孩子良好习惯

家长的言行直接影响着孩子的行为，所以要求孩子做到的，家长一定自己要先做到。家长自己要实行健康的饮食行为和生活方式，以身作则培养孩子早睡早起吃早餐、不挑食不偏食等健康习惯。

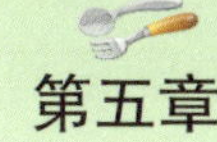

让孩子多参与家务活

适当做家务会成为调节孩子生活的重要内容，尤其可以培养孩子的责任感，在成长过程中，这比学习知识还要重要。

家长应让孩子尽可能多地参与到食物的采购、准备、烹调、餐具摆放和清洁工作中，让孩子在这些过程中认识食物、懂得如何选择营养健康的食物、如何制作食物，并能培养孩子健康膳食、数学逻辑、理财规划、动手操作、创作想象、责任心等各方面的能力。

注重培养礼仪

教孩子用餐时的正确方法和吃饭时的礼仪。如吃饭时正确的坐姿，筷子的正确使用，饭和菜交互吃，细嚼慢咽；嘴巴里有食物时不要说话；用餐时不要走动或站立，谈话内容应适宜等。

营造温馨的餐桌氛围

进餐气氛与孩子的食欲密切相关。孩子单独进餐、家庭气氛冷清、吃饭时受到批评和训斥、电视等干扰因素均可影响孩子的食欲。时间长了，孩子还可能会形成进餐的厌烦心理，进而产生孤独感，影响行为和性格的正常发展。

所以，父母应该营造温馨的餐桌氛围：若有条件，布置一个幽雅温馨的餐厅或餐饮角；饭菜做好以后，父母和孩子一起把菜端上桌子，摆上碗碟筷勺；一家人坐下后，先欣赏一下饭菜的美色和香味，再正式进餐；进餐过程中的谈话内容应轻松愉快。

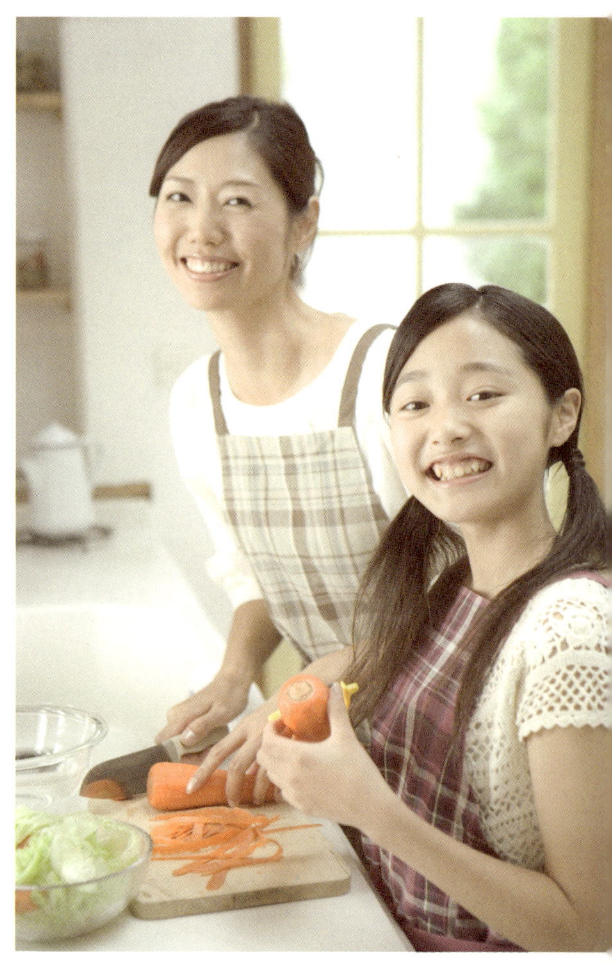

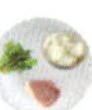

父母需要记住几个要点

多鼓励：适度的鼓励和表扬，会让孩子保持热情、有积极性和主动性、有自信。要注意，口头上表扬，但对孩子做的饭菜只尝了尝，会让孩子觉得很虚伪。

有耐心：不要因为孩子一时学不会，就断定他／她不可教；不要因为孩子做得慢，你就接手过来；不用因为孩子总犯同一个错误而抓狂。

不苛求：不要求孩子做得多完美，你不是在培养大厨。只要他／她在做，慢点、色香味差点又有什么呢。

不武断：在食物搭配、调味、烹调等方面给孩子自己做决定的机会，孩子的想象力、创造力一点也不比你逊色。让孩子获得勇于尝试的精神有多么重要。即使尝试失败，他／她从错误中学到的东西比你教他／她 10 倍记得还牢。再者，他／她也不是你的复制品。

不唠叨：唠叨只会让孩子失去做家务活的热情，失去自信，失去倾听的能力，失去你们之间的坦诚、亲密和信任。

不怕小伤：适当的安全教育是必要的，但不能因噎废食、草木皆兵。不动手，只享用，这才是最不安全的。

（二）对成年家庭成员的食育方法

增长营养知识，提高营养素养

日常生活中的每一个行为都是由意识来决定的，也就是说想什么做什么。一个人的行为与意识有关，而意识的形成又和知识的学习有关。因此，通过学习知识，从而形成意识，意识决定行为，行为影响健康。

选择权威性比较高的科普书籍、学术权威较高的专家博客或微博、业内比较认可的报纸、杂志作为知识信息的获取来源。可以利用上下班途中的时间进行阅读，也可以每天睡觉前浏览一下有关的知识。每天增长一点知识，日积月累，会使自身的营养素养大大提高。

从我做起，带动他人

饮食习惯的形成非一日之功，成人的饮食习惯多在少年期已经形成，改变起来要花功夫；另外，面对美食的诱惑如果能做到节制也属不易。因此，即使有了健康饮食意识，将其付诸行动仍然需要毅力和耐心。这时，我们要从小事做起，从我做起。比如平时少买或不买辣条、火腿等不健康的零食或加工食品，吃自助餐时注意节制，适量吃肉、增加蔬菜水果摄入等。在超市或市场购买食物时，注意膳食结构的搭配，肉、水产品、蔬菜、豆制品、奶制品以及谷类这几大类食物要兼顾到，多选应季的蔬菜水果等。

多在家做饭，少在外下馆

餐馆因为追求味道，会放很多调味品，油、盐的用量通常远高于在家做饭的用量。经常在外就餐，对身体不利，应该多在家做饭，少在外面的餐馆吃。食育中强调与家人一起在家吃饭，除了因为餐馆的菜肴营养、健康不足外，还有一个原因：与家人共餐能培养家庭成员之间的感情，建立良好的家庭氛围。

（三）对老年人的食育方法

帮助其甄选信息来源

老年人的健康需求很强烈，他们很想知道怎样做最有利于健康。很多老年人喜欢在退休之后学习和了解一下保健养生的知识，于是看各种养生保健的电视节目，但有些节目宣传的知识过于片面，或者被商家当作宣传的阵地向人们兜售商

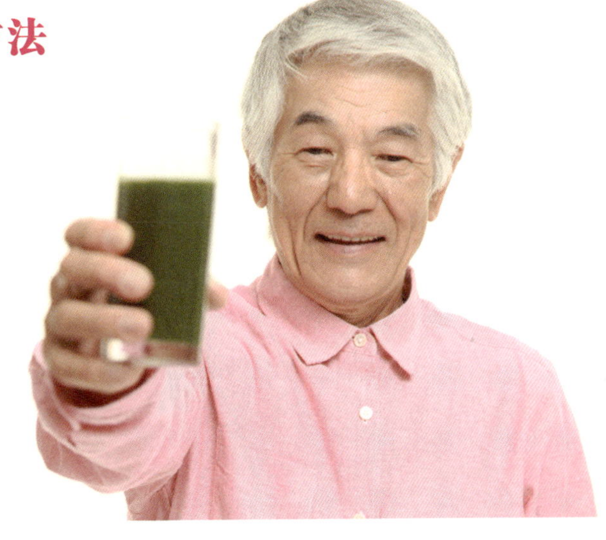

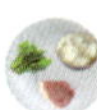

品。因为夸大的功效很吸引眼球，许多老年人因此上当受骗。所以我们对老年人首先要做的，是教会他们如何甄选信息来源。

那么如何分辨是专家还是“伪专家”的观点呢？

第一，看专家是否具有学术身份。有学术身份一般可以保证两点：他了解清楚相关科学知识的共识，在该领域有发言权，有专业的素养支撑他的观点；他发表观点时会顾及自身的学术声誉，考虑到同行对他的评价。所以有学术身份的专家，提供正确信息的概率高。一般来说，与科学共同体长期保持联系，并积极参与其活动的知名高校、科研院所的教授、研究员、高级工程师等都比较可信；而一些长期游离于科学共同体活动之外的、甚至不清楚科学共同体结论的人士、不知名目的研究中心、协会的工作人员，特别是仅仅服务于某些经济活动的民间学术团体人员，其学术可信度要低很多。

第二，看该专家是否“跨界”发表观点。现代学科划分的很细，不仅“隔行如隔山”，即使是同一个领域下的不同研究方向，所涉及的内容也可能大不相同。一个严谨的科学家只会对自己研究领域内的问题发表学术见解，对于不在研究范围的则会如实奉告：“抱歉，这

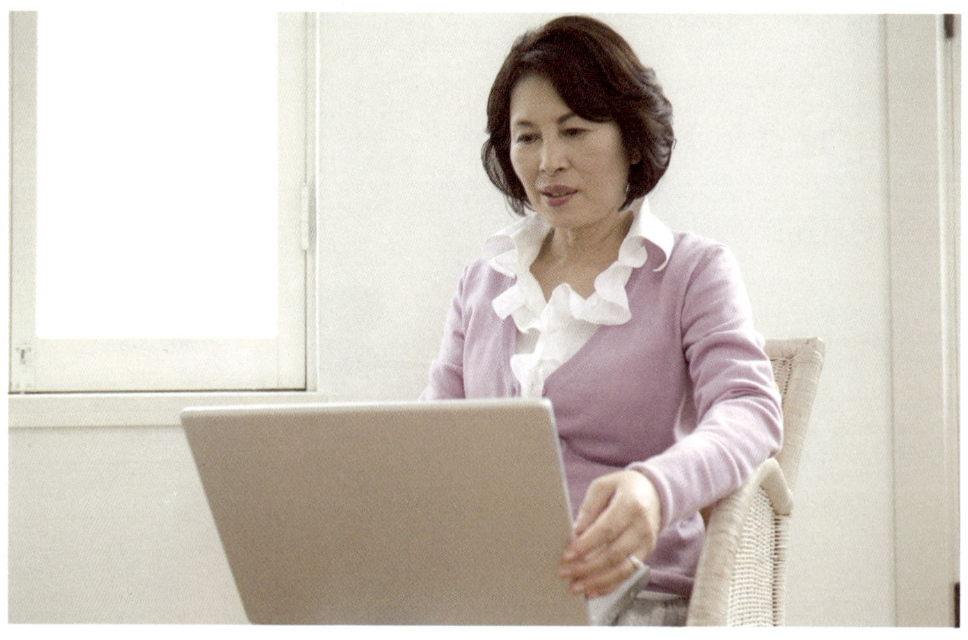

个问题并非我专业内的，我无法解答。”相反，只有“伪专家”才什么问题都敢说。

第三，看该专家的观点是否过于偏激或绝对化。科学犹如一架非常精密的仪器，为了准确地描述它，有时候科学家必须要附加一些前提条件，使用一些限定词语。比如，对于食品安全问题，这些限定条件包括“是什么人”、“在什么情况下”、“摄入了多少量”、“有多大概率”，然后才是可能出现什么结果。换句话说，“某某东西吃了会致癌”（或“某某东西抗癌”）之类不加任何限定的绝对化表述是不科学的。

学会使用工具，例如限盐勺、控油壶等

老年人已经按照他自己的习惯生活了几十年，口味早已经形成，一般人尝起来很咸的菜，他不会觉得咸；相反，如果按照每天不超过 5 克的吃法，他会觉得非常淡、没有味道。这时对于只知道少放盐，而不知道放多少的老年人而言，限盐勺是个不错的选择。同样，使用控油壶也会有效地限制用油量。相关的社区工作人员对社区居民进行健康宣教时，可以发放限盐勺、控油壶等工具，能有效配合宣教效果。

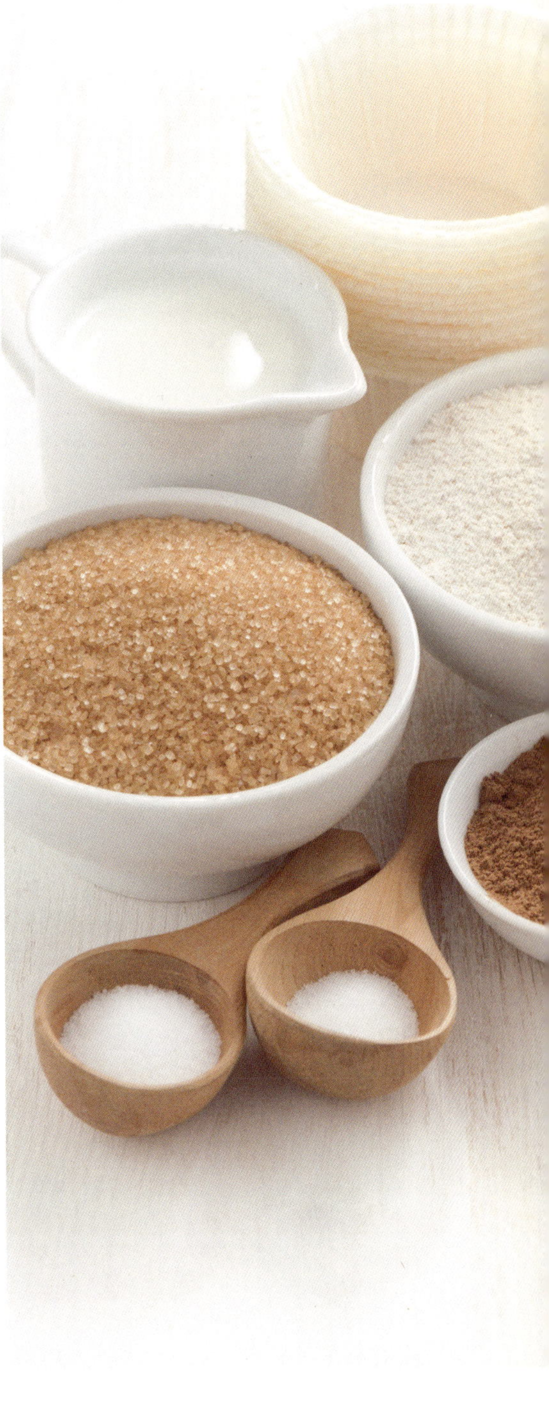

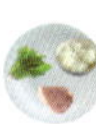

附录 I

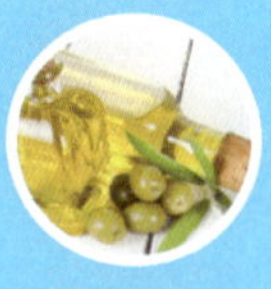
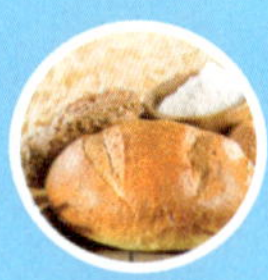
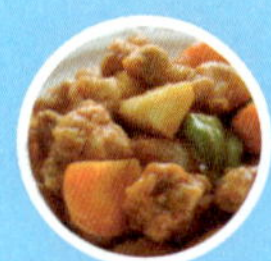

家庭营养状况评价工具及使用方法

一、身高计、量床

三岁及以上儿童和成人的身高通常使用身高计来进行测量（见图 6–1）。三岁及以下儿童身长使用量床进行测量（见图 6–3）。身高（长）的测量以厘米为单位，精确度为 0.1 厘米。

三岁及以上儿童和成人身高的测量

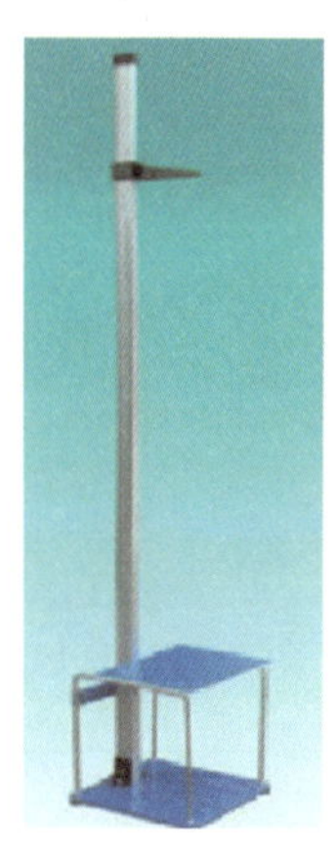

图 6–1 身高计

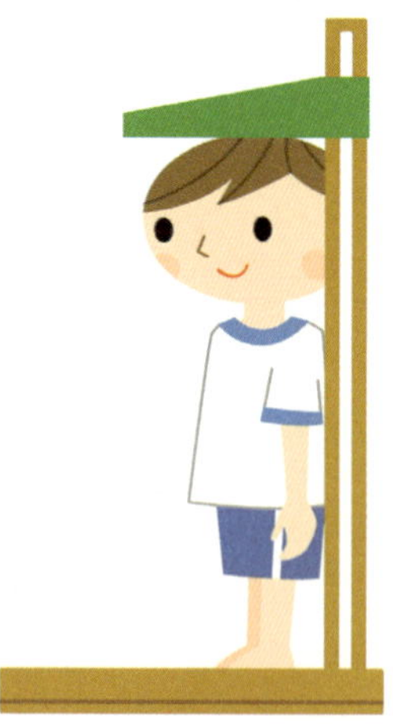

图 6–2 身高测量方法

❶ 测量前校正：保证立柱与踏板垂直，靠墙置于平整地面上。滑测板应与立柱垂直，滑动自如。

❷ 测量时，要求被测者脱去鞋、帽子、外衣。取立正姿势，站在踏板上，挺胸收腹，两臂自然下垂，脚跟靠拢，脚尖分开约 60°，双膝并拢挺直，两眼平视正前方，眼眶下缘与耳廓上缘保持在同一水平。脚跟、臀部和两肩胛角间三个点同时接触立柱，头部保持正立位置（见图 6–2）。

❸ 测量者手扶滑测板轻轻向下滑动，直到底面与颅顶点相接触，此时观察被测者姿势是否正确，确认姿势正确后读取滑测板底面立柱上所示数字，以厘米为单位，记录到小数点后一位，注意测量者的眼

睛与滑测板在一个水平面上。

三岁以下儿童身长的测量（见图 6–4）

❶ 将量床平放在桌面上。

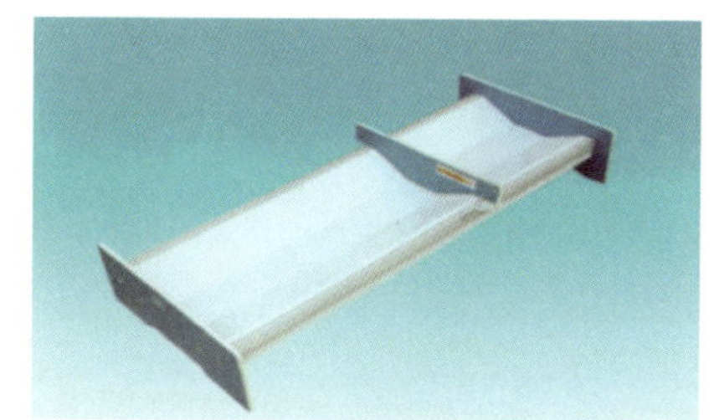

图 6–3 量床

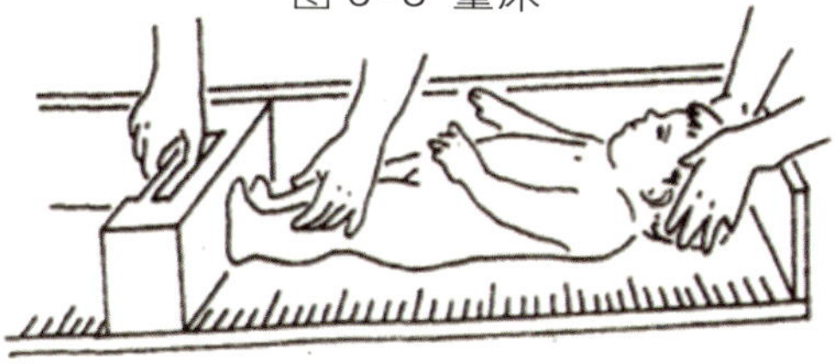

图 6–4 身长测量方法

❷ 让母亲脱去儿童的鞋帽和厚衣裤，使其仰卧于量板中线上。

❸ 助手固定儿童头部使其接触头板。此时儿童面向上，两耳在一水平上，两侧耳廓上缘与眼眶下缘的连线与量板垂直。

❹ 测量者位于儿童右侧，在确定儿童平卧于板中线后，将左手置于儿童膝部，使之固定，用右手滑动滑板，使之紧贴儿童足跟，然后读取滑板内侧读数至小数点后一位。

二、体重计

体重的称量工具为体重计（见图 6–5）。以千克为单位，精确度为 0.1 千克。常用的是杠杆秤和电子体重计。

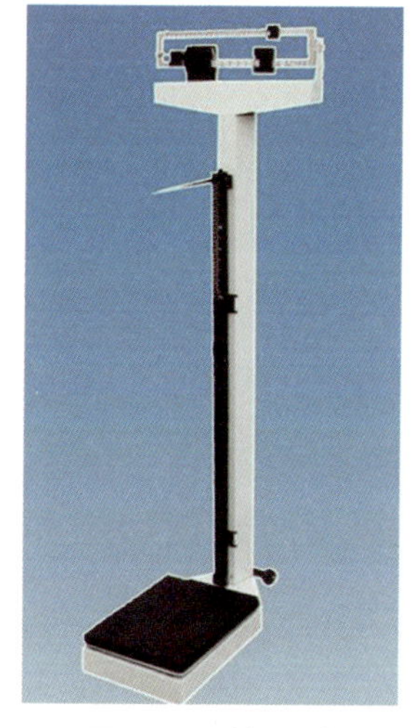

图 6–5 体重计

杠杆秤的使用

❶ 将杠杆秤放在平整的地面上，确定踏板下的挂钩连接完好。

❷ 检查零点：把游锤放到“0”刻度上，观察杠杆是否水平居中，若不居中（偏高或偏低）可调节杠杆侧端螺丝。当体重计改变放置位置时应重新检查“0”点。

❸ 仪器校准，以 10 升水为参考物校准体重称，应在每次移动体重称后进行校准，误差不得超过 ±0.1 千克。

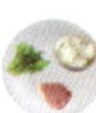

❹ 测量前，要求被测者脱去鞋、帽子和外面的衣服，仅穿背心（或短袖衬衫）、短裤。

❺ 测量时，被测者平静站于踏板上。首先将体重秤上下面的粗游码置于接近被测者体重的整数刻度位置上；再调节上面的细游码直至杠杆呈正中水平位置。读取两游码读数，应读取两个缺口指针之间的数值，两数相加，即为被测者体重，精确到 0.1 千克。测量完毕后将两游码归零。

电子体重秤的使用

家庭多使用电子体重秤（见图 6-6）。打开体重秤开关，被测者平静站于体重秤上，身体自然直立，待体重秤读数稳定后读取即可，单位为千克。为准确地监测体重，被测者应在早晨起床着睡衣睡裤，排便后同一时间测量体重。

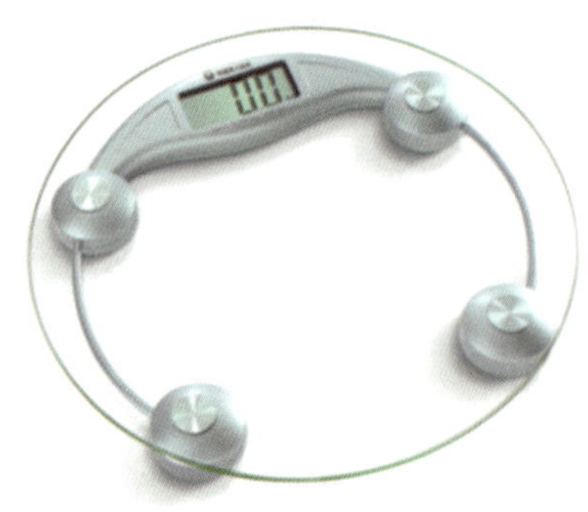

图 6-6 电子体重秤

三、腰围尺

测量腰围的工具是腰围尺（见图 6-7），测量结果以厘米为单位，精确到 0.1 厘米。

❶ 要求调查对象身体直立，腹部放松，两臂自然下垂，双足并拢（两腿均匀负重）。

❷ 测量者立于被测者正前方，以腋中线肋弓下缘和髂嵴连线中点的水平位置为测量点（见图 6-8），在双侧测量点做标记，重复测两遍，记录平均值，确保两次测量误差小于 2 厘米。

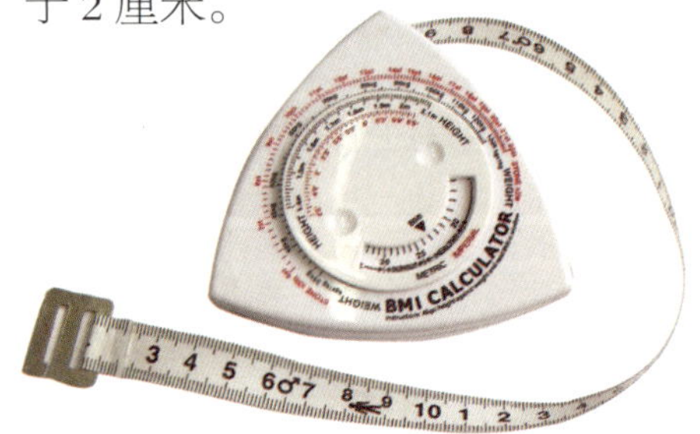

图 6-7 腰围尺

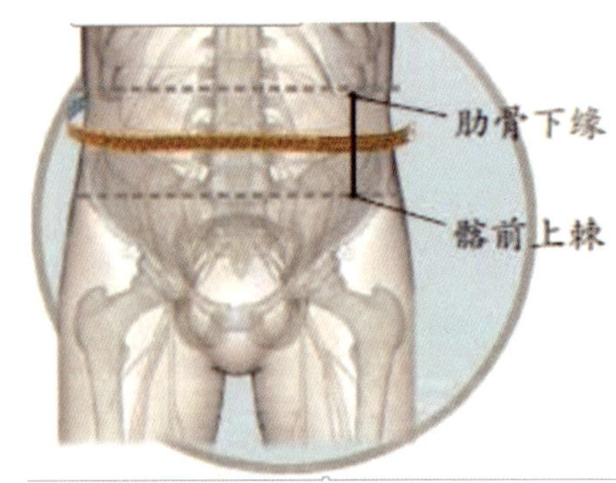

图 6-8 腰围测量点

❸ 注意测量时测量尺紧贴皮肤测量，将皮尺轻轻贴住皮肤，经过双侧测量点标记处，勿压入软组织，应在调查对象平静呼气时读数。

四、血压计

测量血压的工具是血压计，常见的有水银血压计和电子血压计。

（一）水银血压计（见图 6–9）

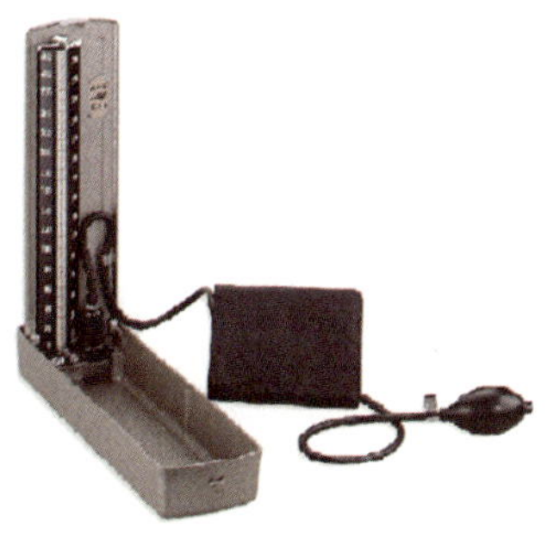

图 6–9 水银血压计

❶ 水银血压计使用前使血压计的水银柱垂直，降至零点，水银柱朝向测量者。

❷ 测量者应与被测者面对面而坐。被测者双脚平放在地面上，感觉舒适即可；露出右上臂，如衣袖太紧应脱掉。前臂放在桌面上，手掌向上，使肘窝高度约在心脏水平。

❸ 将袖带平整地绑在右上臂上，压紧锁扣避免滑脱。袖带不能太松或太紧，松紧以能放入两指尖为宜。袖带下缘放置在肘关节前肘窝上方约 2.5 厘米处，使充气的气囊中心正好位于肱动脉部位。

❹ 确定最高充气压：挤压橡皮球，给袖带充气，同时触摸右侧桡动脉，注意搏动消失时的水银柱高度值。在此压力下，再增加 30 毫米汞柱即为最高充气压水平。

❺ 开始测量血压，戴上听诊器，把听诊器膜式听头放在袖带下方肱动脉部位（一般在肘窝略偏内侧，即能找到肱动脉），但不要与袖带或皮管接触。

❻ 关闭充气皮球的阀门，挤压皮球，快速而平稳地使袖带充气，匀速充气至最高充气压水平。眼睛应保持在血压计的玻璃刻度终端的水平，注视最高充气压。

❼ 轻轻打开充气皮球的阀门，保持放气速度恒定，使水银柱下降 2 毫米汞柱 / 秒左右。袖带逐渐放松，在整个放气过程中要始终进行听诊。听到第一阶段（收缩压）和第五阶段（舒张压）的动脉搏动声时读取水银柱的高度值，直至舒张压读数以下 10毫米汞柱左右为止。

❽ 读数后完全松开皮球的阀

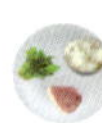

门，使袖带内气体完全排空，取下听诊器，记录读数。

⑨ 第一次血压测量完毕后，断开血压计与袖带连接的管道，使袖带中的气体完全放掉，休息两分钟左右再照上述方法进行下一次测量，两次测量取平均值作为血压值。

⑩ 确定血压读数，读数以血压计水银柱弯月面顶端相对的刻度数为血压值的读数。

⑪ 取下血压计袖带，将血压计向汞池一侧倾斜约 45°，待水银完全回复后，关闭开关，妥善保存血压计。

（二）电子血压计（见图 6–10）

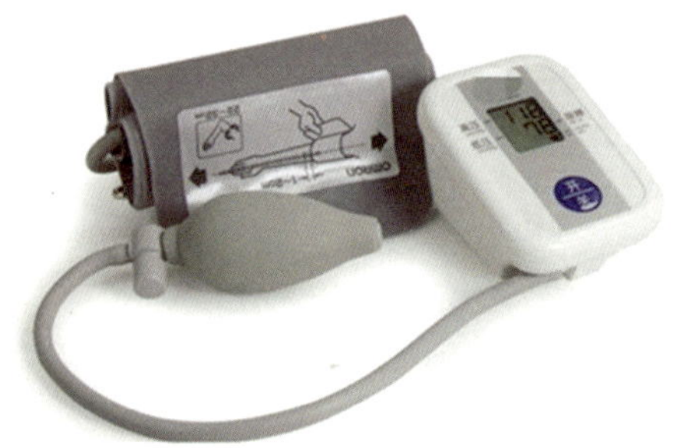

图 6–10 电子血压计

❶ 受测者取坐位或仰卧位，将衣袖上卷至腋窝或脱掉一侧衣袖（初次测量需要分别测量左右上肢的血压值，然后选取血压值较高的那个手臂作为今后固定测量的手臂），然后将手臂（偏瘫患者应在健侧上肢进行测量）放在与心脏同一水平的高度（即坐时手臂应与第四肋骨在同一高度上，仰卧时手臂应与腋中线保持水平）并外展 45°。

❷ 将电子血压计袖带内的气体排空，然后将袖带平整地缚于受测者的上臂，袖带不可过松或过紧，以免影响测量值的准确性。在缠缚袖带时，注意将袖带的中部（多数电子血压计在袖带上都有标记）置于受测者肘窝的肱动脉处（即手臂内侧、肘窝上 2 厘米处，用拇指按压肱动脉可感觉到脉搏跳动），以免降低压力感受器的敏感度。

❸ 开启电子血压计。在袖带打气时，注意观察袖带黏合口是否裂开。若黏合口裂开了，操作者应为受测者重新缠紧袖带进行测量。待电子血压计显示数值后，记录下血压计所显示的血压值。

❹ 在袖带内的空气排尽后，应将袖带从上臂取下，休息片刻（2 分钟左右），然后再次按照上述方法测量血压值 1 ~ 2 次。取测得血压的平均值作为血压值。

注意：两种方法测量前都应让测量者安静休息 5 ~ 10 分钟后再

测量血压，若吸烟、喝热饮、运动后安静休息 30 分钟再测量血压。

五、食物秤

食物秤（见图 6–11）能够称量食物的重量，是评估和计算家庭成员的食物摄入或消费量的重要工具。食物秤的最大称量为 5 千克，精确度为 1 克。

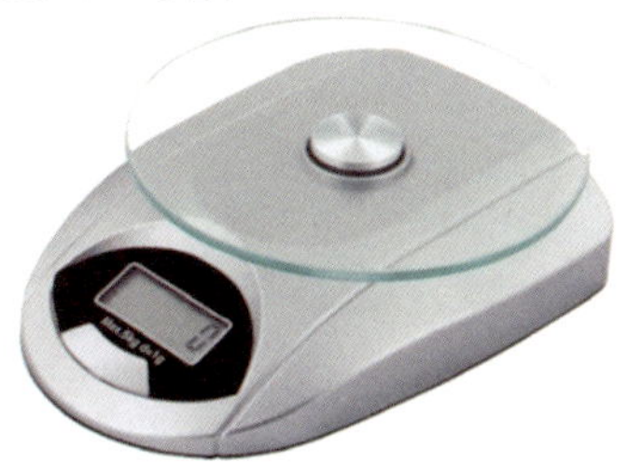

图 6–11 电子食物秤

六、盐勺

市面上的盐勺容量大致分为 1 克、2 克或 3 克。2 克盐勺举例，

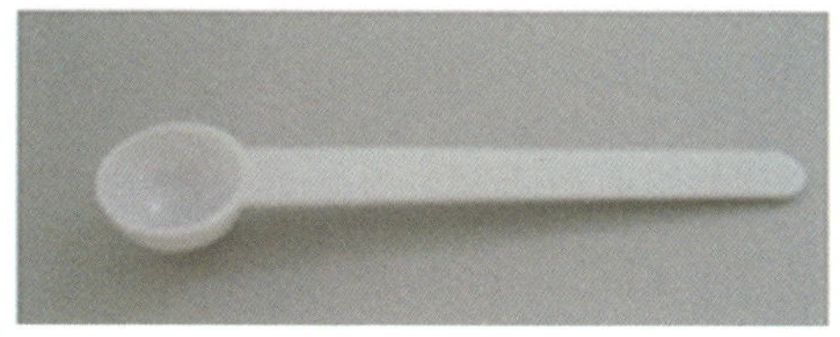

图 6–12 盐勺

盐勺的一平勺为 2 克，一个人一天食用盐的推荐量为不高于 6 克，每个人在一天之内吃的盐不能超过 3 平勺（平勺就是舀一勺盐，勺上面的部分弄平），可以根据家庭人数来定今天一天要吃的盐的最大量。如，一个三口之家，如一日三餐都在家吃饭，那么一天吃盐的最大量就是 18 克，一勺盐是 2 克，一天当中吃的盐就不能超过 9 勺。如果有一餐不在家吃饭，或者某一餐有一人不在家吃饭，都要相应减少用盐量。

七、控油壶

控油壶是控制用油很好的工具。为了做到心中有数，最好要购买带有刻度的油壶。如图 6–13 所示控油壶，油壶壁上有多个容量刻度，一人份即为一人一天推荐用油量，为 25 克，可以根据家庭实际人口数量来决定倒入控油壶中的油量。如果 1 个三口之家，一周三天在家吃饭，则一周的推荐用油量大约为 225 克（9 人份）的一壶油。

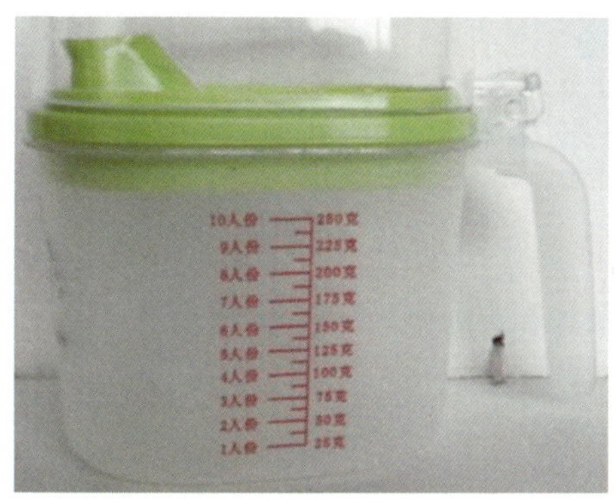

图 6–13 控油壶

八、膳食记录表

膳食记录表用来记录家庭成员日常膳食摄入情况，可较为准确地计算出家庭的食物摄入量以及能量和营养素摄入水平，并可描述出不同餐次的就餐地点、就餐时间等信息。用以评价家庭的膳食结构是否合理。

膳食记录表

当日人日数

食物名称	原料名称	原料编码	原料重量（克）	进餐时间	进餐地点

注：进餐时间：❶早餐 ❷上午小吃 ❸午餐 ❹下午小吃 ❺晚餐 ❻晚上小吃

进餐地点：❶在家 ❷单位/学校 ❸饭馆/摊点 ❹亲戚/朋友家 ❺幼儿园 ❻其他

膳食记录表填表说明：

❶ 当日人日数：一般情况下当日人日数应为1.0个人日。如某一餐询问不到时，要按餐次比计算当日人日数。如家庭某一成员仅吃早晚两餐，餐次比若是0.2、0.4、0.4，当日人日数 = 1×0.2 + 1×0.4 = 0.2+0.4=0.6，此人对应的当日人日数栏应填入0.6。❷ 首先将食物名称填写在第一栏中，以西红柿炒鸡蛋为例，在食物名称一栏中填写西红柿炒鸡蛋。再按每种食物构成写出原料名称，应分两行写西

红柿和鸡蛋，按照食物编码表填写相应的编码（参照《中国食物成分表》）。填写编码时，要核实编码是生食还是熟食，比如馒头，原料是面粉，当填编码时要明确是面粉的编码，还是馒头的编码。若是面粉的编码，原料写面粉，重量也按面粉计。若是馒头的编码，原料栏填馒头，数量应按馒头的实际量填写。要注意不要遗漏进食量少的食物种类和数量。如午餐吃猪肉沫炒圆白菜，不能忽略菜中的肉沫的量。❸ 原料数量：吃了多少量？按两记录，每天按餐记录，精确到小数点后 1 位。❹ 进餐时间：每餐的进餐时间。❺ 进餐地点：每餐进食的地点，注明是在家，在单位，外边还是在亲戚朋友家。

举例：

李某家食物消费情况：

早餐买了 2 根油条，2 袋豆浆，在家吃的，每人 1 根油条（75 克），1 袋豆浆 (250 克）。

上午，李某 10 点钟左右在家中吃了 2 块饼干（250 克）。

午餐，只有李某在家吃，她吃了前一天剩的 2 个包子（前一天做了 10 个包子，一共用了面粉 500 克，韭菜 500 克，鸡蛋 3 个 90 克），将前一天剩的米饭（100 克）煮稀饭吃了。陈某在外边餐馆吃了猪肉白菜馅的饺子 250 克，喝了 1 瓶青岛啤酒（450 克）。

下午，约 3 点钟李某在家里吃了 1 个苹果（200 克），陈某下午在家里吃了 1 个桃（300 克）。

晚餐，家里做了红烧草鱼（500 克），西红柿鸡蛋汤 (2 个西红柿 400 克，1 个鸡蛋 30 克)，炒白菜（500 克），全部吃完，经询问两个人吃菜的量差不多。蒸了馒头，用了 100 克面粉，蒸了 10 个馒头，陈某吃了 2 个馒头，李某吃了 1 个馒头。

晚上，在看电视的时候，李某吃了葵花子 (30 克) 和 1 个桃（250 克）。陈某吃了 1 根冰棍 (75 克)。

则李某个人的膳食记录表记录

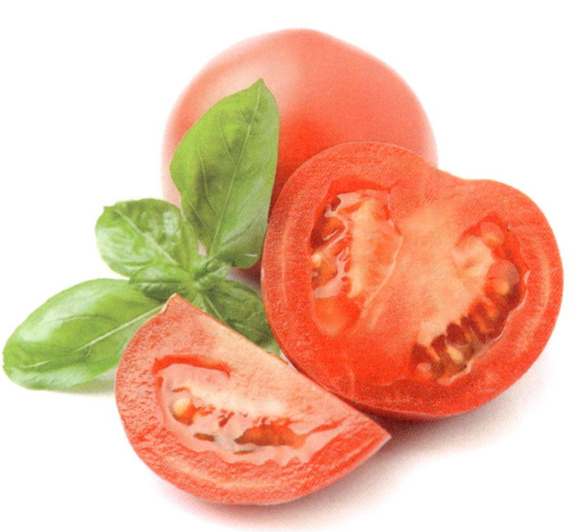

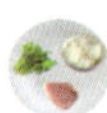

如下：

膳食记录表

当日人日数：1.0

食物名称	原料名称	原料编码	原料重量（克）	进餐时间	进餐地点
油条	油条	011409	75	早餐	家中
豆浆	豆浆	031401	250	早餐	家中
饼干	饼干	152401	25	上午小吃	家中
韭菜鸡蛋包子	面粉	011201	100	午餐	家中
	韭菜	044401	100	午餐	家中
	鸡蛋	111101	20	午餐	家中
稀饭	米饭	012401	100	午餐	家中
苹果	苹果	061101	200	下午小吃	家中
馒头	面粉	011201	100	晚餐	家中
红烧草鱼	草鱼	121102	250	晚餐	家中
西红柿鸡蛋汤	西红柿	043105	200	晚餐	家中
	鸡蛋	111101	15	晚餐	家中
炒白菜	白菜	045101	250	晚餐	家中
葵花子	葵花子	072007	30	晚上小吃	家中
桃	桃	062101	250	晚上小吃	家中

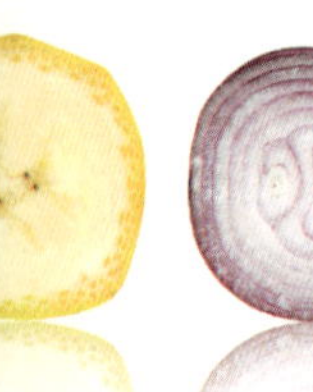
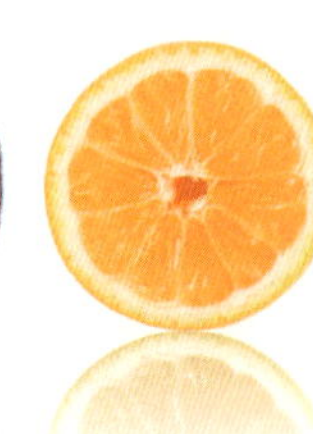
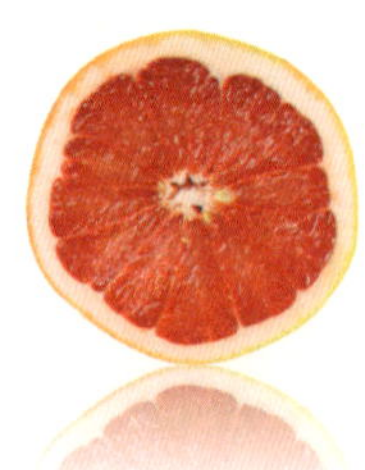
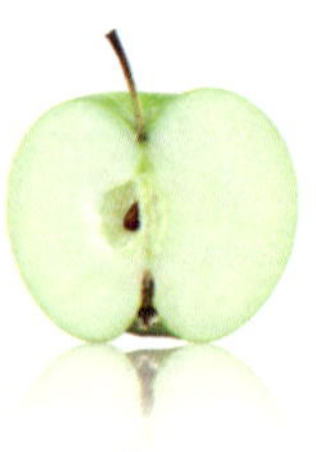
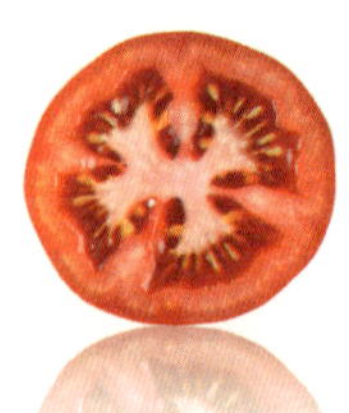
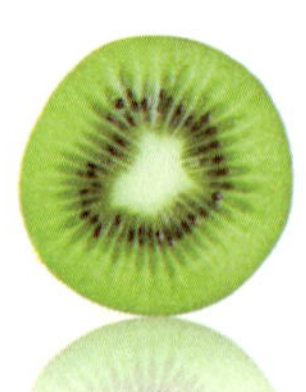
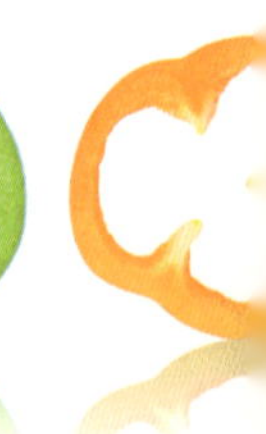

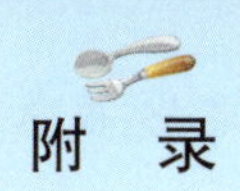

附录Ⅱ

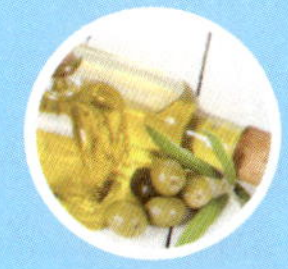
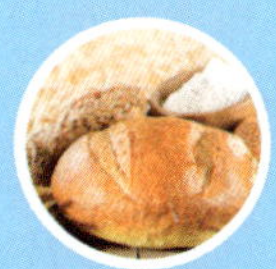
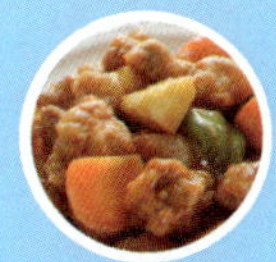

孕妇体重曲线

体重管理是孕期营养状况的重要评价指标，而自我监测体重是体重管理的重要措施。孕妇体重测量要求每周至少监测一次体重，建议早晨起床着睡衣睡裤，排便后同一时间测量体重。根据体重的变化值来确定体重增长是否合理。

一、孕前体重正常者孕期体重管理曲线图

【营养分析报告】

孕前 BMI 值：　　　评价：孕前体重正常

孕周	实测体重	推荐体重	推荐孕期总增重	目前推荐每周增重
			11.5 ~ 16 千克	

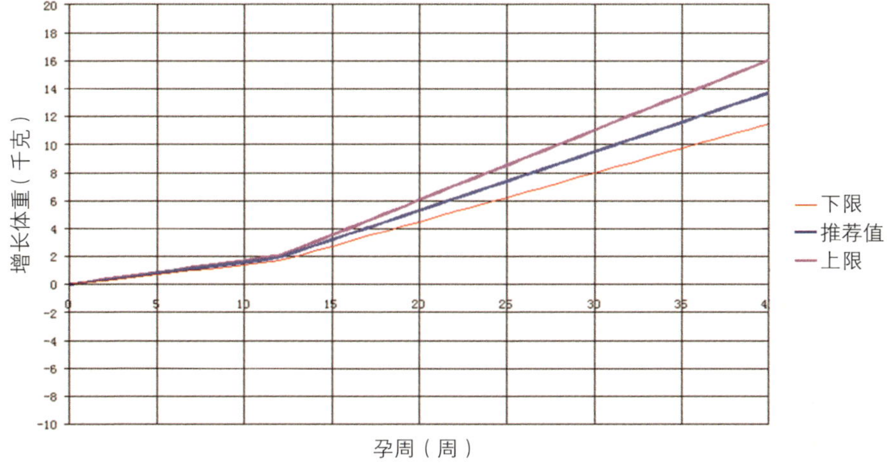

图 6–14 孕前体重正常者孕期体重管理曲线图

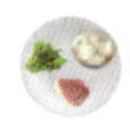

数据来源：参照美国国家科学院医学研究院的建议。孕妇存在个体差异，仅供参考，请咨询专业医师的建议。

举例：孕妇王莹，孕前 BMI 值为 20.2 kg/m^2，评价为正常体重，对照图 6–14，孕周 20 周，此时体重增长为 5.2 千克，在正常增长范围内。

二、孕前体重过轻者孕期体重管理曲线图

【营养分析报告】

孕前 BMI 值：　　　评价：孕前体重正常

孕周	实测体重	推荐体重	推荐孕期总增重	目前推荐每周增重
			12.5 ~ 18 千克	

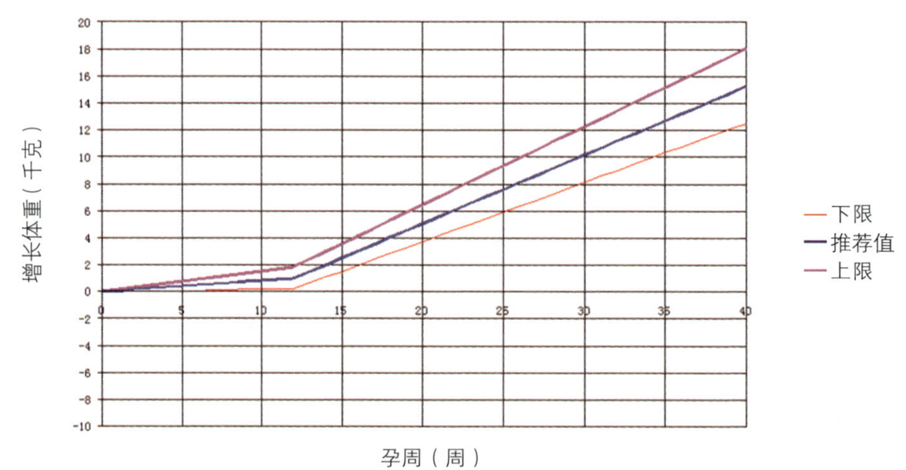

图 6–15 孕前体重过轻者孕期体重管理曲线图

数据来源：参照美国国家科学院医学研究院的建议。孕妇存在个体差异，仅供参考，请咨询专业医师的建议

举例：孕妇李红，孕前 BMI 值为 17.9kg/m^2，评价为体重过轻，对照图 6–15，孕周 25 周，此时体重增长为 3.1 千克，低于图 6–15 的下限，提示体重增长过低。

三、孕前体重超重者孕期体重管理曲线图

【营养分析报告】

孕前 BMI 值：　　　评价：孕前体重正常

孕周	实测体重	推荐体重	推荐孕期总增重	目前推荐每周增重
			7 ~ 11.5 千克	

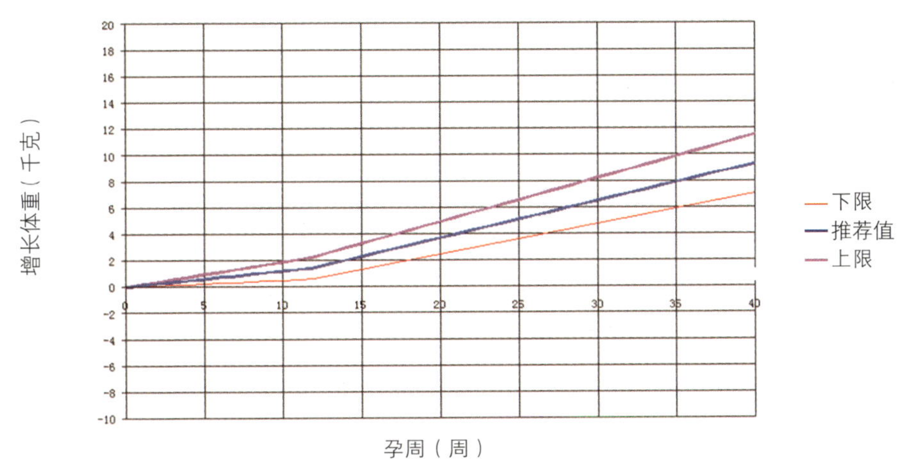

图 6-16 孕前体重超重者孕期体重管理曲线图

数据来源：参照美国国家科学院医学研究院的建议。孕妇存在个体差异，仅供参考，请咨询专业医师的建议。

举例：孕妇张丽丽，孕前 BMI 值为 27.0 kg/m²，评价为体重超重，对照图 6-16，孕周 35 周，此时体重增长为 13.0 千克，已超出图 6-16 中的上限值，提示体重增长过多。

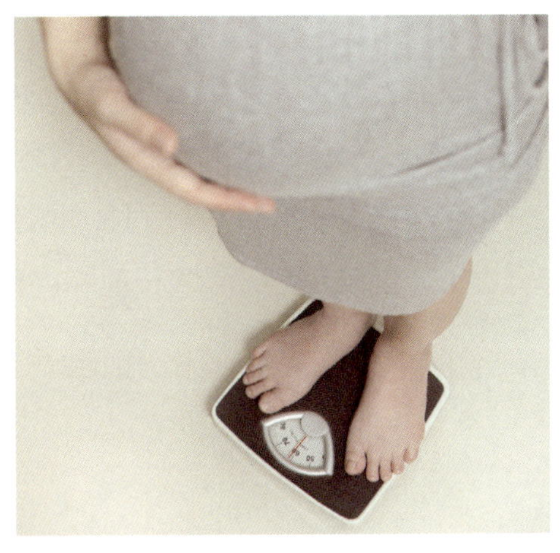

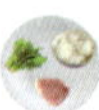

四、孕前体重肥胖者孕期体重管理曲线图

【营养分析报告】

孕前 BMI 值：　　　评价：孕前体重正常

孕周	实测体重	推荐体重	推荐孕期总增重	目前推荐每周增重
			5～9千克	

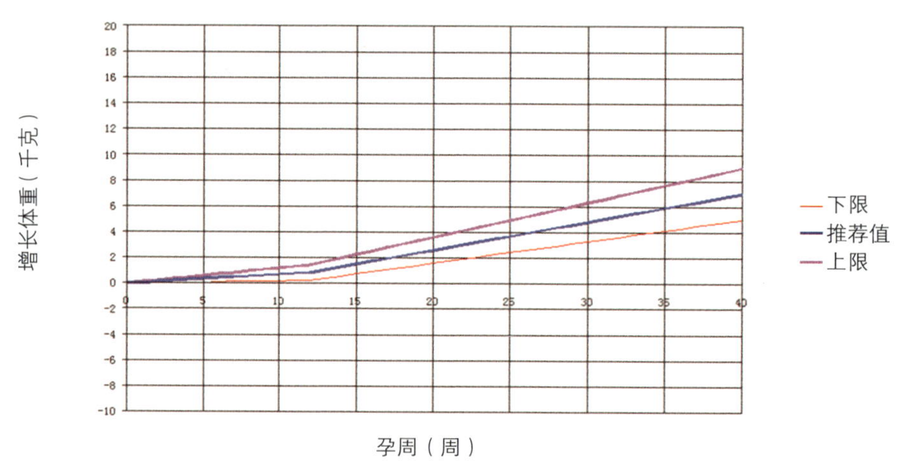

图 6-17 孕前体重肥胖者孕期体重管理曲线图

数据来源：参照美国国家科学院医学研究院的建议。孕妇存在个体差异，仅供参考，请咨询专业医师的建议。

举例：孕妇邓月，孕前 BMI 值为 32kg/m^2，评价为肥胖，对照图 6-17，孕周 27 周，此时体重增长为 4.3 千克，在正常增长范围内。

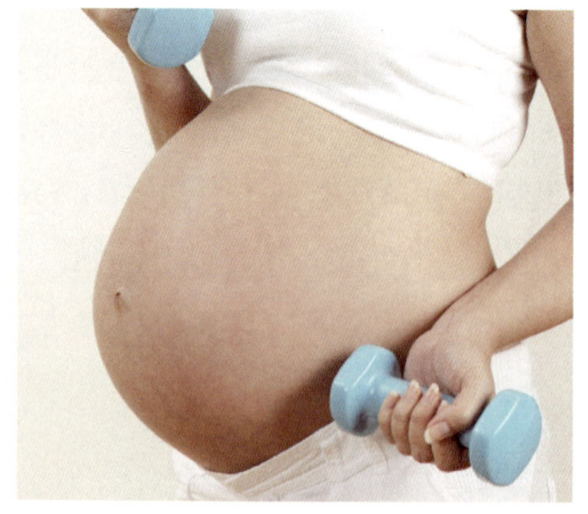

附录Ⅲ

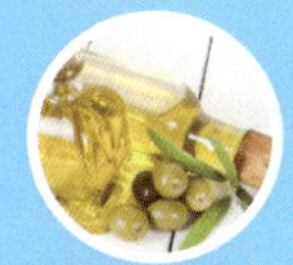
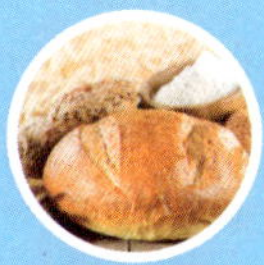
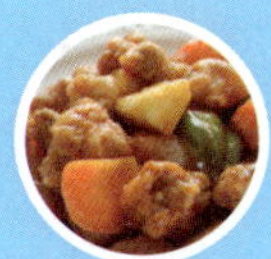

婴幼儿营养状况评价图

一、6 月龄内

由于 6 月龄内婴儿生长迅速，6 个月以内的婴儿生长状况最好每月监测一次。婴儿生长状况评价最好在专业儿童保健机构由专业人员完成，如条件不允许，可尝试在家中进行自我评价。

最常用的评价指标包括体重、身长和头围。体重测量时应在空腹状态下进行，尽量脱去全部衣裤（包括尿布）。身长测量时婴儿面向上平卧，身体处于一条直线，双膝并拢，双腿平行伸直，双足跟与所卧平面垂直。然后，将测定结果与参考人群生长标准进行比较。目前国内常用的参考值包括世界卫生组织 0 ～ 5 岁儿童生长发育标准和中国 0 ～ 7 岁儿童生长发育参考标准，两者之间很接近。评价的统计学指标有百分位数和 Z 评分。

❶ 低体重：年龄别体重 Z 评分低于 −2 或年龄别体重低于第 3 百分位。

例如，男婴王小陶，3 个月，体重 4.7 千克。对照 0 ～ 6 月龄男孩年龄别体重 Z 评分（灰色箭头指示）（图 6−18），王小陶的年龄别体重 Z 评分低于 −2，所以，他属于低体重，应定期追踪观察其体重生长状况。

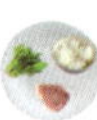

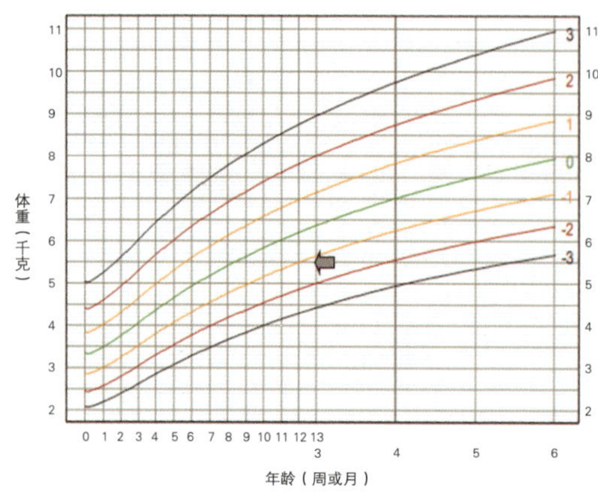

图 6-18 6 月龄内男孩年龄别体重 Z 评分

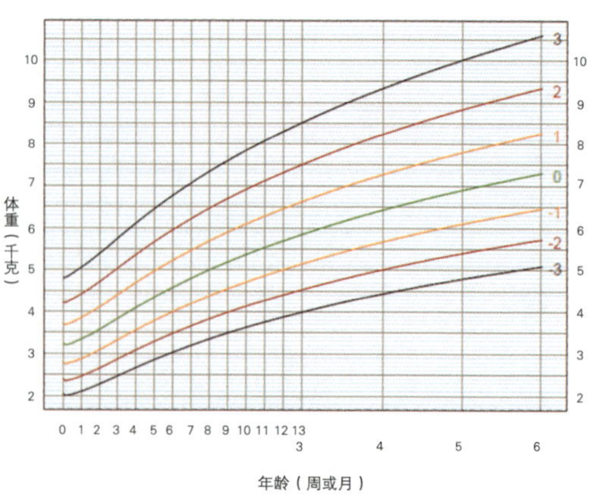

图 6-19 6 月龄内女孩年龄别体重 Z 评分

❷ 生长迟缓：年龄别身长（高）Z 评分低于 −2 或年龄别身长（高）低于第 3 百分位。

例如，女婴李小萌，3 个月，身长是 55 厘米。对照 0 ~ 6 月龄女孩年龄别身长 Z 评分（灰色箭头指示）（见图 6−21），李小萌的年龄别身长 Z 评分低于 −2，她存在生长迟缓的风险，应定期追踪观察其身长生长状况。

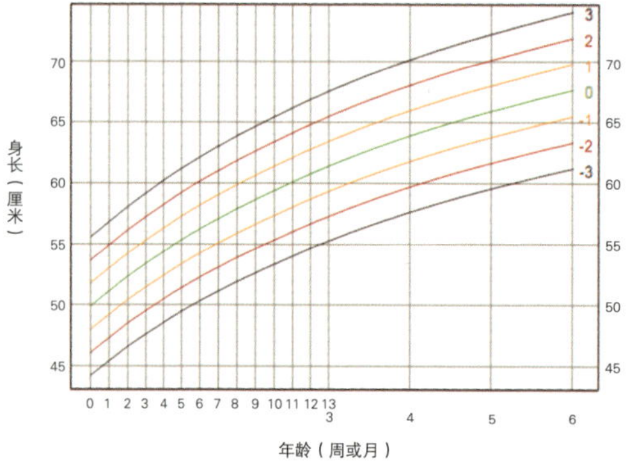

图 6-20 6 月龄内男孩年龄别身长 Z 评分

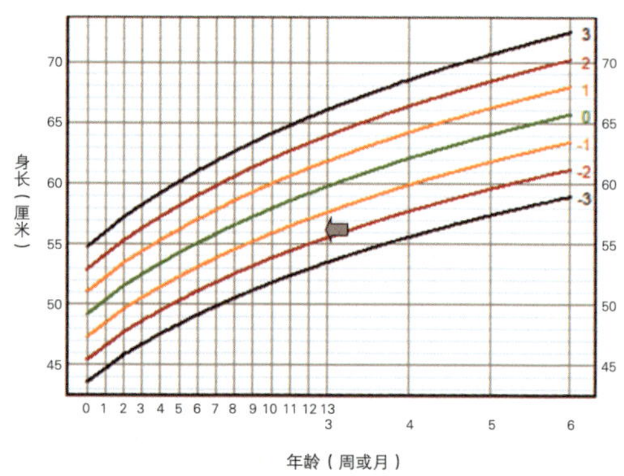

图 6-21 6 月龄内女孩年龄别身长 Z 评分

❸ 消瘦：身高（长）别体重 Z 评分低于 −2 或身高（长）别体重低于第 3 百分位。

例如，男婴唐小亮，4 个月，身长是 65 厘米，体重是 6 千克。对照 0 ~ 6 月龄男孩身长别体重 Z 评分（灰色箭头指示）（见 6−22），唐小亮的身长别体重 Z 评分低于 −2，他属于消瘦，应定期追踪观察其体重、身长生长状况。

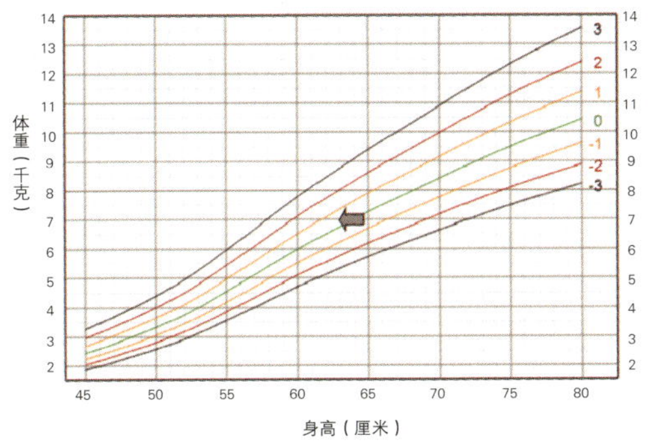

图 6-22 6 月龄内男孩身长别体重 Z 评分

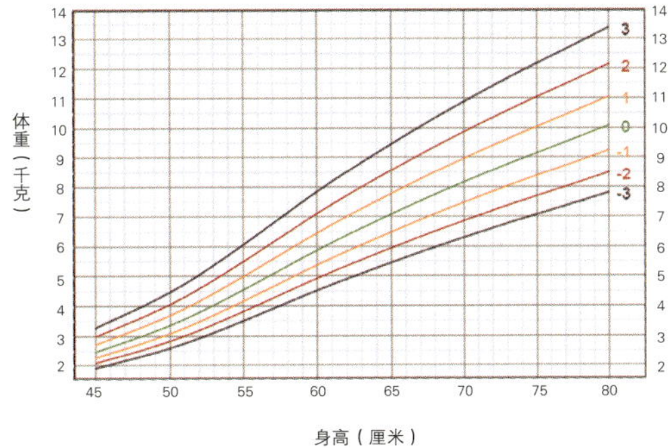

图 6-23 6 月龄内女孩身长别体重 Z 评分

❹ 超重：身高（长）别体重 Z 评分大于 2 或身高（长）别体重高于第 97 百分位。年龄别体质指数 Z 评分大于 2 或年龄别体质指数高于第 97 百分位常考虑为超重。

例如，男婴李大鹏，3 个月，身长是 60 厘米，体重是 7.5 千克，那么他的体重指数（BMI）=7.5 ÷ 0.6 ÷ 0.6 ≈ 20.8。对照 0 ~ 6 月龄男孩年龄别 BMI Z 评分（灰色箭头指示）（见图 6-24），李大鹏的年龄别 BMI Z 评分大于 2，他属于超重，应定期追踪观察其体重、身长生长状况。

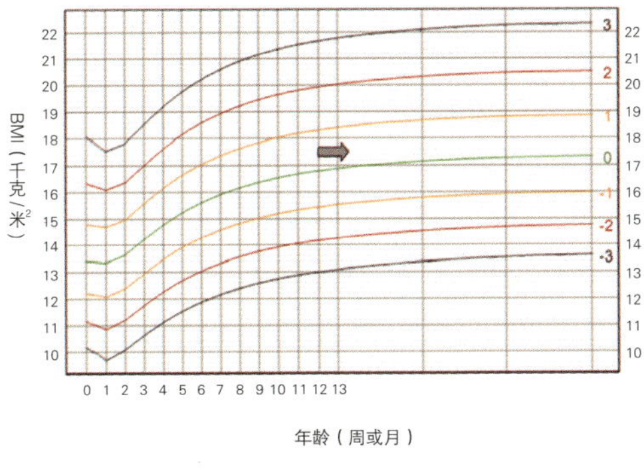

图 6-24 0 ~ 6 月龄男孩年龄别 BMIZ 评分

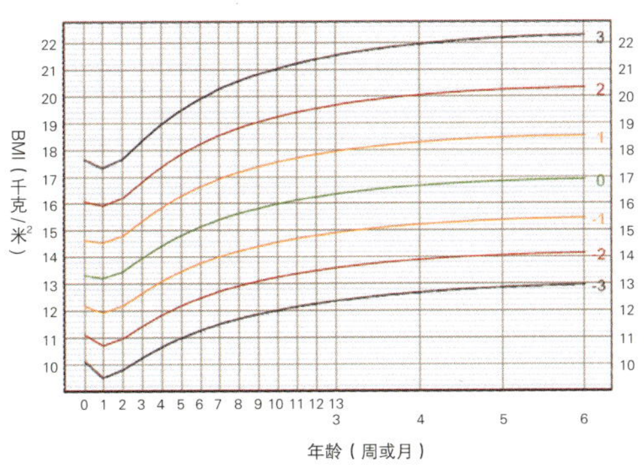

图 6-25 0 ~ 6 月龄女孩年龄别 BMIZ 评分

二、6 月龄 ~ 2 岁

幼儿的体重、身高（长）和头围等是反映其体格生长最常用的指标。通常需要每 3 个月到半年测量一次，每次测得的数值与同年龄同性别参考值进行比较。目前国内常用的参考值包括世界卫生组织 0 ~ 5 岁儿童生长发育标准和中国 0 ~ 7 岁儿童生长发育参考标准，

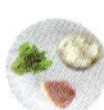

两者之间很接近。评价的统计学指标有百分位数和 Z 评分。

❶ 低体重：年龄别体重 Z 评分低于 −2 或年龄别体重低于第 3 百分位。

例如，男童王小陶，1 岁，体重是 7.5 千克。对照 6 月龄～2 岁男孩年龄别体重 Z 评分（灰色箭头指示）（见图 6–26），王小陶的年龄别体重 Z 评分低于 −2，他属于低体重，应定期追踪观察其体重生长状况。

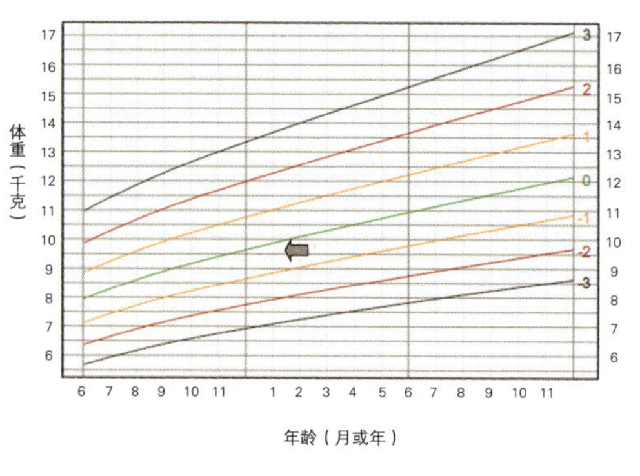

图 6–26 6 月龄～2 岁男孩年龄别体重 Z 评分

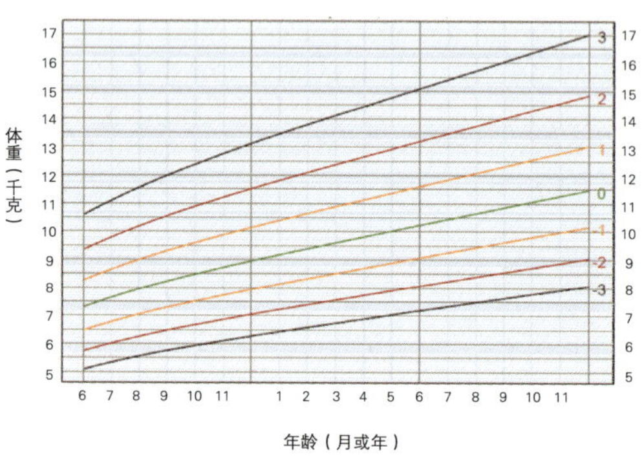

图 6–27 6 月龄～2 岁女孩年龄别体重 Z 评分

❷ 生长迟缓：年龄别身长（高）Z 评分低于 −2 或年龄别身长（高）低于第 3 百分位。例如，女童李小萌，1 岁，身长是 68 厘米。对照 6 月龄～2 岁女孩年龄别身长 Z 评分（灰色箭头指示）（图 6–29），李小萌的年龄别身长 Z 评分低于 −2，她属于生长迟缓。应定期追踪观察其身长生长状况。

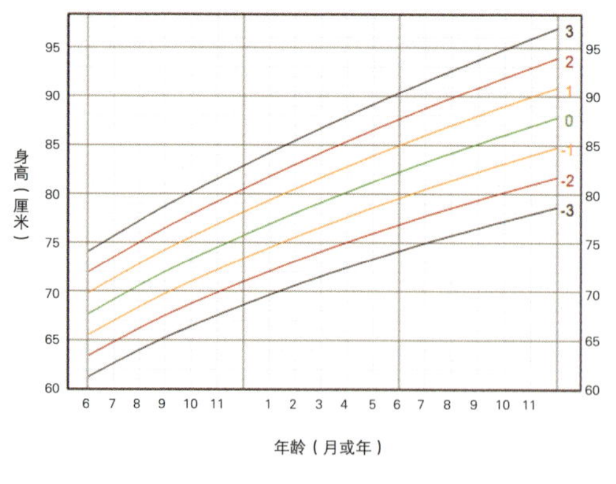

图 6–28 6 月龄～2 岁男孩年龄别身长 Z 评分

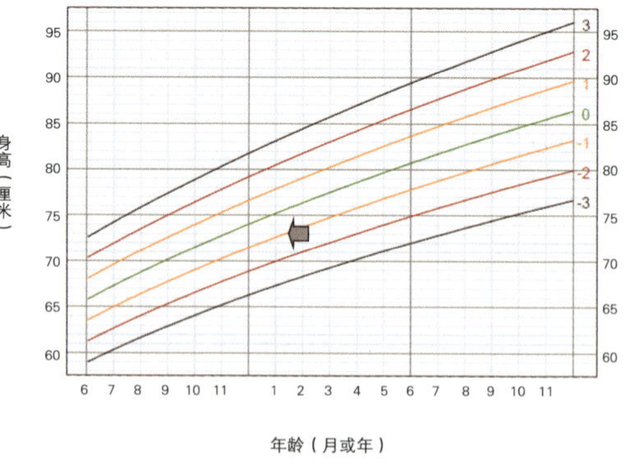

图 6–29 6 月龄～2 岁女孩年龄别身长 Z 评分

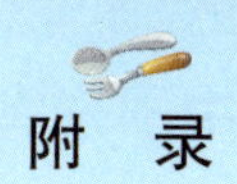

❸ 消瘦：身高（长）别体重 Z 评分低于 −2 或身高（长）别体重低于第 3 百分位。

例如，男童唐小亮，1 岁，身长是 77 厘米，体重是 8 千克。对照 0 ～ 2 岁男孩身长别体重 Z 评分（灰色箭头指示）（图 6−30），唐小亮的身长别体重 Z 评分低于 −2，他属于消瘦，应定期追踪观察其体重、身长生长状况。

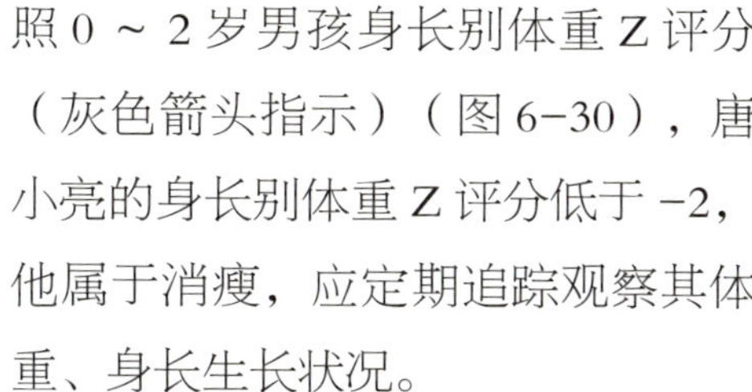

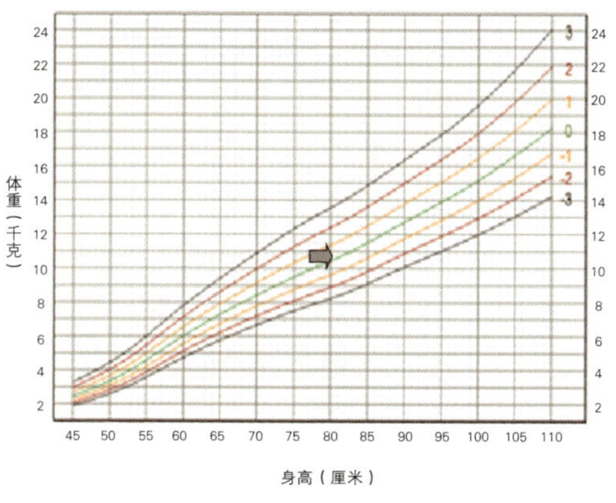

图 6−30 0 ～ 2 岁男孩身长别体重 Z 评分

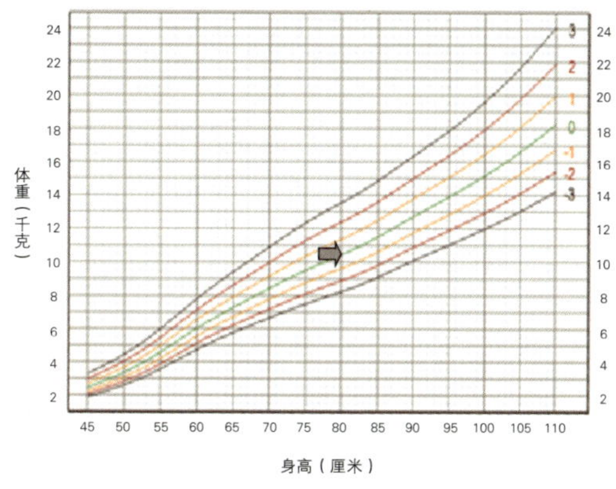

图 6−31 0 ～ 2 岁女孩身长别体重 Z 评分

❹ 超重：身高（长）别体重 Z 评分大于 2 或身高（长）别体重高于第 97 百分位。年龄别体质指数 Z 评分大于 2 或年龄别体质指数高于第 97 百分位常考虑为超重。

例如，男童李大鹏，1 岁，身长是 78 厘米，体重是 12.5 千克，那么他的体重指数（BMI）=12.5 ÷ 0.78 ÷ 0.78=20.54 千克 / 米 ^{2}。对照 6 月龄 ~ 2 岁男孩年龄别 BMI Z 评分（灰色箭头指示）（见图 6−32），李大鹏的年龄别 BMI Z 评分大于 2，他属于超重，应定期追踪观察其体重、身长生长状况。

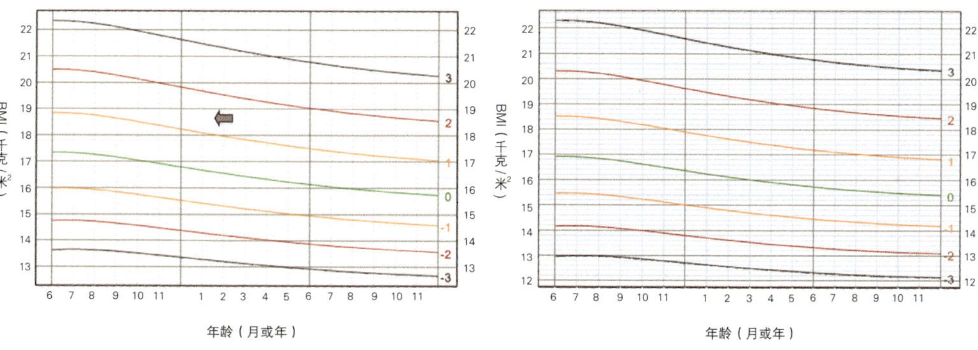

图 6−32 6 月龄 ~ 2 岁男孩年龄别 BMI Z 评分 图 6−33 6 月龄 ~ 2 岁女孩年龄别 BMIZ 评分

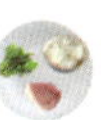

附录Ⅳ

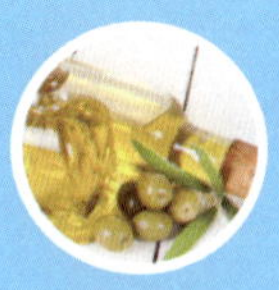
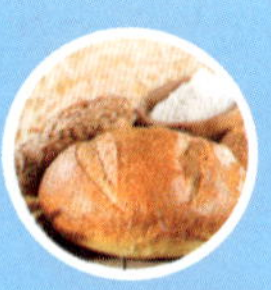
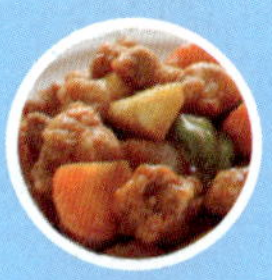

学龄儿童少年营养状况评价表

测定儿童少年的身高和体重，计算体质指数（BMI）评价营养状况。BMI（千克/米^2）= 体重（千克）/ 身高（米）^{2}。

一、生长迟滞

生长迟滞是指儿童身高低于年龄别身高界值点，该指标反映儿童过去较长期或者慢性营养不良状况。例如，男生李明，12 岁 9 个月，身高是 132.3 厘米，对照 12.5 岁这个年龄组的男生，≤ 134.9 厘米就属于生长迟缓，所以李明属于生长迟缓，应定期追踪观察其身高生长状况。

表 6-1 中国 6 ~ 19 岁男女学龄儿童青少年年龄别身高筛查生长迟缓界值点

单位：厘米

年龄（岁）	男生	女生	年龄（岁）	男生	女生
6.00 ~	106.3	105.7	11.00 ~	129.1	128.6
6.50 ~	109.5	108.0	11.50 ~	130.8	131.0
7.00 ~	111.3	110.1	12.00 ~	133.1	133.6
7.50 ~	112.8	111.8	12.50 ~	134.9	135.7
8.00 ~	115.4	114.5	13.00 ~	136.9	138.8
8.50 ~	117.6	116.8	13.50 ~	138.6	141.4
9.00 ~	120.6	119.5	14.00 ~	141.9	142.9
9.50 ~	123.0	121.7	14.50 ~	144.7	144.1
10.00 ~	125.2	123.9	15.00 ~	149.6	145.4
10.50 ~	127.0	125.7	15.50 ~	153.6	146.5

续表

年龄（岁）	男生	女生	年龄（岁）	男生	女生
16.00 ~	155.1	146.8	18.00 ~	157.4	147.7
16.50 ~	156.4	147.0	18.50 ~	157.7	147.9
17.00 ~	156.8	147.3	19.00 ~	158.1	148.2
17.50 ~	157.1	147.5	19.50 ~	158.4	148.4

二、消瘦

消瘦是指儿童BMI值低于或等于年龄别BMI界值点，该指标反映儿童近期或急性营养不良状况，根据严重程度分为轻度和中重度消瘦。例如，女生佳佳，11岁8个月，身高1.51米，体重31千克，她的体重指数 = 31 ÷ 1.51 ÷ 1.51 ≈ 13.6千克/米²。对照11.5岁年龄组的女生，佳佳的体质指数小于13.9千克/米²，属于中重度消瘦，应定期追踪观察其体重、身高生长状况。

表6-2 中国6 ~ 19岁男女学龄儿童青少年年龄别BMI筛查消瘦界值点

单位：千克/米²

年龄（岁）	男生		女生		年龄（岁）	男生		女生	
	中重度消瘦	轻度消瘦	中重度消瘦	轻度消瘦		中重度消瘦	轻度消瘦	中重度消瘦	轻度消瘦
6.00 ~	13.2	13.4	12.8	13.1	13.00 ~	14.8	15.9	14.6	15.3
6.50 ~	13.4	13.8	12.9	13.3	13.50 ~	15.0	16.1	14.9	15.6
7.00 ~	13.5	13.9	13.0	13.4	14.00 ~	15.3	16.4	15.3	16.0
7.50 ~	13.5	13.9	13.0	13.5	14.50 ~	15.5	16.7	15.7	16.3
8.00 ~	13.6	14.0	13.1	13.6	15.00 ~	15.8	16.9	16.0	16.6
8.50 ~	13.6	14.0	13.1	13.7	15.50 ~	16.0	17.0	16.2	16.8
9.00 ~	13.7	14.1	13.2	13.8	16.00 ~	16.2	17.3	16.4	17.0
9.50 ~	13.8	14.2	13.2	13.9	16.50 ~	16.4	17.5	16.5	17.1
10.00 ~	13.9	14.4	13.3	14.0	17.00 ~	16.6	17.7	16.6	17.2
10.50 ~	14.0	14.6	13.4	14.1	17.50 ~	16.8	17.9	16.7	17.3
11.00 ~	14.2	14.9	13.7	14.3	18.00 ~	17.0	18.1	16.8	17.5
11.50 ~	14.3	15.1	13.9	14.5	18.50 ~	17.1	18.2	16.9	17.7
12.00 ~	14.4	15.4	14.1	14.7	19.00 ~	17.3	18.4	17.0	17.9
12.50 ~	14.5	15.6	14.3	14.9	19.50 ~	17.5	18.6	17.1	18.1

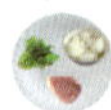

三、超重肥胖

采用 2003 年中国肥胖问题工作组推荐的分年龄性别的 BMI 超重肥胖判定标准（表 6-3）大于或等于分性别、年龄标准为超重或肥胖。例如男生李楠，14 岁 1 个月，身高是 1.55 米，体重是 59 千克，那么他的体质指数 = 59 ÷ 1.55 ÷ 1.55 ≈ 24.6 千克 / 米 ^{2}。对照 14 岁年龄组的男生，李楠的体质指数大于 22.6 千克 / 米 ^{2}，小于 26.4 千克 / 米 ^{2}，属于超重，应定期追踪观察其体重、身高生长状况。

表 6-3 中国 7 ~ 19 岁男女生年龄别 BMI 筛查超重肥胖界值点

单位：千克 / 米 ^{2}

年龄（岁）	男生		女生	
	超重	肥胖	超重	肥胖
7 ~	17.4	19.2	17.2	18.9
8 ~	18.1	20.3	18.1	19.9
9 ~	18.9	21.4	19.0	21.0
10 ~	19.6	22.5	20.0	22.1
11 ~	20.3	23.6	21.1	23.3
12 ~	21.0	24.7	21.9	24.5
13 ~	21.9	25.7	22.6	25.6
14 ~	22.6	26.4	23.0	26.3
15 ~	23.1	26.9	23.4	26.9
16 ~	23.5	27.4	23.8	27.4
17 ~	23.8	27.8	23.8	27.7
18 ~	24.0	28.0	24.0	28.0

附录Ⅴ

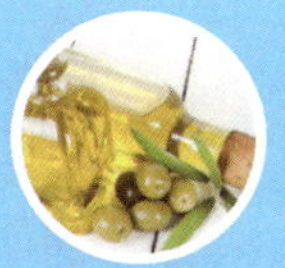
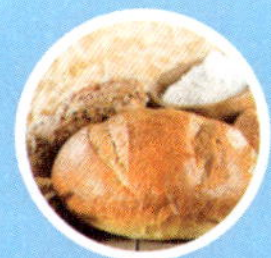
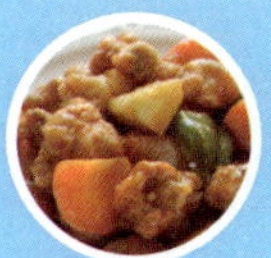

常见病化验指标及正常值

表 6–4 常见病化验指标及正常值

中文名称	参考值
血红蛋白	男：131 ～ 172g/L
	女：113 ～ 151g/L
	新生儿：180 ～ 190g/L
	婴儿：110 ～ 120g/L
	儿童：120 ～ 140g/L
血清总蛋白	成人走动后：64 ～ 83g/L
	成人静卧：60 ～ 78g/L
血清白蛋白	4 ～ 14 岁儿童：38 ～ 54g/L
	健康成人：34 ～ 48g/L
血清总胆固醇	理想：< 5.2mmol/L
	边缘升高：5.23 ～ 5.69mmol/L
	升高：≥ 5.72mmol/L
血清甘油三酯	理想：< 1.7mmol/L
	升高：> 1.7mmol/L
高密度脂蛋白胆固醇	成年男性：1.16 ～ 1.42mmol/L
	成年女性：1.29 ～ 1.55mmol/L
	理想范围：> 1.04mmol/L
	减低：< 0.91mmol/L

续表

中文名称	参考值
低密度脂蛋白胆固醇	中老年人：2.7 ~ 3.1mmol/L 理想范围：< 3.12mmol/L 边缘升高：3.15 ~ 3.61mmol/L 升高：> 3.64mmol/L
血清葡萄糖	3.9 ~ 6.1mmol/L
口服葡萄糖耐量试验	空腹血糖≤ 6.1mmol/L 餐后 2 小时血糖≤ 7.8mmol/L
糖化血清蛋白	（1.9±0.25）mmol/L
总胆红素	3.4 ~ 17.1μmmol/L
结合胆红素	0 ~ 3.4μmmol/L
血清铁	男：11.6 ~ 31.3μmmol/L 女：9.0 ~ 30.4μmmol/L
血清铁蛋白	男：15 ~ 200μg/L 女：12 ~ 150μg/L
血清转铁蛋白	28.6 ~ 51.9mol/L
钾	血清：3.5 ~ 5.2mmol/L 尿钾排泄量：25 ~ 100mmol/24h
钠	血清：136 ~ 145mmol/L 尿钠排泄量：130 ~ 260mmol/24h
免疫球蛋白 A	新生儿：（0.008±0.005）g/L 4 个月：（0.24±0.11）g/L 7 个月：（0.23±0.18）g/L 1 岁：（0.32±0.24）g/L 3 岁：（0.64±0.50）g/L 7 岁：（0.86±0.52）g/L 12 岁：（1.21±0.58）g/L 15 岁：（1.39±0.90）g/L 18 岁：（1.49±0.96）g/L 成人：（2.35±0.34）g/L

续表

中文名称	参考值
免疫球蛋白 G	新生儿：（9.70±4.00）g/L
	4 个月：（5.20±1.98）g/L
	7 个月：（5.40±2.34）g/L
	1 岁：（6.40±2.80）g/L
	3 岁：（7.20±3.38）g/L
	7 岁：（7.80±2.80）g/L
	12 岁：（10.20±3.84）g/L
	15 岁：（9.80±3.44）g/L
	18 岁：（10.30±3.84）g/L
	成人：（12.87±1.35）g/L
免疫球蛋白 M	新生儿：（0.13±0.07）g/L
	4 个月：（0.57±0.34）g/L
	7 个月：（0.56±0.32）g/L
	1 岁：（0.82±0.44）g/L
	3 岁：（0.84±0.44）g/L
	7 岁：（0.94±0.50）g/L
	12 岁：（0.85±0.56）g/L
	15 岁：（0.94±0.52）g/L
	18 岁：（0.93±0.52）g/L
	成人：（1.08±0.24）g/L
补体 C3	0.79 ~ 1.52g/L
肌酸激酶	男：38 ~ 174U/L
	女：26 ~ 140U/L
尿素	2.9 ~ 8.2mmol/L

数据摘自《全国临床检验操作规程》（第三版）

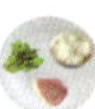

附录Ⅵ

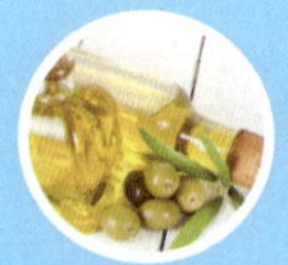
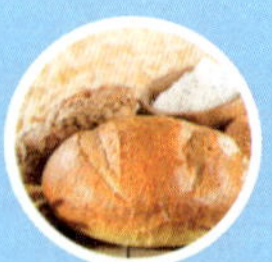
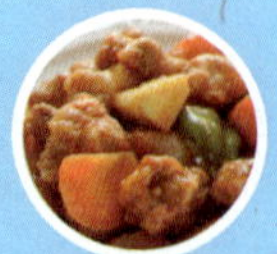

食物等份交换

表 6-5 90 千卡（376 千焦）能量食物交换表

组别	类别	每份重量（克）	蛋白质（克）	脂肪（克）	碳水化合物（克）	主要营养素（克）
谷薯组	谷薯类	25	2.0	—	20.0	碳水化合物、膳食纤维
蔬果组	蔬菜类	500	5.0	—	17.0	无机盐、维生素、膳食纤维
	水果类	200	1.0	—	21.0	
肉蛋组	大豆类	25	9.0	4.0	4.0	蛋白质、脂肪
	奶类	160	5.0	5.0	6.0	
	肉蛋类	50	9.0	6.0	—	
油脂组	硬果类	15	4.0	7.0	2.0	蛋白质、脂肪
	油脂类	10	—	10.0	—	

表 6-6 等值谷类、薯类食物交换份

食物	重量（克）	食物	重量（克）
大米，小米，糯米，薏米	25	绿豆、红豆、芸豆、干豌豆	25
高粱米，玉米楂	25	干粉条，干莲子	25
面粉，米粉，玉米粉	25	油条，油饼，苏打饼干	25
混合面	25	烧饼、烙饼、馒头	35
燕麦面，莜麦面	25	咸面包，窝窝头，生面条，魔芋条	35
荞麦面，苦荞面	25	茨菰	35
各种挂面，龙须面	25	马铃薯，山药，藕，芋艿	75
通心粉	25	米饭	130
凉粉	300	芋头	100
鲜玉米（1 中个带棒心）	200	湿粉皮	150

注：❶ 每份提供能量 378 千焦（90 千卡），蛋白质 2 克，碳水化合物 20 克，脂肪可忽略不计。

❷ 摘自《成人糖尿病患者膳食指导》。

表 6-7 等值豆 / 乳类食物交换份

食物	重量（克）	食物	重量（克）
全脂奶粉	20	酸牛奶，淡全脂牛奶	150
豆浆粉，干黄豆	25	豆浆（黄豆重量 1 份，水 8 份磨浆）	400
脱脂奶粉	25	牛奶	245
嫩豆腐（南豆腐）	150	北豆腐	100
豆腐丝，豆腐干	50	油豆腐	30
豆腐脑	200	老豆腐	100
腐竹	20	豆腐脑	450

注：❶ 每份提供能量 378 千焦（90 千卡），蛋白质 9 克，碳水化合物 4 克，脂肪 4 克。

❷ 摘自《成人糖尿病患者膳食指导》。

表 6–8 等值水果类食物交换份

食物	重量（克）	食物	重量（克）
西瓜	750	李子，杏	200
草莓，杨桃	300	葡萄，樱桃	200
鸭梨，柠檬	250	橘子，橙子	200
柚子，枇杷	225	梨，桃，苹果	200
猕猴桃，菠萝	200	柿，香蕉，鲜荔枝	150

注：❶ 每份提供能量 378 千焦（90 千卡），蛋白质 1 克，碳水化合物 21 克。

❷ 摘自《成人糖尿病患者膳食指导》。

表 6–9 等值蔬菜类食物交换份

食物	重量(克)	食物	重量(克)
大白菜，圆白菜，菠菜，油菜	500	白萝卜，青椒，茭白	400
韭菜，茴香，茼蒿，鸡毛菜	500	冬笋，南瓜，花菜	350
芹菜，苤蓝，莴苣笋，油菜薹	500	鲜豇豆，扁豆，四季豆	250
西葫芦，西红柿，冬瓜，苦瓜	500	胡萝卜，蒜苗，洋葱	200
黄瓜，茄子，丝瓜，莴笋	500	山药，荸荠，凉薯	150
芥蓝菜，瓢儿菜，塌棵菜	500	毛豆，鲜豌豆	70
空心菜，苋菜，龙须菜	500	百合	50
绿豆芽，鲜蘑，水浸海带	500	藕	150

注：❶ 每份提供能量 378 千焦（90 千卡），蛋白质 5 克，碳水化合物 17 克。

❷ 摘自《成人糖尿病患者膳食指导》。

表 6–10 等值油脂类食品交换份

食物	重量（克）	食物	重量（克）
花生油，香油（1 汤匙）	10	猪油	10
玉米油，菜籽油（1 汤匙）	10	羊油	10
豆油（1 汤匙）	10	牛油	10
红花油（1 汤匙）	10	黄油	10
核桃仁	15	葵花子（带壳）	25
杏仁，芝麻酱，松子仁	15	西瓜子（带壳）	40
花生米	15		

注：❶ 每份提供能量 378 千焦（90 千卡），脂肪 10 克。

❷ 摘自《成人糖尿病患者膳食指导》。

表 6–11 等值蛋 / 鱼 / 肉类食品交换表

食品	重量（克）	食品	重量（克）
熟火腿，瘦香肠，肉松	20	鸡蛋粉	15
肥瘦猪肉	25	鸡蛋（1 枚，带壳）	60
熟叉烧肉（无糖），午餐肉	35	鸭蛋、松花蛋(1 枚，带壳）	60
熟酱牛肉，酱鸭，肉肠	35	鹌鹑蛋（6 枚，带壳）	60
瘦猪、牛、羊肉	50	鸡蛋清	150
带骨排骨	70	带鱼，鲤鱼，甲鱼，比目鱼	80
鸭肉，鸡肉，鹅肉	50	大黄鱼、鳝鱼、黑鲢、鲫鱼	80
兔肉	100	河蚌，蚬子，豆腐，豆腐脑	200
对虾，青虾，鲜贝，蛤蜊肉	100	水浸海参	350
蟹肉，水浸鱿鱼	100		

注：❶ 每份提供能量 378 千焦（90 千卡），蛋白质 9 克，脂肪 6 克。

❷ 摘自《成人糖尿病患者膳食指导》。

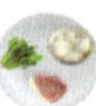

附录Ⅶ

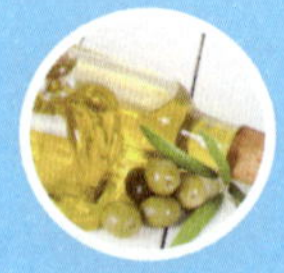
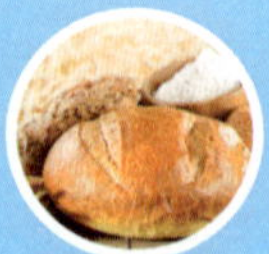
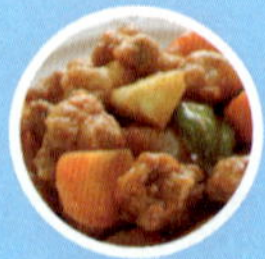

常见食物的血糖生成指数

表 6-12 常见食物的血糖生成指数（GI）

高 GI 食物				
类别	食物	GI	食物	GI
谷薯类	馒头	88	白面包	88
	大米饭	83	面条	82
	烙饼	80	玉米片	79
	熟甘薯（红）	77	南瓜	75
	油条	75	苏打饼干	72
	小米（煮）	71		
蔬菜类	胡萝卜	71		
水果类	西瓜	72		
糖类	麦芽糖	105	葡萄糖	100
	绵白糖	84		

中 GI 食物				
谷薯类	玉米粉	68	大麦粉	66
	荞麦面条	59		
蔬菜类	土豆（煮）	66		
水果类	菠萝	66		

低GI食物				
谷薯类	荞麦	54	甘薯（生）	54
	山药	51	苕粉	35
	藕粉	33	绿豆	27
	大豆（浸泡、煮）	18	花生	14
蔬菜类	扁豆	38	四季豆	27
水果类	香蕉	52	猕猴桃	52
	柑橘	43	葡萄	43
	梨	36	苹果	36
	鲜桃	28	柚子	25
奶类	酸奶	48	牛奶	28

摘自《中国食物成分表 2002》

表 6-13 常见混合膳食的血糖生成指数

食品种类	GI
猪肉炖粉条	16.7
饺子（三鲜）	28.0
米饭 + 鱼	37.0
米饭 + 芹菜 + 猪肉	57.1
米饭 + 蒜苗	57.9
米饭 + 蒜苗 + 鸡蛋	67.1
米饭 + 猪肉	73.3
硬质小麦粉肉馅馄饨	39
包子（芹菜猪肉）	39.1
馒头 + 芹菜炒鸡蛋	48.6
馒头 + 酱牛肉	49.4
馒头 + 黄油	68.0
饼 + 鸡蛋炒木耳	52.2
玉米粉加人造黄油（煮）	69
牛肉面	88.6

摘自《中国食物成分表 2002》

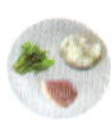

附录Ⅷ

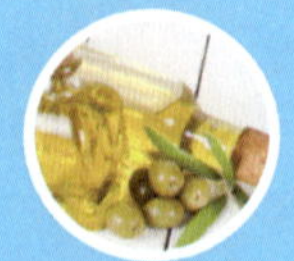
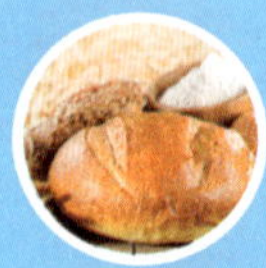
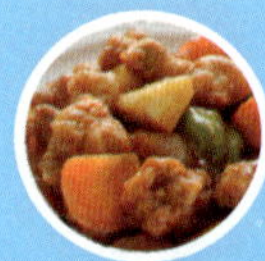

常见食物能量值

表 6–14 常见食物能量值

食物名称	重量（克）	能量（千卡）
一个馒头	100	223
一个烧饼（加糖）	90	268
一根油条	80	310
一包方便面	90	426
一片面包	35	110
一块蛋糕	100	348
一块桃酥	28	135
一根麻花	310	1 634
一包苏打饼干	100	408
一包炸薯片	100	615
一碗米饭	586	680
一碗挂面	141	491
一块豆腐	500	410
一个苹果	200	108
一个梨	300	150
一个鸡蛋	60	86
一个炸鸡腿	110	307
一块酱牛肉	50	123
一杯牛奶	200	108
一片奶酪	10	33
一把炒葵花子	20	125
35 粒花生	30	180
一勺色拉油	5	45

摘自《中国食物成分表 2002》

附录Ⅸ

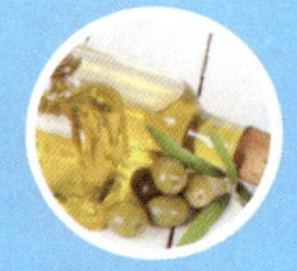
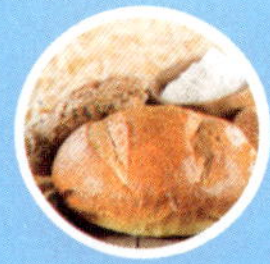
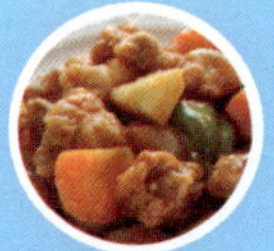

常见食物膳食纤维含量

表 6-15 部分食物膳食纤维含量（每 100 克市品）

食物（克）	膳食纤维含量	食物（克）	膳食纤维含量
大米	1.4	赤小豆	7.7
小米	1.6	杂云豆	6.8
黑米	3.9	黄豆芽	1.5
黄米	4.4	绿豆芽	0.8
高粱米	4.3	魔芋精粉	74.4
鲜玉米	2.9	大白菜	0.6
标准粉	2.1	菠 菜	1.7
富强粉	0.6	小白菜	1.4
苦荞麦粉	5.8	芹菜	1.4
燕麦片	5.3	油菜薹	2.0
玉米面	5.6	西蓝花	1.6
麸皮	31.3	雪里蕻	1.6
青稞	13.4	金针菜	7.7
黄豆	15.5	蕨菜	25.5
黄豆粉	7.0	苦瓜	1.4
蚕豆	13.4	茄子	1.3
绿豆	6.4	海带（水发）	0.9
青豆	12.6	黑木耳、银耳	30

摘自《中国食物成分表 2002》

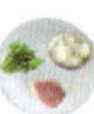

附录X

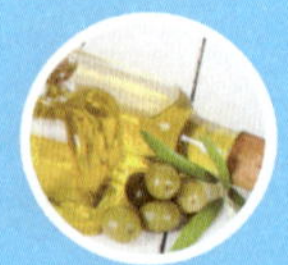
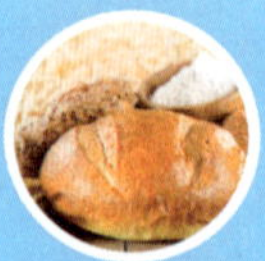
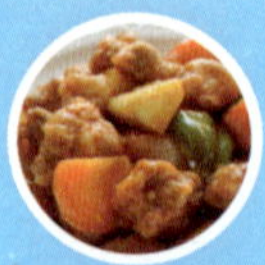

常见食物盐含量

表 6-16 常见食物盐含量（克，以每 100 克可食部计）

类别	食物名称	盐	类别	食物名称	盐
谷类及淀粉类制品	方便面	2.9	水产品制品	虾皮	12.6
	挂面	2.0		虾米	12.2
	多维面包	1.6		鲮鱼罐头	5.8
	油条	1.5		虾脑酱	4.5
	咸面包	1.3		鱿鱼（干）	2.4
肉类制品	香肠	5.8		龙虾片	1.6
	老年保健肉松	5.8		沙蛤蜊	1.4
	牛肉松	4.9		海参	1.3
	鸡肉松	4.2	奶制品	羊乳酪	3.6
	盐水鸭（熟）	3.9		契达干酪（普通）	1.7
	广东香肠	3.7	蛋制品	咸鸭蛋	6.8
	福建式肉松	3.6		鹌鹑蛋（五香罐头）	1.8
	腊肠	3.6		松花蛋	1.4
	大腊肠	2.7	其他类	葵花子（炒）	3.3
	火腿	2.7		豆腐干	1.6
	扒鸡	2.5		蚕豆（炸）	1.4
	午餐肉	2.5		果脯	2.4
	香肠罐头	2.2		话梅	7.9
	酱牛肉	2.2		薯片	1.9
	火腿肠	1.9		老抽	25.3
	肯德鸡（炸鸡）	1.9		生抽	18
	小红肠	1.7		红烧酱油	16.0
	小泥肠	1.6		咖喱	10.4
	猪肝（卤煮）	1.7		沙拉酱	1.9
	羊肉串（炸）	1.5		千岛酱	3.0
	牛肉干	3.4		番茄沙司	2.6
	泡脚凤爪	4.3		鲜鸡汁	25.0

摘自《中国食物成分表 2002》和《中国食物成分表 2004》

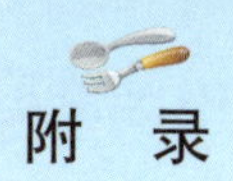

附录XI

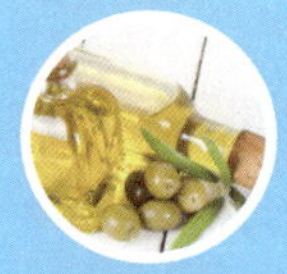

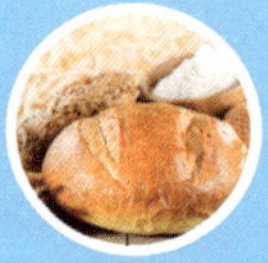

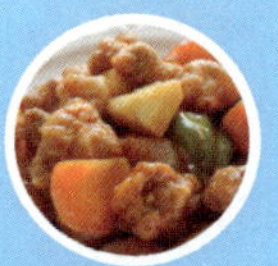

中国居民营养素推荐摄入量

表 6-17 中国居民膳食能量需要量（EER）

人群	能量（千卡/天）					
	身体活动水平（轻）		身体活动水平（中）		身体活动水平（重）	
	男	女	男	女	男	女
0 岁～	—[a]	—	90 千卡/(千克·天)	90 千卡/(千克·天)	—	—
0.5 岁～	—	—	80 千卡/(千克·天)	80 千卡/(千克·天)	—	—
1 岁～	—	—	900	800	—	—
2 岁～	—	—	1 100	1 000	—	—
3 岁～	—	—	1 250	1 200	—	—
4 岁～	—	—	1 300	1 250	—	—
5 岁～	—	—	1 400	1 300	—	—
6 岁～	1 400	1 250	1 600	1 450	1 800	1 650
7 岁～	1 500	1 350	1 700	1 550	1 900	1 750
8 岁～	1 650	1450	1 850	1 700	2 100	1 900
9 岁～	1 750	1 550	2 000	1 800	2 250	2 000
10 岁～	1 800	1 650	2 050	1 900	2 300	2 150
11 岁～	2 050	1 800	2 350	2 050	2 600	2 300
14 岁～	2 500	2 000	2 850	2 300	3 200	2 550
18 岁～	2 250	1 800	2 600	2 100	3 000	2 400

续表

50 岁 ~	2 100	1 750	2 450	2 050	2 800	2 350
65 岁 ~	2 050	1 700	2 350	1 950	—	—
80 岁 ~	1 900	1 500	2 200	1 750	—	—
孕妇（早）	—	+0[b]	—	+0	—	+0
孕妇（中）	—	+300	—	+300	—	+300
孕妇（晚）	—	+450	—	+450	—	+450
乳母	—	+500	—	+500	—	+500

注：a. 未制定参考值者用“—”表示。

b. “+”表示在同龄人群参考值基础上额外增加量。

数据摘自：中国营养学会《中国居民膳食营养素参考摄入量》（2013 版）

表 6-18 中国居民膳食蛋白质参考摄入量

单位：RNI，克 / 天

人群	男	女	人群	男	女
0 岁 ~	9(AI)	9(AI)	10 岁 ~	50	50
0.5 岁 ~	20	20	11 岁 ~	60	55
1 岁 ~	25	25	14 岁 ~	75	60
2 岁 ~	25	25	18 岁 ~	65	55
3 岁 ~	30	30	50 岁 ~	65	55
4 岁 ~	30	30	65 岁 ~	65	55
5 岁 ~	30	30	80 岁 ~	65	55
6 岁 ~	35	35	孕妇（早）	_[a]	+0[b]
7 岁 ~	40	40	孕妇（中）	_	+15
8 岁 ~	40	40	孕妇（晚）	_	+30
9 岁 ~	45	45	乳母	_	+25

注：a. 未制定参考值者用“-”表示。

b. “+”表示在同龄人群参考值基础上额外增加量。

数据摘自：中国营养学会《中国居民膳食营养素参考摄入量》（2013 版）

表 6–19 中国居民膳食碳水化合物、脂肪酸参考摄入量（DRIs）

人群	碳水化合物/（克/天）	亚油酸/% E[b]	α–亚麻酸/% E	EPA+DHA/（克/天）
	EAR	AI	AI	AI
0 岁～	60(AI)	7.3（0.15g[c]）	0.87	0.10[d]
0.5 岁～	85(AI)	6.0	0.66	0.10[d]
1 岁～	120	4.0	0.60	0.10[d]
4 岁～	120	4.0	0.60	—
7 岁～	120	4.0	0.60	—
11 岁～	150	4.0	0.60	—
14 岁～	150	4.0	0.60	—
18 岁～	120	4.0	0.60	—
50 岁～	120	4.0	0.60	—
65 岁～	—[a]	4.0	0.60	—
80 岁～	—	4.0	0.60	—
孕妇（早）	130	4.0	0.60	0.25（0.20[d]）
孕妇（中）	130	4.0	0.60	0.25（0.20[d]）
孕妇（晚）	130	4.0	0.60	0.25（0.20[d]）
乳母	160	4.0	0.60	0.25（0.20[d]）

注：a. 未制定参考值者用“—”表示。

b. % E 为占能量的百分比。

c. 为花生四烯酸。

d.DHA。

注：我国 2 岁以上儿童及成人膳食中来源于食品工业加工产生的反式脂肪酸的 UL 为 <% E。

数据摘自：中国营养学会《中国居民膳食营养素参考摄入量》（2013 版）

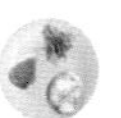

表 6-20 中国居民膳食矿物质推荐摄入量（RNI）或适宜摄入量（AI）

人群	钙 毫克/天	磷 毫克/天	钾 毫克/天	钠 毫克/天	镁 毫克/天	氯 毫克/天	铁 毫克/天		碘 微克/天
	RNI	RNI	AI	AI	RNI	AI	RNI		RNI
							男	女	
0 岁～	200（AI）	100（AI）	350	170	20（AI）	260	0.3（AI）		85（AI）
0.5 岁～	250（AI）	180（AI）	550	350	65（AI）	550	10		115（AI）
1 岁～	600	300	900	700	140	1 100	9		90
4 岁～	800	350	1 200	900	160	1 400	10		90
7 岁～	1 000	470	1 500	1 200	220	1 900	13		90
11 岁～	1 200	640	1 900	1 400	300	2 200	15	18	110
14 岁～	1 000	710	2 200	1 600	320	2 500	16	18	120
18 岁～	800	720	2 000	1 500	330	2 300	12	20	120
50 岁～	1 000	720	2 000	1 400	330	2 200	12	12	120
65 岁～	1 000	700	2 000	1 400	320	2 200	12	12	120
80 岁～	1 000	670	2 000	1 300	310	2 000	12	12	120
孕妇（早）	+0[b]	+0	+0	+0	+40	+0	—[a]	+0	+110
孕妇（中）	+200	+0	+0	+0	+40	+0	—	+4	+110
孕妇（晚）	+200	+0	+0	+0	+40	+0	—	+9	+110
乳母	+200	+0	+400	+0	+0	+0	—	+4	+120

续表

人群	锌 毫克/天 RNI 男	锌 毫克/天 RNI 女	硒 微克/天 RNI	铜 毫克/天 RNI	氟 毫克/天 AI	铬 微克/天 AI	锰 毫克/天 AI	钼 微克/天 RNI
0岁～	2.0（AI）		15（AI）	0.3（AI）	0.01	0.2	0.01	2（AI）
0.5岁～	3.5		20（AI）	0.3（AI）	0.23	4.0	0.7	15（AI）
1岁～	4.0		25	0.3	0.6	15	1.5	40
4岁～	5.5		30	0.4	0.7	20	2.0	50
7岁～	7.0		40	0.5	1.0	25	3.0	65
11岁～	10	9.0	55	0.7	1.3	30	4.0	90
14岁～	11.5	8.5	60	0.8	1.5	35	4.5	100
18岁～	12.5	7.5	60	0.8	1.5	30	4.5	100
50岁～	12.5	7.5	60	0.8	1.5	30	4.5	100
65岁～	12.5	7.5	60	0.8	1.5	30	4.5	100
80岁～	12.5	7.5	60	0.8	1.5	30	4.5	100
孕妇（早）	—	+2.0	+5	+0.1	+0	+1.0	+0.4	+10
孕妇（中）	—	+2.0	+5	+0.1	+0	+4.0	+0.4	+10
孕妇（晚）	—	+2.0	+5	+0.1	+0	+6.0	+0.4	+10
乳母	—	+4.5	+18	+0.6	+0	+7.0	+0.3	+3

注：a. 未制定参考值者用“—”表示。

b. “+”表示在同龄人群参考值基础上额外增加量。

数据摘自：中国营养学会《中国居民膳食营养素参考摄入量》（2013 版）

表 6-21 中国居民膳食维生素推荐摄入量（RNI）或适宜摄入量（AI）

人群	维生素A		维生素D	维生素E	维生素K	维生素B_1		维生素B_2	
	微克RAE/天[c]		微克/天	毫克(α-TE)/天[d]	微克/天	毫克/天		毫克/天	
	RNI		RNI	AI	AI	RNI		RNI	
	男	女				男	女	男	女
0 岁～	300（AI）		10(AI)	3	2	0.1（AI）		0.4(AI)	
0.5 岁～	350（AI）		10(AI)	4	10	0.3（AI）		0.5(AI)	
1 岁～	310		10	6	30	0.6		0.6	
4 岁～	360		10	7	40	0.8		0.7	
7 岁～	500		10	9	50	1.0		1.0	
11 岁～	670	630	10	13	70	1.3	1.1	1.3	1.1
14 岁～	820	630	10	14	75	1.6	1.3	1.5	1.2
18 岁～	800	700	10	14	80	1.4	1.2	1.4	1.2
50 岁～	800	700	10	14	80	1.4	1.2	1.4	1.2
65 岁～	800	700	10	14	80	1.4	1.2	1.4	1.2
80 岁～	800	700	15	14	80	1.4	1.2	1.4	1.2
孕妇(早)	—[a]	+0[b]	+0	+0	+0	—	+0	+0	+0.8
孕妇(中)	—	+0	+0	+0	+0	—	+0.2	+0.2	+0.8
孕妇(晚)	—	+0	+0	+0	+0	—	+0.3	+0.3	+0.8
乳母	—	+600	+0	+3	+5	—	+0.3	+0.3	+0.3

注：a. 未制定参考值者用“—”表示。

b.“+”表示在同龄人群参考值基础上额外增加量。

c. 视黄醇活性当量（RAE，μg）= 膳食或补充剂来源全反式视黄醇（μg）+1/2 补充剂纯品全反式 β－胡萝卜素(μg)+1/12 膳食全反式 β－胡萝卜素(μg)+1/24 其他膳食维生素 A 原类胡萝卜素（μg）。

续表

维生素 B_6	维生素 B_{12}	泛酸	叶酸	烟酸		胆碱		生物素	维生素C
毫克 / 天	微克 / 天	毫克 / 天	微克 DFE/ d[e]	毫克 NE / 天[f]		毫克 / 天		微克 / 天	毫克 / 天
RNI	RNI	AI	RNI	RNI		AI		AI	RNI
				男	女	男	女		
0.2(AI)	0.3(AI)	1.7	65(AI)	2(AI)		120		5	40(AI)
0.4(AI)	0.6(AI)	1.9	100(AI)	3(AI)		150		9	40(AI)
0.6	1.0	2.1	160	6		200		17	40
0.7	1.2	2.5	190	8		250		20	50
1.0	1.6	3.5	250	11	10	300		25	50
1.3	2.1	4.5	350	14	12	400		35	90
1.4	2.4	5.0	400	16	13	500	400	40	100
1.4	2.4	5.0	400	15	12	500	400	40	100
1.6	2.4	5.0	400	14	12	500	400	40	100
1.6	2.4	5.0	400	14	12	500	400	40	100
1.6	2.4	5.0	400	13	10	500	400	40	100
+0.5	+1.0	+200	—	+0	—	+20		+0	+0
+0.5	+1.0	+200	—	+0	—	+20		+0	+15
+0.5	+1.0	+200	—	+0	—	+20		+0	+15
+0.5	+2.0	+150	—	+3	—	+120		+0	+50

d.α－生育酚当量（α－TE），膳食中总－α－TE当量(mg)=1－生育酚（mg）+0.5xβ－生育酚（mg）+0.1γ－生育酚（mg）+0.02x－生育酚（mg）+0.3xα－三烯生育酚（mg）。

e.膳食叶酸当量(DFE，μg)=天然食物来源叶酸(μg)+1.7合成叶酸(μg)。

f.烟酸当量(NE，mg)=烟酸（mg）+1/60色氨酸（mg）。

数据摘自：中国营养学会《中国居民膳食营养素参考摄入量》（2013版）

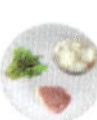

附录XII

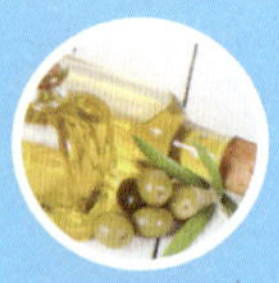

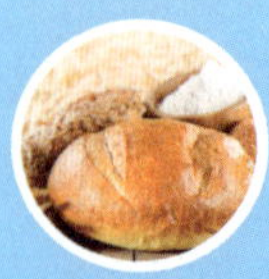

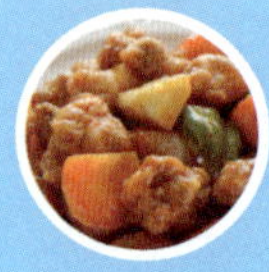

骨质疏松风险1分钟自测

只要其中一道题的回答为“是”，那就证明您有发生骨质疏松和骨折的风险。

不可控危害因素

1. 您的父母有骨质疏松病史或轻微跌倒后发生骨折的经历？

2. 您的父母是否有驼背？

3. 您的年龄是否≥40岁？

4. 您在成年后是否曾经因为轻微的碰撞就伤到骨骼？

5. 您过去1年有跌倒的经历吗？或者您因为身体虚弱而害怕跌倒？

6. 在您40岁后，身高是否比年轻时降低了超过3厘米？

7. 您的体重是否较低（体重指数＜19千克/米^2）

8. 您是否曾连续3个月以上服用“可的松、泼尼松”等激素类药品？

9. 您是否有类风湿性关节炎病史？

10. 您是否有甲状腺功能亢进、甲状旁腺功能亢进，1型糖尿病、营养或胃肠道功能障碍（克罗恩病、腹部疾病）病史？

女士回答

11. 您是否在45岁以前就绝经了？

12. 您是否曾经有过连续12个月以上没有月经？（绝经、怀孕、子宫切除除外）

13. 50岁前，您是否做过卵巢切除，且没有接受激素替代治疗？

男士回答

14. 您是否患有阳痿或缺乏性欲等雄激素缺乏的症状？

生活方式相关危险因素

15. 您经常大量饮酒吗？

16. 您目前或曾经一段时间吸烟吗？

17. 您每天的体力活是否少于30分钟（家务、养花、走路、跑步）？

18. 您是否不喝牛奶或奶制品，或对奶制品过敏，且未补充钙剂？

19. 您每天的户外活动是否少于10分钟，且未补充维生素D？

来源：国际骨质疏松基金会发布的骨质疏松测试题（2012版）

参考文献

[1] 中国食物与营养发展纲要（2014—2020年）. 国办发〔2014〕3号.

[2] 中华人民共和国教育部关于印发《中小学健康教育指导纲要》的通知. 教体艺〔2008〕12号

[3] 学校卫生工作条例. 国家教育委员会令第10号，卫生部令第1号. 1990.

[4] 基础教育课程改革纲要（试行）. 教育部印发. 2001.

[5] 国家卫生和计划生育委员会. 中国家庭发展报告2014. 中国人口出版社，2014.

[6] 中国华人民共和国卫生部. 中国0-6岁儿童营养发展报告(2012). 2012.

[7] 国家卫生和计划生育委员会. 中国居民营养与慢性病报告(2015).2015.

[8] http://www.nhfpc.gov.cn/xcs/s3574/201506/6b4c0f873c174ace9f57f11fd4f6f8d9.shtml

[9] 国家卫生和计划生育委员会. 紧急情况下营养保障指南. 中国标准出版社，2013.

[10] 中国营养学会. 中国居民膳食指南. 西藏人民出版社,2010.

[11] 中国营养学会. 中国居民膳食营养素参考摄入量（2013版）. 科学出版社，2014.

[12] 中华人民共和国卫生部医政司. 全国临床检验操作规程（第三版），2006.

[13] 中国高血压防治指南修订委员会. 中国高血压防治指南（2010年修订版）. 人民卫生出版社，2010.

[14] 中华人民共和国教育部等编。2010年中国学生体质与健康调研报告. 高等教育出版社，2012.

[15] 中华医学会糖尿病学分会. 中国2型糖尿病防治指南（2013年版）. 中华糖尿病杂志. 2014, 6（7）: 447-498.

[16] 葛可佑等. 中国营养科学全书. 人民卫生出版社，2004（9）.

[17] 孙长颢等. 营养与食品卫生学（第七版）. 人民卫生出版社，2012.

[18] 杨月欣等. 中国食物成分表（第2版）. 北京大学医学出版社，2009.

[19] 翟凤英. 中国营养工作回

顾．北京：中国轻工业出版社，2005.

[20] 营养问题罗马宣言，2014. http://www.fao.org/resources/infographics/infographics-details/zh/c/266122

[21] 国家心血管病中心 .2013 年中国心血管报告 ,2014.

[22] 郝捷，陈万青．2012 年中国肿瘤登记年报．军事医学科学出版社，2012.

[23] 王陇德．中国居民营养与健康状况调查报告之一 2002 综合报告 . 人民卫生出版社 . 2005.

[24] 中国疾病预防控制中心等．中国慢性病及其危险因素监测报告 2010. 军事医学科学出版社，2012.

[25] 陈春明．中国营养状况十年跟踪（1990~2000）．北京：人民卫生出版社，2004.

[26] 马冠生主编．中国儿童少年营养与健康报告 2014—倡导学生食育圆梦中国少年 . 中国人口出版社，2014.

[27] 刘明等 . 中国城镇居民 5 种慢性病的经济负担和经济风险 . 北京大学学报，2014,46（5）：782-789.

[28] 马军，蔡赐河，王海俊，等．1985~2010 年中国学生超重与肥胖流行趋势．中华预防医学杂志．2012, 46(9): 776-780.

[29] 张丽娟 , 冉旭 , 李燕 , 等 . 云南部分贫困农村中小学生零食知识态度行为调查．中国学校卫生．2011, 32(4): 412-413.

[30] 胡小琪 , 刘爱玲 , 李艳平 , 等 . 我国 7 城市中小学生西式快餐消费行为调查．中国健康教育．2009, 25(9): 654-656.

[31] 胡小琪 , 范轶欧 , 郝利楠 , 等．我国 7 城市中小学生早餐行为的调查．营养学报．2010, 32(1): 39-42,46.

[32] 刘爱玲 , 李艳平，郝利楠 , 等．我国 7 城市中小学生零食消费行为分析．中国健康教育，2009, 25(9): 650-653,667.

[33] 刘爱玲，胡小琪，栾德春，等．我国中小学生参加家务劳动情况分析．中国学校卫生．2008, 29(12): 1071-1073.

[34] 赵丽云，于冬梅，刘爱东，等．2006 年中国儿童与孕产妇营养健康状况调查结果分析．卫生研究，2008, 37(8): 65-67.

[35] Kelly B, Halford JC, Boyland EJ, et al. Television food advertising to children: a global perspective. Am J Public Health, 2010, 100(9):1730-1736.

[36] 段佳丽，滕立新，赵然，等．北京市城区中小学校自供营养午餐管理现状．中国学校卫生．2012, 33(2): 162-163.

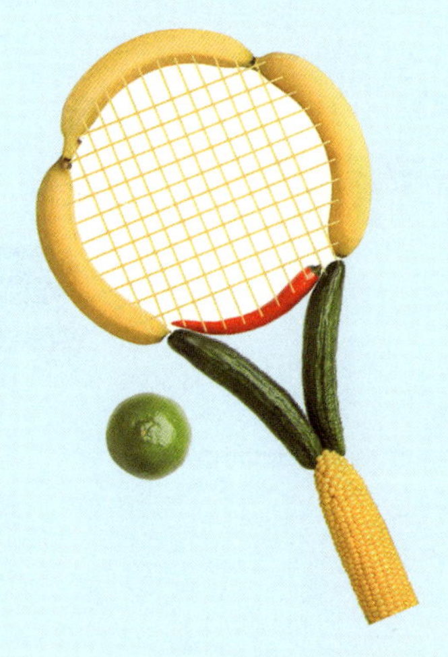

中 国 家 庭 营 养 指 南

图书在版编目（CIP）数据

中国家庭营养指南 / 国家卫生计生委家庭司编. --
北京 : 中国人口出版社, 2016.12
ISBN 978-7-5101-4547-6

Ⅰ. ①中… Ⅱ. ①国… Ⅲ. ①营养卫生 - 中国 - 指南
Ⅳ. ①R15

中国版本图书馆CIP数据核字(2016)第174777号

中国家庭营养指南

国家卫生计生委家庭司　编

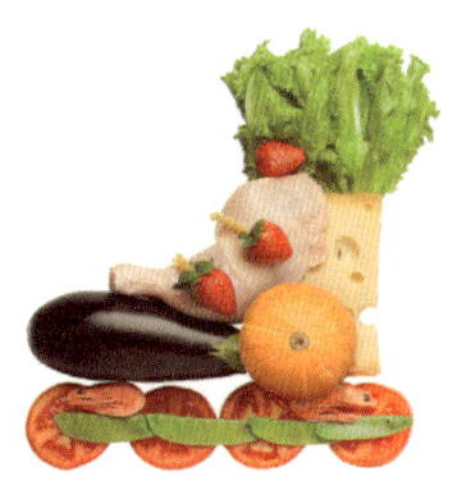

出版发行	中国人口出版社
印　　刷	小森印刷（北京）有限公司
开　　本	787×1092　1/16
印　　张	20. 75
字　　数	300千字
版　　次	2016年12月第1版
印　　次	2016年12月第1次印刷
书　　号	ISBN 978-7-5101-4547-6
定　　价	68. 00元
出 版 人	邱 立
网　　址	www. rkcbs. net
电子信箱	rkcbs@126. com
总编室电话	(010)83519392
发行部电话	(010)83530809
传　　真	(010)83519401
地　　址	北京市西城区广安门南街80号中加大厦
邮　　编	100054